THORSTEN TSCHIRNER

FIT WERDEN JUNG BLEIBEN

Bibliografische Information der Deutschen Nationalbibliothek
Die Deutsche Nationalbibliothek verzeichnet diese Publikation in der Deutschen Nationalbibliografie. Detaillierte bibliografische Daten sind im Internet über http://d-nb.de abrufbar.

Für Fragen und Anregungen
info@m-vg.de

Wichtige Hinweise
Dieses Buch ist für Lernzwecke gedacht. Es stellt keinen Ersatz für eine individuelle medizinische Beratung dar und sollte auch nicht als solcher benutzt werden. Wenn Sie medizinischen Rat einholen wollen, konsultieren Sie bitte einen qualifizierten Arzt. Der Verlag und der Autor haften für keine nachteiligen Auswirkungen, die in einem direkten oder indirekten Zusammenhang mit den Informationen stehen, die in diesem Buch enthalten sind.

Ausschließlich zum Zweck der besseren Lesbarkeit wurde auf eine genderspezifische Schreibweise sowie eine Mehrfachbezeichnung verzichtet. Alle personenbezogenen Bezeichnungen sind somit geschlechtsneutral zu verstehen.

Originalausgabe
1. Auflage 2024

Türkenstraße 89
80799 München
Tel.: 089 651285-0

Redaktion: Susanne Schneider
Umschlaggestaltung: Sonja Vallant
Umschlagabbildung: Shuttertsock.com/Studio Romantic, Nackartwork
Abbildungen im Innenteil: alle Fotos von Marco Grundt, www.grundt-fotografie.de, außer: AdobeStock/kebox: S. 10, 20, 158, 182; freshidea: S. 14, 16; Madua, marina_ua, nexusby, pikovit, Инна Харламова: S. 33; Monika Huňáčková: S. 51; medard: S.74; chapinasu, dlyastokiv, picture-waterfall, SMUX, iiierlok_xolms, Vector Elements, nexusby, Denys: S. 86; riva Verlag: 90, 118; iiierlok_xolms, amin268, davooda, skarin, blankstock: S. 164 f.; bevisphoto: S. 211; privat: S. 304
Models: Dela c/o FREISTIL Sportmodels, Tobias c/o FREISTIL Sportmodels
Layout und Satz: feschart print- und webdesign, Michaela Röhler, Leopoldshöhe
Druck: Florjancic Tisk d.o.o., Slowenien
Printed in the EU

ISBN Print 978-3-7423-2502-0
ISBN E-Book (PDF) 978-3-7453-2274-3
ISBN E-Book (EPUB, Mobi) 978-3-7453-2275-0

Wir produzieren nachhaltig
www.m-vg.de

THORSTEN TSCHIRNER

FIT WERDEN JUNG BLEIBEN

Wie Sie in **8 Wochen** Ihre biologische Uhr um bis zu **10 Jahre** zurückdrehen

Das studienbasierte **Longevity-** Trainingsprogramm

riva

INHALT

LONGEVITY – DAS BIOLOGISCHE ALTER SENKEN

Unser Herzenswunsch lautet: gesund und fit bleiben, und das, ganz klar, bis ins hohe Alter. Jeder will alt werden, doch niemand möchte alt sein. Doch wie genau können wir das erreichen? Es ist möglich, doch wir müssen etwas dafür tun! Die Anzahl der Jahre auf dem Papier spielt tatsächlich eher eine untergeordnete Rolle. Sie sagt wenig über Ihre eigentliche Vitalität und Gesundheit aus. Was wirklich zählt, ist der Zustand der Organe wie zum Beispiel Herz und Lunge sowie Ihrer Nerven und Knochen. Denn wir altern biologisch und nicht chronologisch. Weniger Muskelmasse, aerobe Kapazitäten und Blutzuckertoleranz bei ansteigendem Blutdruck und erhöhter Herzfrequenz sind bei inaktiven Menschen Folgen des körperlichen Raubbaus. Beachten Sie: Nicht Ihr Alter ist der Feind, sondern der Funktionsverlust. Wer es dagegen schafft, seine Körperfunktionen zu erhalten, der verlangsamt diesen Alterungsprozess erheblich.

Altern ist ein dynamischer Prozess. In den letzten Jahren haben Forscher herausgefunden, dass wir diesen Vorgang beeinflussen, ja sogar verlangsamen können. Wir haben die Möglichkeit, in jeder Lebensphase das eigene biologische Alter zu senken. Dazu braucht es einen achtsamen Lebensstil. Wir müssen uns nicht mit zunehmenden Altersbeschwerden abfinden. Wir altern so, wie wir leben. Natürlich haben auch unsere Erbanlagen einen Einfluss darauf, wie alt wir werden können und auf welche Art und Weise wir altern. Doch unser Körper und unser Gehirn sind anpassungsfähig und damit auch fähig, sich an einen gesunden Lebensstil dynamisch anzupassen.

Wissenschaftler bestätigen einhellig, dass die Gene die Gesundheit der Zellen – und somit auch unser biologisches Lebensalter – lediglich zu 25 bis 30 Prozent beeinflussen. Über den Rest entscheiden wir selbst. Mit der Ausrede »Bei mir ist alles erblich bedingt« kommt heute also keiner mehr durch. Der Alterungsprozess ist zwar unvermeidbar und startet bereits mit der Geburt. Doch den entscheidenden Faktor stellt die eigene Lebensweise dar. Wissenschaftliche Studien beweisen, dass Bewegung, Ernährung und Co viel mehr Einfluss darauf haben, wie alt wir werden, als die genetische Disposition, die uns unveränderlich in die Wiege gelegt wurde.[1, 2]

Altern ist also ein vielfältiges und umfassendes Konstrukt. Entscheidend ist das durch die individuelle Lebensführung bestimmte biologische Alter. Wer zu lange auf der faulen Haut liegt, auf eine ausgewogene Ernährung pfeift und glaubt, er sei immun gegen Stress, der verschenkt wertvolle Lebenszeit. Der schlaue Volksmund weiß längst: Vorbeugen ist die beste Medizin. Auf Neudeutsch also die Prävention (aus dem Lateinischen *praevenire*, »zuvorkommen«). Zwar können wir die Zeit nicht aufhalten, aber wesentlich langsamer verrinnen lassen.

Aktiv werden für mehr gesunde Lebensjahre

Das Ziel ist es, zu altern und biologisch stets jünger zu sein als an Jahren, also das biologische Alter zu senken. Das Ziel ist es auch, dem Leben mehr Qualität zu geben. Denn einfach nur länger zu leben, kann allein nicht das Ziel sein – länger und gleichzeitig aktiv und gesund zu leben, dagegen sehr wohl. Es geht also darum, nicht dem Leben mehr Jahre zu geben, sondern den Jahren mehr Leben. Es geht vor allem darum, wie fit wir uns im Alter fühlen und wie selbstbestimmt wir das längere Leben genießen können. Dennoch nimmt die Morbidität in Europa stetig zu – »Morbidität« meint das Verhältnis von kranken Menschen zur

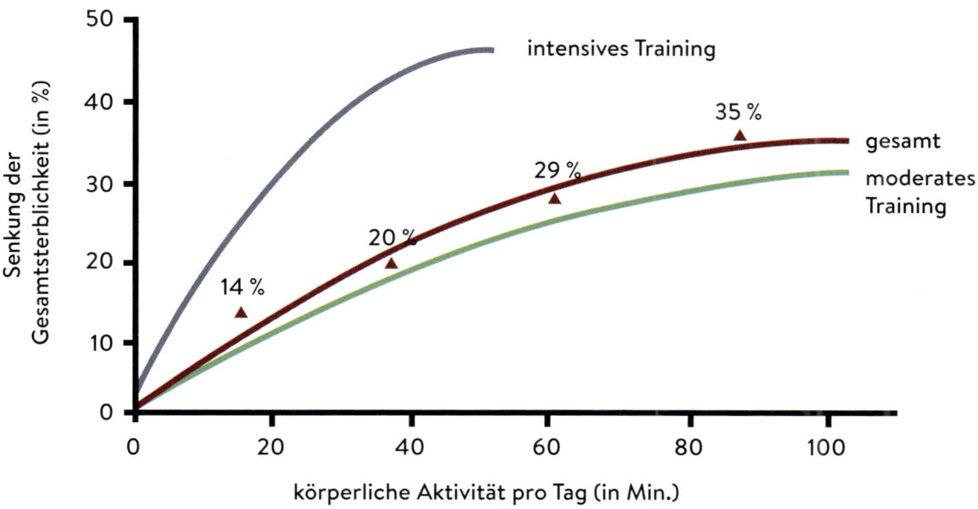

Überlebensvorteil für Aktive: Erhebungen haben ergeben, dass bis zu 50 Minuten Bewegung pro Tag die Sterblichkeit signifikant senken können.

Gesamtbevölkerung. Das bedeutet: Wir werden zwar immer älter, aber wenn wir nicht auf uns aufpassen, werden wir auch länger krank sein. Beispielsweise gelten mittlerweile fast 80 Prozent der Erkrankungen als ernährungsbedingt. Es geht unterm Strich um den Erhalt der körperlichen und seelischen Gesundheit, der Lebensqualität und Vitalität – in jeder Phase unseres Lebens.

Der effektivste Weg zu einem jüngeren Selbst führt über die Veränderung der individuellen Lebensweise, denn wir altern so, wie wir leben. Je früher Sie sich um mögliche Schwachstellen kümmern, umso sicherer können Sie sein, dass Sie die passenden Gewohnheiten für ein langes Leben fest verankern können. So trägt beispielsweise Bewegung dazu bei, besser und langsamer zu altern. Allein regelmäßiges Workout kann Sie um drei bis vier Jahre verjüngen. Sie haben es also selbst in der Hand, wie alt Sie sich fühlen. Ausreichend Schlaf ist ebenfalls

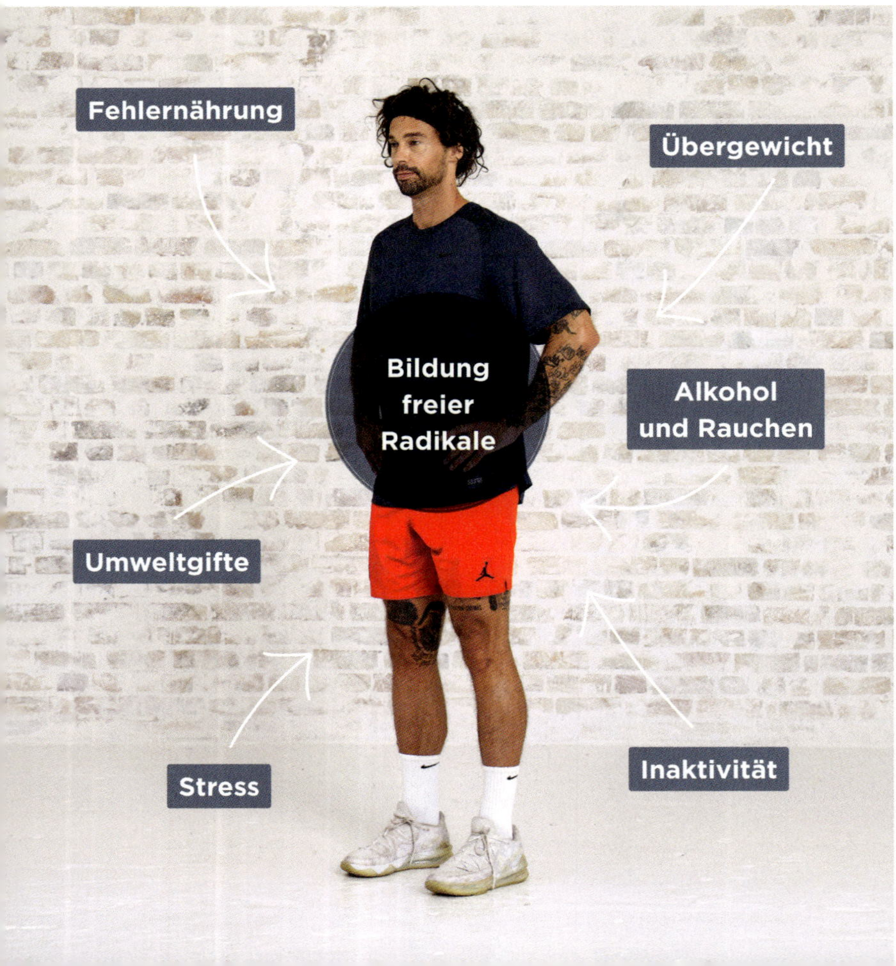
Fehlernährung
Übergewicht
Bildung freier Radikale
Alkohol und Rauchen
Umweltgifte
Stress
Inaktivität

Zahlreiche Faktoren tragen zur Alterung bei. Gemeinsam ist ihnen, dass sie freie Radikale bilden, die unsere Zellen schädigen.

wichtig, ebenso wie eine ausreichende Flüssigkeitszufuhr, Stressmanagement und eine ausgewogene Ernährung. Die Formel für Gesundheit, Fitness und ein lang anhaltendes junges biologisches Alter ist klar definiert und wirkt nachhaltig. Das richtige Maß an körperlicher Aktivität ist essenziell, um das normale Funktionieren des Körpers zu gewährleisten. Was oft als normaler Alterungsvorgang verstanden wird, ist meist nur das Ergebnis von Inaktivität.

Wie schnell reagiert der Körper auf eine Ernährungsumstellung und auf mehr Sport? Das hat ein Forschungsteam aus Washington genauer untersucht. Nach nur acht Wochen mit viel Bewegung und gesunder Ernährung lässt sich das eigene biologische Alter senken, wie sich bei der Studie herausgestellt hat.[3] Das biologische Alter der Teilnehmenden hat sich während der achtwöchigen Studie um fast zwei Jahre zurückgedreht. Grundsätzlich liefert die Studie weitere Hinweise, dass sich das biologische Alter durch einen gesünderen Lebensstil nach nur acht Wochen verändert. »Just do it!«, lautet daher das Credo des Wissenschaftler-Teams.[4]

Dies ist nur eine Studie, die die Grundlage für das 8-Wochen-Programm bildet. Sie haben den Anstoß gegeben, ein Trainingskonzept zu erstellen, mit dem Sie Ihre Altersuhr zurückdrehen können. Bis zu 10 zusätzliche Jahre bei guter Gesundheit sind dabei durchaus zu erwarten. Getragen wird die Verjüngungsstrategie, die ich Ihnen in diesem Buch vorstelle, durch vier Säulen: Ernährung, Fitness, erholsamer Schlaf und wohltuende Entspannung. Wer seinen Lebensstil darauf aufbaut, bleibt ein Leben lang gesund, jung und fit. Neben passenden Workouts finden Sie in diesem Buch auch Selbstchecks, zahlreiche Informationen und Ratschläge, was Sie zusätzlich fürs Jungbleiben tun können. Älter werden ist dann nicht länger ein übles Schicksal, sondern eine echte Chance auf 20 oder 30 zusätzliche glückliche Jahre – vielleicht die beste Zeit Ihres Lebens.

Die Zeit läuft

Wer ein Ziel erreichen will, sollte sofort mit der Umsetzung beginnen. Vorhaben, die nicht innerhalb von drei Tagen in Angriff genommen werden, werden in 98 Prozent aller Fälle für die nächsten 72 Monate auf Eis gelegt. Legen Sie also gleich einen Startpunkt für Ihr 8-Wochen-Programm fest.

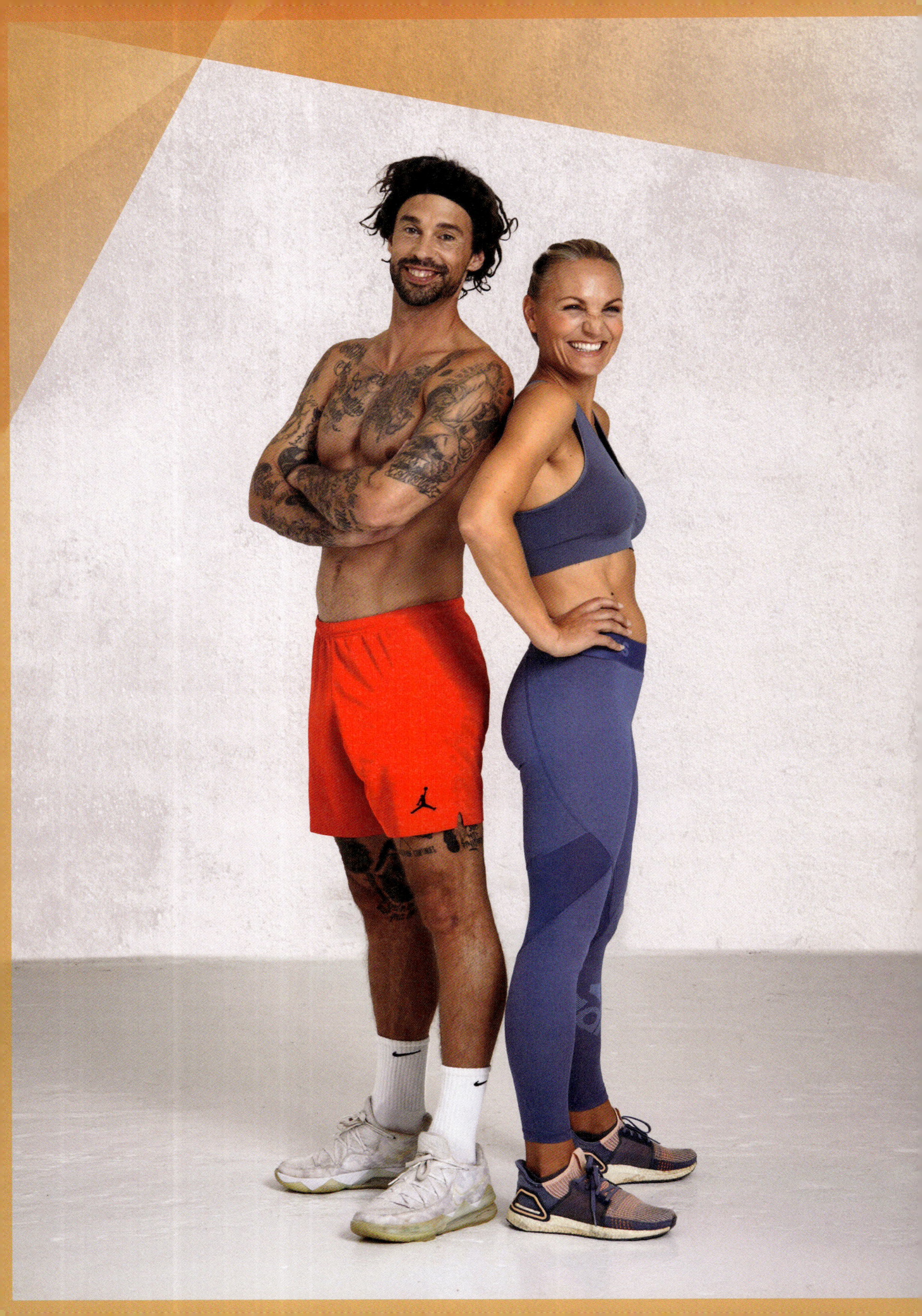

JUNG BLEIBEN – LEBENSSTIL SCHLÄGT GENE

1

DER ALTERUNGSPROZESS – DAS PASSIERT IN IHREM KÖRPER

Zunächst soll es um die Frage »Was passiert beim Altern?« gehen. Stellen Sie sich einmal eine 75 mit zwölf Nullen dahinter vor – aus so vielen Zellen besteht unser Körper, sage und schreibe 75 Billionen. Hinter jeder Zelle verbirgt sich ein eigenes Lebewesen, das Nahrung braucht, wächst und sich vermehrt. Zellen sind auf bestimmte Aufgaben spezialisiert. Als Verband bilden sie unterschiedliche Organe und erfüllen somit wichtige Funktionen. Unser Leben haben wir also den verschiedenen Zelltypen zu verdanken – mehr als 2000 haben Wissenschaftler identifiziert. In diesem Zusammenhang gehen Zerstörung und Erneuerung Hand in Hand. Pro Sekunde sterben etwa 50 000 Zellen, parallel zu diesem Prozess entstehen genauso viele neue. Geht es unseren Zellen gut, wirkt sich das auf den gesamten Körper aus: Wir sind fitter und wirken jünger.

Dass Zellen geschädigt werden, absterben oder sich verändern, scheint auf Dauer zwar unvermeidlich, doch unsere Lebensgewohnheiten bestimmen mit über das Maß und das Tempo dieser Prozesse. Daher sollten wir um ihre größten Feinde einen großen Bogen machen. Ganz entscheidend sind dabei Umwelteinflüsse wie Sonneneinstrahlung, Rauchen, falsche Ernährung, Inaktivität und permanenter Stress, die diese Prozesse beschleunigen. Umgekehrt ist die Fähigkeit der Zellen, sich zu erneuern, sehr viel größer, wenn wir uns gesund verhalten. Je mehr die Ursachen und Mechanismen des Alterns erforscht werden, desto besser verstehen wir, wie in späteren Lebensjahren gesundheitliche Probleme entstehen oder eben vermieden werden können. Die eine Ursache für das Altern gibt es nicht. Wie immer bei derart komplexen Themen handelt es sich um ein Zusammenwir-

Die »Big five« für ein langes Leben

Eine Langzeitstudie der Harvard University aus dem Jahr 2018 ermittelte die fünf wichtigsten Faktoren für eine lange Lebenserwartung: Ernährung, Sport und der Verzicht auf Zigaretten, kein Übergewicht und kein Alkoholkonsum.[5] Frauen beispielsweise können so bereits ihre Lebenserwartung um mehr als 14 Jahre steigern.

ken zahlreicher Faktoren. Das Gute daran: Wenn viele Dinge eine Rolle spielen, kann man den Alterungsprozess auch vielfältig beeinflussen. Die bedeutendsten Theorien zur altersbedingten Beeinträchtigung der Zellen und DNA lernen Sie im Folgenden kennen – die Freie-Radikale-Theorie und die Telomere-Theorie.

Zehn Phänomene, die Ihnen Ihre Jugendlichkeit rauben

Gefahr erkannt, Gefahr gebannt: Hier finden Sie auf einen Blick die häufigsten Probleme, die das schnelle Altern fördern und Ihre Gesundheitsspanne verkürzen können. Wer diese Faktoren möglichst früh ausschaltet, kann bis ins hohe Alter psychisch und physisch gesund bleiben. So kann das biologische Alter für körperlich Aktive mit einem gesunden Lebensstil im Einzelfall bis zu 15 Jahre oder mehr niedriger beziehungsweise jünger sein als das chronologische. Wir müssen immer etwas tun. Von selbst geht nichts – nur das schnellere Altern.

Was Ihnen konkret die Jugendlichkeit und Gesundheit raubt, sind die folgenden zehn Faktoren:

- Übergewicht
- Bewegungsmangel
- zu viele Kohlenhydrate
- Muskelabbau
- Schlafmangel
- Mangel an Lebensfreude
- Mangel an Sinn
- Vitamin-D-Mangel
- Stress
- Einsamkeit

WARUM WIR NUR SO ALT SIND WIE UNSERE KÖRPERZELLEN

Der Alterungsprozess betrifft fast alle Organe. Einige sind aber besonders gefährdet und an ihnen zeigt es sich, ob jemand biologisch alt ist oder nicht. Am stärksten betroffen sind das Immunsystem, die Blutgefäße und vor allem die Zellen selbst. Jede unserer Billionen Körperzellen arbeitet selbstständig, obwohl sie erst zusammen mit anderen ihre jeweilige Aufgabe in der Haut, in den Muskeln, im Gehirn und anderem erfüllen kann. Die Zellen besitzen neben dem Zellkern, der die genetischen Informationen enthält und die Funktionen der Zelle steuert, eigene kleine Kraftwerke, die Mitochondrien. Das Altern einer Zelle lässt sich definieren als fortschreitende Funktionsstörung und verminderte Fähigkeit, in geeigneter Weise auf Umweltreize und Verletzungen zu reagieren. Gealterte Zellen können nicht länger normal auf Belastungen reagieren, unabhängig davon, ob es sich um körperlichen oder psychischen Stress handelt. Dieser Prozess schreitet kontinuierlich voran und kann oftmals geräuschlos in Alterskrankheiten übergehen, die sich zum Teil auf verkürzte Telomere zurückführen lassen.

Die Telomere kann man sich wie Plastikschutzkappen auf den Enden von Schnürsenkeln vorstellen, tatsächlich sind es aber sich wiederholende, nicht codierte DNS-Abschnitte an den Enden der Chromosomen. Sie entscheiden, wie schnell die Zelle altert und schließlich abstirbt. Damit verlieren wir mit dem Alter immer mehr die Fähigkeit, Krankheiten und Verletzungen selbst zu heilen und gesund zu bleiben.

Warum Telomere so lebenswichtig sind

Wir werden alle älter, aber wie wir altern, hängt in hohem Maße von unserer zellulären Gesundheit ab. In jeder einzelnen Körperzelle gibt es eine Art biologische Uhr – die sogenannten Telomere. Bei ihnen handelt es sich um Teile von DNA, die sich jeweils an den äußersten Enden der Chromosomen – das sind die Strukturen, in denen das Erbgut einer Zelle aufbewahrt wird – befinden. Man vergleicht diese Telomere gerne mit kleinen Plastikhülsen, die auf den Enden der Schnürsenkel sitzen. Ähnlich wie diese Fäden die Schnürsenkel davor schützen, sich aufzuspleißen und zu verheddern, sorgen Telomere dafür, dass die in sich gewundenen Stränge der DNA intakt bleiben. So jedenfalls das radikal vereinfachte Bild. Dies ist vor allem bei der Zellteilung wichtig. Ohne Schutz könnten Chromosomen brechen, mit anderen verschmelzen oder

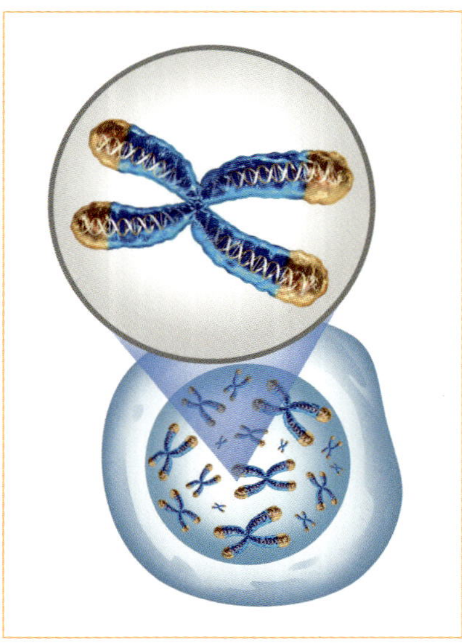

Telomere funktionieren wie Schutzkappen für unsere Zellen.

mutieren. Wenn die genetische Gebrauchsanweisung derart durcheinandergeraten würde, hätte dies eine Fehlfunktion oder den Zelltod zur Folge. Jedes Mal, wenn die Zelle sich teilt, wird ihr wertvoller genetischer Code vollständig und originalgetreu kopiert. Bei jeder Zellteilung wird von diesen Kappen ein Stück abgeschnitten. So verkürzen sich die Kappen im Laufe der Zeit. Sie werden also kürzer, je älter wir werden und je öfter sich die Zelle teilt. Hat die Telomerlänge eine kritische Untergrenze erreicht, findet keine weitere Zellteilung mehr statt. Die Zelle kann sich nicht mehr erneuern und stirbt ab. Die Telomere und ihre Länge gelten daher als Gradmesser für das Alter einer Zelle, für ihre Funktionstüchtigkeit und Gesundheit, und damit das biologische Alter des betreffenden Menschen. Ist die Zelle ungünstigen Umständen wie oxidativer Belastung ausgesetzt, niederschwelligen Entzündungen oder chronischem Stress, so verkürzen sich die Telomere schneller. Die Länge der Telomere ist auch mit Ihrer Gesundheit verknüpft. Je kürzer die Telomere sind, desto häufiger tauchen Herzinfarkt, Diabetes, Demenz, Schlaganfall und Co auf.

Die außerordentliche Entdeckung besteht nun darin, dass sich die Enden unserer Chromosomen tatsächlich verlängern können – und folglich das Altern ein dynamischer Prozess ist, der beschleunigt oder verlangsamt und zum Teil sogar rückgängig gemacht werden kann. Altern ist nicht, wie lange Zeit geglaubt, eine unaufhaltsame Entwicklung. Verantwortlich dafür ist ein Enzym namens Telomerase. Solange es aktiv ist, werden die Schutzkappen repariert, die Zelle stirbt nicht.

So werden Sie immer jünger

Immer mehr Forscher sehen in der Verkürzung der Telomere den wichtigsten Faktor im Alterungsprozess überhaupt. Die oft beschriebene biologische Uhr existiert durchaus. Das Enzym Telomerase schützt nicht nur vor biologischem Altern. Es ist durch die Fähigkeit, den Chromosomenschutz zu reparieren und wiederherzustellen, auch in der Lage, durch Regeneration das Altern umzukehren. Um unsere Zellen zu verjüngen, müssen wir die Konzentration und Aktivität dieses Jungmacher-Enzyms in unserem Blut möglichst hoch halten. Und wie kann uns das gelingen? Indem man etwa auf die Hundertjährigen schaut. Was tun die denn?

Unsere Lebensweise kann unsere Telomere auffordern, den Prozess der Zellalterung zu beschleunigen. Aber sie kann auch das Gegenteil tun. Unsere Ernährung, unsere psychische Belastung und eben unsere sportliche Aktivität – all diese Faktoren beeinflussen offenbar unsere Telomere und können vorzeitiger Zellalterung vorbeugen. Schlussendlich ist einer der wesentlichen Schlüssel für ein langes und gesundes Leben, sein Möglichstes zu tun, um eine gesunde Zellerneuerung zu fördern. Je höher das Übergewicht, desto kürzer die Telomere. Das Gleiche gilt bei Stress: Je mehr wir davon haben, desto kürzer sind die Telomere. Neueste Forschungen bestätigen: Die Telomerase und somit der Aufbau der Telomere wird nachweislich durch die vier Säulen der Gesundheit, Bewegung, Ernährung, Entspannung und als Teil dessen guten Schlaf, aktiviert. Wer sich viel bewegt, hat auch längere Telomere. Bewegung ist eines der erfolgreichsten Mittel, um den Effekt der Zellalterung aufzuhalten, wenn nicht gar rückgängig zu machen. Telomere regulieren die Zellteilung. Neueste Forschungen haben gezeigt, dass es bei Alterungsprozessen nicht nur um die Telomerlänge, sondern auch um die Struktur und die Gesundheit der Telomere geht.

Eine Studie der Harvard-Universität zeigt, dass Menschen, die bis ins Alter körperlich aktiv sind, im Durchschnitt 20 Jahre länger gesund bleiben als Menschen, die nie im Leben Sport getrieben haben.[6] Auch unsere Ernährung hat einen erheblichen Einfluss auf die Telomerlänge. Sekundäre Pflanzenstoffe etwa aktivieren die Telomerase. Sie kommen in Gemüse, Obst, Hülsenfrüchten oder Vollkornprodukten vor und können helfen, die Telomerlänge zu erhalten und die Zellalterung zu verzögern (Seite 92). Genauso wie das Vitamin D. Laut einer schwedischen Studie können uns bei schlechter Ernährung circa zehn Lebensjahre verloren gehen![7] Verinnerlichen Sie den Zusammenhang zwischen einer aktiven Lebensweise und Ihren Telomeren. Durch Ihre Verhaltensänderungen erhöhen Sie die Wahrscheinlichkeit, nicht nur ein längeres, sondern auch ein gesünderes und erfüllteres Leben zu führen. Sie können jetzt sofort beginnen, Ihre Telomere und Ihre Zellen zu regenerieren.

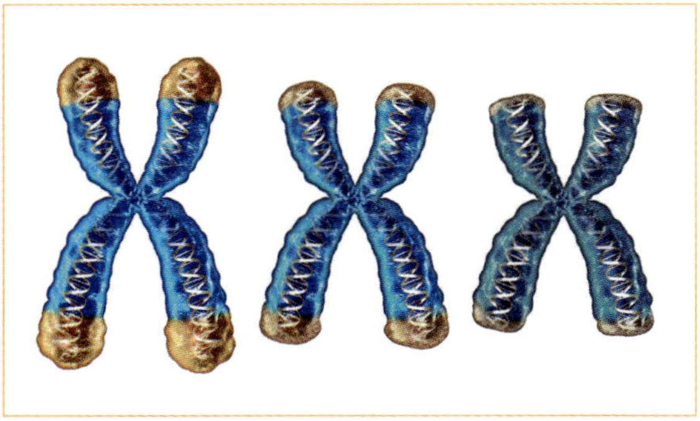

Die Länge der Telomere verkürzt sich im Laufe des Lebens, denn die Basenpaare, aus denen sie bestehen, nehmen mit der Zeit ab.

Wir sind so alt wie unsere Zellen – der »Telomer-Effekt«	
Alter	**Telomerlänge (in Basenpaaren)**
Neugeborenes	10 000 Basenpaare
35 Jahre	7500 Basenpaare
65 Jahre	4800 Basenpaare

Trainieren für gesunde Telomere

Das Gute ist, dass sich Muskelzellen bis ins hohe Alter immer wieder erneuern können. Voraussetzung ist allerdings, dass sie entsprechende Anreize bekommen. Lange Zeit galt Ausdauertraining als Garant für Fitness und Gesundheit, weil es unter anderem Herz, Kreislauf und Lunge stärkt. Das ist auch noch immer eine sinnvolle Kombination. Inzwischen haben Forscher jedoch auch starke Muskeln als Quelle körperlicher Gesundheit entdeckt. Sport kann nämlich das Zellalter verjüngen – um bis zu 15 Jahre. Das zeigt eine sportmedizinische Untersuchung anhand der Chromosomenenden (Telomere) der Teilnehmer, die dank regelmäßigen Trainings über einen längeren Zeitraum nicht kürzer wurden, sondern im Gegenteil sogar gewachsen sind. Und da sich das Alter unserer Zellen anhand der Telomerlänge zeigt, bedeutet ihre Verlängerung, dass sich die Zellen durch die regelmäßige Bewegung verjüngt haben. Die Wissenschaft erklärt sich den nachhaltigen Anti-Aging-Effekt des Trainings mit seiner entzündungshemmenden Wirkung und der Unterstützung der Produktion des Enzyms Telomerase. Es liegt nahe, dass körperliche Aktivität den schädlichen oxidativen Stress in den Zellen abbaut und sich so regenerativ auf die Telomerlänge auswirkt.

Kurzfristig bewirkt Sport tatsächlich eine Zunahme an freien Radikalen. Das hängt damit zusammen, dass wir bei körperlicher Anstrengung mehr Sauerstoff aufnehmen. Dabei entstehen als Nebenprodukt der Energiegewinnung in unseren Mitochondrien auch freie Radiale. Diese kurzfristige Reaktion erzeugt jedoch eine gesunde Gegenreaktion. Der Körper fährt seine Produktion von Antioxidantien hoch. Sport fördert zelluläre Säuberungsprozesse, sodass Zellen weniger Abfallprodukte anhäufen und letztlich mehr leistungsfähige Mitochondrien und weniger freie Radikale enthalten. Außerdem haben Sportler einen niedrigeren

Spiegel an entzündungsfördernden Zytokinen. In einer Studie an 1200 Zwillingspaaren wurde der positive Effekt sportlicher Betätigung gegenüber dem Einfluss anderer genetischer Faktoren nachgewiesen.[8] Es wurde bestätigt, dass die Telomerlänge positiv beeinflusst wird und sich die Telomere von Personen, die kaum aktiv sind, verkürzen. Ideal ist die Kombination aus Kraft-, Ausdauertraining und hochintensivem Intervalltraining, wobei Letzteres am effektivsten ist.

In einer Langzeitstudie wurden die Longevity-Effekte von sportlicher Aktivität über acht Jahre ausgewertet.[9] Im Vergleich zu gänzlich inaktiven Personen zeigten die Personen mit einer Viertelstunde körperlicher Aktivität pro Tag ein signifikant reduziertes Sterberisiko von 14 Prozent – und jede Minute zusätzlichen Trainings reduziert das Mortalitätsrisiko weiter. Die positive Wirkung des Sports macht sich allerdings nicht nur beim Zellalter bemerkbar. Er hält auch unsere Blutgefäße jung. So ergaben Untersuchungen, dass der Gefäßzustand von aktiven 60- bis 65-Jährigen dem von inaktiven 20-Jährigen gleicht. Die bekannten und anerkannten medizinisch nachgewiesenen Effekte des Trainings sind so überzeugend, dass es selbst für Sportmuffel klar ist, dass es ohne körperliche Aktivität unmöglich ist, sein biologisches Alter zurückzudrehen.

Freie Radikale fangen

Als eine Hauptursache für körperliches Altern nennen Forscher den sogenannten oxidativen Stress in der menschlichen Zelle, der durch ein Ungleichgewicht im Körper entsteht: Aggressive Sauerstoffmoleküle, sogenannte freie Radikale, nehmen im Vergleich zu den Radikalfängern überhand. Bei freien Radikalen handelt es sich um Sauerstoff- und Stickstoffverbindungen, die als Zwischenprodukt unseres Stoffwechsels, aber auch durch äußerliche Einflüsse wie Rauchen, starke Sonneneinstrahlung, Stress und Umweltverschmutzung entstehen. Freie Radikale sind reaktionsfreudige aggressive Moleküle, die im Körper Zellwand, Zellbestandteile und die Erbsubstanz schädigen oder sogar zerstören können. Sie sind unter anderem auch an der Entstehung von Krebs beteiligt. Freie Radikale schädigen Zellen, geschädigte Zellen verursachen chronische Entzündungen, die führen zu einer Verkürzung der Telomere an unseren Chromosomen und lassen den Körper altern. Glücklicherweise werden unsere Körperzellen durch starke Antioxidationsmittel, sogenannte Antioxidantien, geschützt.

Worauf es ankommt: Telomere schützen

Je mehr dieses körpereigene Schutzsystem aus der Balance gerät, desto umfangreicher sind die entstehenden Zellschäden, die den Alterungsprozess beschleunigen und altersbedingte Krankheiten begünstigen. Zum Glück besitzt unser Körper ein effektives System, um freie Radikale abzufangen. Es sind Enzymsysteme, die unser Körper selbst herstellen muss. Um optimal zu funktionieren, braucht er aber beispielsweise Spurenelemente und Mikronährstoffe. Werden diese nicht ausreichend zugeführt, so ist der Körper auch nicht in der Lage, dieses Schutzsystem zu nutzen. Aus alledem folgt die Faustregel: Eine der wichtigsten Möglichkeiten, der Zellalterung und damit dem Altern vorzubeugen, sind die Radikalfänger. Wir können unsere Körperzellen »entrümpeln«, und zwar durch Bewegung und Ernährung. Frische Gemüse, Salate, Obst, hochwertiges Pflanzenöl und Nüsse enthalten Stoffe, die sogenannten Antioxidantien. Als Radikalfänger wirken die Vitamine C und E. Darüber hinaus stecken in ihnen auch noch sogenannte sekundäre Pflanzenstoffe: Flavonoide, Betacarotin, Lykopin und Phenolsäuren. All diese Substanzen helfen den Zellen nachweislich, besser mit schädlichen Stoffwechselprodukten fertigzuwerden, und verhindern das vorzeitige Absterben der Zelle. Der Körper bleibt länger jung. Um oxidativen Stress zu minimieren, sollte das gesamte oxidative Netzwerk in seiner ganzen Breite gestärkt werden. Das gelingt am besten durch eine obst- und gemüsereiche Ernährung (Seite 54).

Kleine Hitliste der Radikalfänger	
Lebensmittel mit dem höchsten Antioxidantienanteil	**Millimol (mmol) pro Portion**
Brombeeren	5,7
Walnüsse	3,7
Erdbeeren	3,6
Artischocken	3,5
Preiselbeeren	3,1
Himbeeren	2,9
Heidelbeeren	2,7
Sauerkirschen	2,2

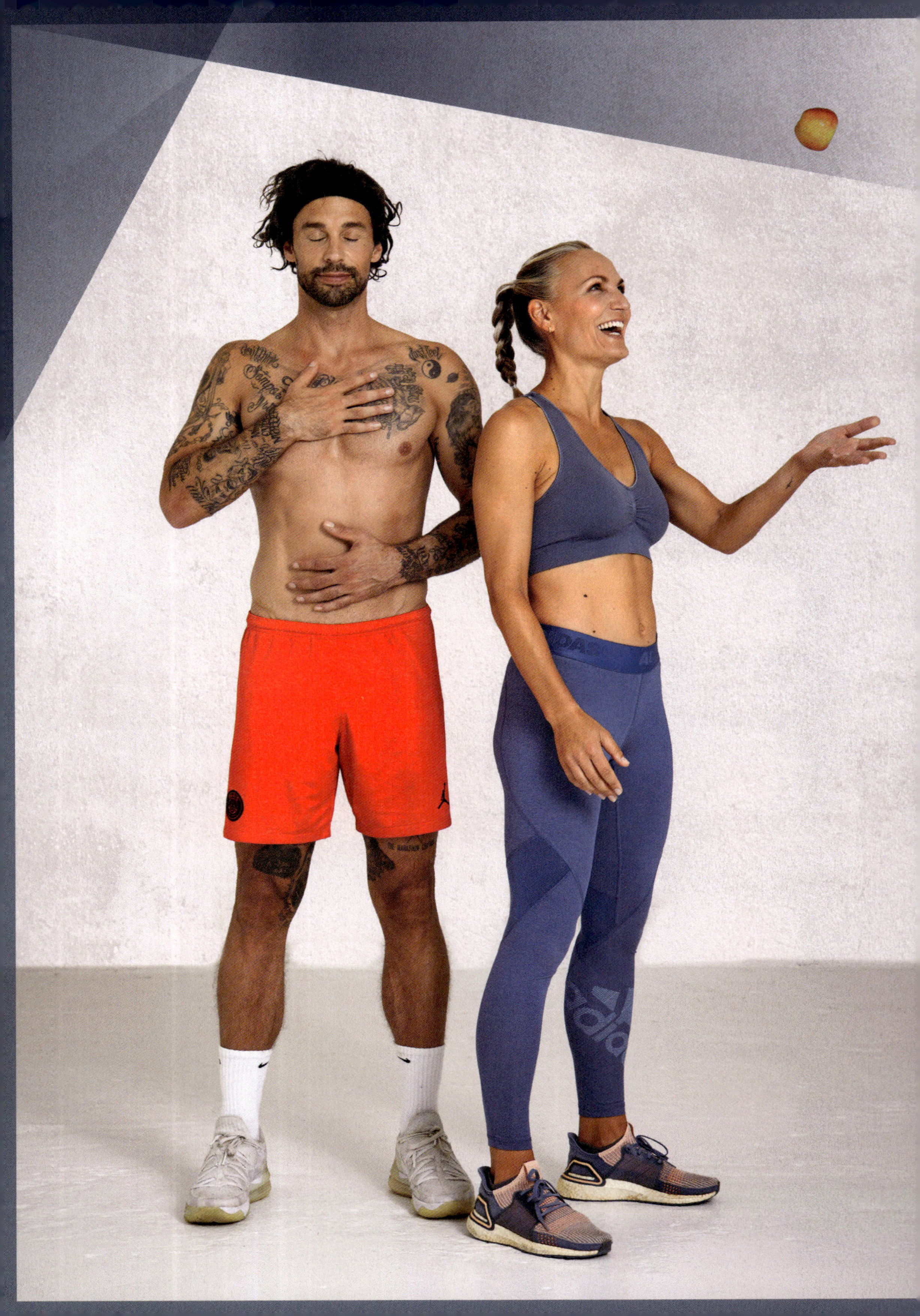

DIE WICHTIGSTEN FAKTOREN GEGEN VORZEITIGES ALTERN

2

FITNESS FIRST – DAS WUNDERMITTEL GEGEN ALTERN

Der Jungbrunnen Nummer eins ist kostenlos, jederzeit verfügbar und in zahlreichen wissenschaftlichen Studien belegt: in Bewegung bleiben.[10, 11, 12, 13, 14] Wer jung bleiben und sich körperlich wohlfühlen möchte, der kommt an einem physisch aktiven Leben nicht vorbei. Ohne eine gewisse Anstrengung geht jedoch gar nichts. Die Entwicklung des *Homo sapiens*, des modernen Menschen, setzte vor rund drei Millionen Jahren ein. In der Steinzeit bauten unsere Vorfahren zunächst kein Getreide oder Obst an – sie sammelten, was sie brauchten: Beeren, Wurzeln und essbare Pflanzen. Um an Fleisch zu kommen, gingen sie auf die Jagd. Sportlichkeit garantierte somit das Überleben früherer Generationen. Auch heute noch ist unser Körper so programmiert. Ein aktiver, bewegungsreicher Lebensstil ist für einen funktionierenden, gesunden Stoffwechsel die wichtigste Stellschraube. Es ist von entscheidender Bedeutung, sich aufzuraffen und dem Körper mit Bewegung etwas Gutes zu tun. Denn eines ist sicher: Bewegung ist das beste Mittel, um physiologisch jung zu bleiben. Die Regeneration und Belastbarkeit des menschlichen Körpers beruht auf Bewegung. Ob Einsteiger oder Fortgeschrittener: Die Kraft zu trainieren, ist ein absolutes Muss, wenn Sie Ihre Zellgesundheit fördern wollen.

BAUEN SIE AUF STATT AB

Altersbedingter Muskelverlust tritt ab ungefähr 30 Jahren auf und beträgt drei bis fünf Prozent je Jahrzehnt. Gleichzeitig betrifft der Abbau von Muskelmasse neben der Skelett- auch die Herzmuskulatur, was zu einer Reduktion der Herzfrequenz führt. Im Alter von 30 Jahren machen die Muskeln noch etwa 45 Prozent des Körpergewichtes aus. Zum Verlust an Kraft und Muskelmasse kommt ein steigender Körperfettanteil. Sie können es sich so vorstellen, dass das Altern in den Muskeln beginnt. Anfangs mag der Abbau nicht wahrnehmbar sein, doch im Durchschnitt verlieren Sie jedes Jahrzehnt rund 2,3 Kilogramm an Muskelmasse. Die Veränderung fällt Ihnen wahrscheinlich erst im Laufe Ihrer mittleren Lebensjahre auf. Auf der Zellebene werden Ihre Mitochondrien müde, ein Prozess, der als mitochondriale Dysfunktion bekannt ist, weshalb Sie sich vielleicht während oder nach dem Sport erschöpfter fühlen oder Muskelschmerzen haben. Ihre Mitochondrien sind die winzigen Kraftwerke in Ihren Zellen, die Nahrung und Sauerstoff in Energie umwandeln. Da der Körper älterer Menschen weniger Energie benötigt, legt er schneller an Gewicht zu als in jüngeren Jahren. Bei Menschen, die nicht aktiv sind, sondern sich stattdessen nur vom Bürostuhl zum Fernsehsessel bewegen, schreitet der Muskelabbau schneller voran. Wenn die Muskelmasse schwindet, hat das erhebliche Auswirkungen auf Lebensqualität und Gesundheit. Mangelndes Training macht langfristig nicht nur unfit, sondern kann auch zu einem Gesundheitsrisiko werden. Sie riskieren Erkrankungen wie Diabetes und Herzinfarkt. Tatsächlich werden viele Krankheiten, ob physisch oder psychisch, durch Mangel an Muskelaktivität ausgelöst. Selbst regelmäßiges Ausdauertraining wie Joggen, das einen positiven Effekt auf das Herz-Kreislauf-System hat, schützt nicht vor einem Schwund an Muskelmasse. Ein top trainierter Herzmuskel bringt nur etwas, wenn auch der Rest des Körpers fit und trainiert ist. Anders ausgedrückt: Das Herz kann einen Sprint zum Bus locker packen, doch das bringt gar nichts, wenn die Beine schlappmachen. Auch alltägliche körperliche Bewegung wie beispielsweise Gartenarbeit ist zwar gesundheitsfördernd, fordert die Muskulatur aber nicht ausreichend. Doch die gute Botschaft für zukünftige Fitnesssportler lautet: Gegen diesen Rückgang an Leistungsfähigkeit kann jeder etwas tun. Der Muskelabbau lässt sich stoppen, egal in welchem Alter, und nach Erkenntnissen der schwedischen Gesundheitsbehörde Folkhälsmyndigheten gibt es insgesamt mindestens 33 Krankheiten, die durch Bewegung vermieden werden können. Von A wie Asthma bis S wie Schlaganfall. Täglich produziert unser Körper Anti-Aging-Medizin. Immer dann, wenn wir uns bewegen. Neue Forschungsergebnisse legen sogar nahe, dass ein korrekt ausgeführtes Krafttraining auch das Risiko von Herzkrankheiten oder Bluthochdruck messbar reduzieren kann. Einer der besten Wege, um die Last vom Herzen zu nehmen, kann demnach die Steigerung der Muskelkraft sein.

Sitzen macht alt

Frauen, die sechs Stunden oder länger am Tag sitzen, erhöhen ihr Krebsrisiko um 10 Prozent und ihr Risiko eines frühen Todes um 34 Prozent. Männer, die sechs Stunden am Tag saßen, hatten in derselben Studie eine um 17 Prozent höhere Wahrscheinlichkeit eines frühzeitigen Todes verglichen mit Männern, die weniger saßen.[15] Bewegung mindert den Schaden; Frauen und Männer, die viel sitzen und sich nicht bewegen, sterben mit doppelt so hoher Wahrscheinlichkeit frühzeitig, verglichen mit Frauen, die weniger als drei Stunden am Tag sitzen und körperlich aktiv sind.

Echt stark: Werden Sie fit statt älter

Ihre Körperkraft bildet einen entscheidenden Faktor für Jugendlichkeit und körperliche wie geistige Leistungsfähigkeit. Körperliche Leistungsfähigkeit ist keine Frage Ihres Geburtstags. Das gilt umso mehr, je älter man ist. Die körperliche Leistungsfähigkeit kann auch jenseits der 40 noch erheblich gesteigert werden. Regelmäßiges Sporteln wirkt zudem als Anti-Age-Kick und steigert die allgemeine Lebensqualität. Eine Studie der renommierten US-Stanford-University belegt: Die individuelle körperliche Leistungsfähigkeit ist hinsichtlich der Lebenserwartung bedeutender als Risikofaktoren wie Bluthochdruck, Rauchen oder Diabetes.[16, 17] So ist etwa jedes dritte Schlaganfall-Opfer jünger als 65. Kommen Sie regelmäßig zweimal pro Woche ins Schwitzen, senken Sie dieses Risiko um 20 Prozent. Die Forscher fanden auch heraus, dass intensive Kraftübungen den Alterungsprozess verlangsamen. Tatsächlich ist Muskeltraining der beste Motor für die Produktion von Wachstumshormonen. Diese sorgen für mehr Muskelmasse, weniger Fett, eine höhere Knochendichte, straffere Haut und ein besser funktionierendes Immunsystem. Wer kontinuierlich seine Kraft trainiert, für den ist keine Altersschwelle ein Problem und der bleibt länger jung, stark und sexy, so das Ergebnis einer neuen US-Studie. Die Forscher fanden heraus, dass intensive Kraftübungen den Alterungsprozess verlangsamen. Bereits eine Viertelstunde mit einem anspruchsvollen Workout am Tag verlangsamt die Zellalterung, die dafür sorgt, dass wir uns älter fühlen und auch so aussehen. Die Untersuchung zeigt, dass eine solche Aktivität die Menschen nicht nur ausgeglichener macht. Das Training verbessert zusätzlich die Zellkraft gegen Krankheiten. Klar ist außerdem: In jedem Alter lässt sich die Leistung steigern, zum Teil sogar erheblich. Das Muskelwachstum etwa kann auch jenseits der 50 noch über 80 Prozent betragen.

Wer sich fit hält, bremst das Altern

Werden Ihre Muskeln nicht trainiert, bilden sie sich ab einem Alter jenseits des 30. Lebensjahrs langsam zurück. Ohne zusätzliches Krafttraining verlieren Sie bis zum 70. Lebensjahr fast die Hälfte Ihrer Skelettmuskelmasse. Dieser Verlust lässt Sie mit der Zeit immer älter aussehen: Das Bindegewebe verliert an Festigkeit, die Haut wird faltig und runzlig. Eine starke Muskulatur unter der Haut hält die Haut dagegen länger glatt und frisch. Ein Extra-Benefit für die Schönheit: Nach neuesten Erkenntnissen bringen die Botenstoffe der aktiven Muskulatur Fettpolster auch direkt über dem aktiven Gewebe zum Schmelzen. Davon profitiert das Bindegewebe, dessen Zellen bei Zugbelastungen durch die Muskulatur die Produktion von Kollagen erhöhen. Kollagen wiederum stärkt die Sehnen und strafft die Haut. Das Krafttraining vermehrt zudem die Zahl der Stammzellen im Muskel und verjüngt so das Gewebe. Eine weitere gute Nachricht: Durch regelmäßiges Training können Sie Ihre Kraft bis zum sechsten Lebensjahrzehnt weitgehend konstant halten. Besonders die für dynamische und explosive Bewegungen zuständigen schnell zuckenden weißen Muskelfasern, die im Alter zuerst abgebaut werden, bleiben Ihnen durch ein regelmäßiges Krafttraining erhalten. Überhaupt steigert ein ausgewogenes Krafttraining Ihre Mobilität. Wenn Sie die Übungen mit dem größtmöglichen Bewegungsumfang ausführen, verbessert sich Ihre Beweglichkeit nämlich ganz automatisch. Bestes Beispiel: eine Kniebeuge, bei der Sie Ihr Gesäß bis fast zu den Waden absenken.

Muskeln verjüngen sich ständig

Auch ein fortgeschrittenes Alter ist kein Grund, körperlich inaktiv zu sein und auf diese Vorteile zu verzichten. Im Gegenteil: Bewegung und Krafterhalt sind die Schlüssel, um den Alterungsprozess aufzuhalten. Die dem Training zugrunde liegenden physiologischen Prinzipien und wirksamen Intensitätsbereiche bleiben die gleichen, auch wenn die absoluten Belastungen und Trainingsumfänge vielleicht geringer sind. Leistungsgrenzen spielen keine Rolle, denn Ihre Muskeln wissen nicht, wie alt Sie sind. Je nach persönlicher Leistungsfähigkeit können sie im höheren Alter genauso belastet werden wie mit 25. Muskelzellen erneuern sich fortlaufend. Die älteste in Ihrem Körper ist gerade einmal 15 bis 20 Jahre alt. Das bedeutet: Alte Muskeln gibt es einfach nicht! Ein 50-Jähriger kann demnach beim Krafttraining qualitativ wie quantitativ dieselben Trainingseffekte erzielen wie ein 20-Jähriger. Eine biologische Uhr gibt es nicht. Zwar kann er nicht direkt mit dem jüngeren Kollegen mithalten, doch wegen der niedrigen Ausgangswerte kann seine prozentuale Leistungssteigerung sogar noch größer sein. So hat eine Studie ergeben, dass 65-Jährige durch Krafttraining innerhalb von vier Monaten wieder auf den Stand eines untrainierten 30-Jährigen gelangen können.[18] Die Muskulatur im Alter zu schonen, macht deshalb keinen Sinn, sofern man keine gesundheitlichen Einschränkungen hat. Ausreden wie »Ich bin doch schon zu alt dafür« oder »Das macht doch jetzt keinen Sinn mehr« haben somit ihre Gültigkeit verloren. Es lohnt sich, anzufangen und dranzubleiben. Immer!

Gleiche Trainingsprinzipien für jedes Alter

Das Credo der Schonthese wird also von jetzt an abgelöst. Denn neue wissenschaftliche Erkenntnisse zeigen, dass sich prinzipiell ein Krafttraining für Späteinsteiger und Ältere nicht von dem Training für Jüngere unterscheidet. Und Sie werden feststellen: Das Ergebnis kann sich sehen lassen! Egal, wie alt Sie sind, Ihr Motto sollte ab sofort lauten: »Schonen Sie sich nicht!« Die meisten Trainingsprinzipien gelten für jedes Alter. Auch im höheren Alter sollten Sie Ihre Muskeln daher nicht in Watte packen. Damit die Mobilmacher alle ihre positiven Wirkungen optimal entfalten können, müssen sie nicht nur in Bewegung versetzt werden, sondern sie müssen auch an Masse zunehmen. Optimale Trainingserfolge erzielen Sie durch das Hinausschieben Ihrer persönlichen Leistungsgrenzen, egal in welchem Alter! Trainierte Menschen sehen nicht selten 10 bis 20 Jahre jünger aus, als es ihrem tatsächlichen Alter entsprechen würde. Die Haut ist straffer, die Haltung aufrechter, ihre ganze Erscheinung strahlt Kraft und Leichtigkeit aus. Die Körperproportionen erinnern an die jüngerer Menschen und sie wirken vitaler und damit attraktiver. Dieses körperliche Wohlbefinden wirkt sich für den Fitnesssportler auch positiv auf Geist und Seele aus. Er ist selbstbewusster, fühlt sich zufriedener und weiß sich selbst mehr zu schätzen. Menschen, die ihren Körper so bewusster wahrnehmen, fühlen sich auch weniger einsam. Die Erfahrung zeigt, dass unsere Lebensfreude in direktem Zusammenhang mit der körperlichen Fitness steht. Als Fazit kann gelten: Unser Körper ist in der Lage, weit über 100 Jahre lang zu leben. Doch auch wenn die wenigsten von uns so alt werden, kann jeder dem Alter trotzen und sich möglichst lange auf dem Höhepunkt seiner Kräfte fühlen – vorausgesetzt, man investiert etwas Zeit in das richtige Training. Das richtige Workout kann Ihre gesamte Lebenseinstellung positiv verändern: Sie werden vitaler und ausdauernder, sind seltener müde und können so die Anforderungen des Alltags besser meistern.

Leistungsgrenzen spielen keine Rolle

Toptrainierte 35-Jährige laufen einen Marathon in einer Bestzeit von rund 2 Stunden und 10 Minuten. Die besten 60-Jährigen brauchen dafür nur knapp 30 Minuten länger. Dazu braucht es freilich einen sportlich aktiven Lebensstil. Wie dieser für Sie aussehen könnte, erfahren Sie in diesem Buch.

Wie Muskeln den gesamten Körper umbauen können

Krafttraining stimuliert den Aufbaustoffwechsel. Besonders bei kontrollierter Kalorienzufuhr bildet der Körper neues Gewebe – Ihre Fettzellen beißen auf Granit. Wissenschaftliche Untersuchungen konnten bei einem regelmäßigen Krafttraining eine deutliche Verringerung des Körperfettanteils feststellen. Je höher der Körperfettanteil zu Beginn des Trainings ist, desto größer sind die Reduktionseffekte. Doch damit nicht genug: Mit der Muskelmasse wachsen auch der Grundumsatz und die permanente Stoffwechselleistung. Je nachdem, wie intensiv Sie eine bestimmte Übung trainieren, schrauben Sie den Stoffwechselumsatz auf das Drei- bis Sechsfache des Ruhewertes hoch! Auch zwei Stunden nach einem Krafttraining liegt er somit noch bei gut zwölf Prozent, nach 15 Stunden immer noch bei sieben Prozent über dem »Normalwert«. Denn die Muskulatur braucht Energie, und zwar nicht nur während der körperlichen Arbeit, sondern auch im Schlaf: Jedes zusätzliche Kilogramm Muskulatur verbraucht pro Tag etwa 200 Kalorien – das sind pro Woche bereits 14 000 Kalorien, die Sie nicht abarbeiten müssen!

Ein Mehr an Muskeleinheiten hat noch einen anderen Vorteil: Auch beim Ausdauertraining helfen Ihnen antrainierte Muskeln, die Fettverbrennung zu steigern. Studien belegen, dass der Kalorienverbrauch beim Jogging umso höher ist, je mehr Muskelmasse ein Läufer mit auf die Strecke bringt. Der Grund: Muskeln sind die Fettverbrennungsmaschinen des Körpers – und je größer diese sind, desto effektiver verfeuern Sie Ihr Fett!

Fitness? Mehr Muskeln, bitte!

Der Abbau von Körperfett ist nur die eine Seite. Lange Zeit wurde die Bedeutung des Krafttrainings für die Stärkung des Herz-Kreislauf-Systems von der Sportmedizin weitestgehend ignoriert. Mittlerweile wird auf die positiven Auswirkungen besonders hingewiesen. So wurden zum Beispiel günstige Veränderungen des Blutfettspiegels durch Krafttraining nachgewiesen. Dabei wird in der Regel der gesundheitlich positive HDL-Cholesterin-Anteil erhöht und der negative LDL-Cholesterin-Anteil verringert. Fazit: Die (Rück-)Gewinnung aktiver Muskelmasse hat enorme Bedeutung für Fitness und Gesundheit – schließlich geht es mit ihr schon ab dem vierten Lebensjahrzehnt langsam wieder bergab. Zumindest wenn Sie nicht aktiv gegensteuern. Denn längst dient das Training nicht mehr allein dazu, uns vor Krankheiten zu schützen. Vielmehr ist es eine wichtige Voraussetzung, um unser normales Funktionieren zu gewährleisten. Was oft als normaler Altersvorgang verstanden wird, ist vielmehr das Ergebnis von Inaktivität. Also: mehr Muskeln, bitte!

Gefährliche Fettzellen – Fettgewebe ist nicht gleich Fettgewebe

Im Bauchraum führen die Glykogenreserven als viszerales Fett dazu, dass sogar die inneren Organe mit Fett eingehüllt werden und irgendwann gar nicht mehr normal arbeiten können. Die Herren der Schöpfung sind hier den Frauen gegenüber im Nachteil, da sich bei ihnen das Fettgewebe eindeutig eher am Bauch ansammelt. Das Fettgewebe am Oberschenkel beispielsweise hat diese negativen Effekte nicht. Dicke und angeschwollene Fettzellen im Bauchraum, wie sie übergewichtige Menschen in großer Menge aufweisen, produzieren überproportional viele Hormone und Entzündungsstoffe. Diese verursachen Krankheiten wie Diabetes Typ 2, Fettstoffwechselstörungen, Bluthochdruck oder Insulinresistenz. Ein größeres Taille-Hüft-Verhältnis sagt laut einer Studie ein um 40 Prozent höheres Risiko für Telomerverkürzung im Verlauf der nächsten fünf Jahre voraus. Hinzu kommt auch noch das Fett in den Leber- und Muskelzellen. Dieses Fett stört die Signalwege in diesen Zellen, darunter auch den Insulinsignalweg, was ebenfalls zu Insulinresistenz führt. Insulin hemmt normalerweise die Spaltung der Fette in diesen viszeralen Depots am Bauch. Wenn es jedoch seine hemmende Wirkung verliert, geschieht etwas Fatales:

Ran an das Bauchfett

Wenn zum Bewegungsmangel auch noch falsche Ernährungsgewohnheiten hinzukommen, entsteht Übergewicht. Gerade das Bauchfett produziert bestimmte biochemische Substanzen und Hormone, die Organstrukturen schädigen und den Alterungsprozess vorantreiben und in Zusammenhang mit Bluthochdruck, Arteriosklerose, aber auch Demenz und Alzheimer stehen. Dieses problematische Viszeralfett, nicht zu verwechseln mit dem sogenannten Hüftgold, sitzt zwischen den Organen der Bauchhöhle – auch bei schlanken Menschen. Deshalb können wir es oft auf den ersten Blick nicht erkennen.

Krafttraining lässt Fettdepots schmelzen – und zwar schon mit kurzen, intensiven HIIT-Trainingseinheiten.[19, 20] Dies fand eine Studie der Harvard School of Public Health heraus. Der erhöhte Muskelanteil erhöht den Grundumsatz und dadurch wird auch Fett besser verbrannt, und wer sein Bauchfett reduziert, verhindert außerdem ein schnelles Schwinden seiner Telomere.

Die Fettspaltung läuft plötzlich auf Hochtouren. Die deshalb frei gewordenen Fettsäuren landen dann zum größten Teil direkt in der Leber. Parallel dazu wird viel zu wenig von dem Stoff Adiponektin produziert, einem Hormon, das die Leber schützt, und daher verfettet die Leber zunehmend. Auch die Leber wird dann insulinresistent und setzt deswegen mehr Glukose frei, sodass der Blutzuckerspiegel in enorme Höhen steigt. Wegen dieser Prozesse ist Fettgewebe im Bauchraum für viele schädliche Abläufe im Körper verantwortlich.

Muskeln – die Apotheke des Körpers

Die dänische Forscherin Bente Pedersen machte 2007 eine bahnbrechende Entdeckung.[21] Um zu untersuchen, welchen Einfluss Sport auf das Immunsystem hat, nahm sie Probanden nach Trainingseinheiten Blut ab. Darin fand sie erhöhte Mengen einer Substanz namens Interleukin-6. Interleukine selbst kennt man in der Medizin schon lange. Sie helfen bei Entzündungsreaktionen im Körper und werden normalerweise von den Immunzellen produziert. Beim Interleukin-6 aber war etwas anders: Pedersen und ihr Team fanden heraus, dass Muskelzellen den Stoff herstellen und dann im Körper verteilen. Somit sind die Skelettmuskeln nicht nur für unsere Bewegungen zuständig, sondern sie stellen das größte und damit das wichtigste Stoffwechselorgan dar. Pedersen gab diesen Botenstoffen den Namen *Myokine* – abgeleitet von den griechischen Wörtern *mys* für »Muskel« und *kinema* für »Bewegung«.

Seit damals haben Forscher viele solcher Myokine aus Muskeln entdeckt und man schätzt heute, dass insgesamt rund 600 solcher hormonähnlichen Stoffe existieren. Sie stimulieren die Bildung neuer Abwehrzellen, beeinflussen die Regenerationsfähigkeit der Zellen, deren Elastizität und Anpassungsfähigkeit positiv, wirken entzündungshemmend, helfen im Kampf gegen Tumorzellen und stärken die Herzmuskelzellen. Aber damit nicht genug: Diese Hormone aus unseren Muskeln sind ein wahrer Jungbrunnen. Ein weiteres Myokin überwindet die Blut-Hirn-Schranke und stimuliert im Hippocampus einen bestimmten Wachstumsfaktor. Dadurch verbessert sich das Erinnerungs- und Lernvermögen. Sie lassen Muskelzellen wachsen und hemmen Entzündungen. Andere Myokine stimulieren die Neubildung von Knochen und verbessern deren Stabilität und Dichte.

Jedes Aufstehen aktiviert über 200 Muskeln und die daraus resultierende intramuskuläre chemische Aktivität ist verblüffend. Verschiedene Studien zeigen: Eine kräftige Muskulatur senkt das Sterblichkeitsrisiko, reguliert den Blutzuckerspiegel, schützt vor Krebs, wirkt stimmungsaufhellend, verbessert die Herzgesundheit und verringert das Risiko für Diabetes Typ 2.[22, 23] Gäbe es ein Medikament, das diese Eigenschaften besäße: Wie würde dieses Supermedikament weltweit gefeiert? Die regelmäßige Einnahme eines solchen Präparates würde zur Selbstverständlichkeit unseres Alltags zählen. Mit den Workouts in diesem Buch bekommen Sie es gratis.

Muskeln machen jung

In uns stecken über 650 Muskeln, und je genauer sie erforscht werden, desto mehr staunen wir über die Erkenntnisse. Dem Muskelaufbau kommt eine enorme Bedeutung zu, wenn es darum geht, die Zellalterung zu verlangsamen. Im Rahmen einer Untersuchung der Deutschen Sporthochschule Köln gaben Testpersonen vor dem Training Blut ab, trainierten dann erst eine halbe Stunde ihre Ausdauer mit Laufen und Fahrradfahren und machten danach ein klassisches Krafttraining. Anschließend wurde ihnen noch einmal Blut entnommen. Die Analysen ergaben, dass sich im Blut nach der Aktivität 20-mal mehr Myokine befanden. Sport fördert also zelluläre Säuberungsprozesse, sodass die Zellen weniger Abfallprodukte anhäufen, mehr leistungsfähige Mitochondrien und weniger freie Radikale enthalten. Die Studie ergab auch hier, dass eine Kombination aus Kraft- und Ausdauertraining ideal ist – am besten in einem hochintensiven Intervalltraining absolviert, so wie Sie es in diesem Buch kennenlernen werden. Damit geht es unseren Zellen gut, und das strahlt auf den gesamten Körper aus.

Unsere Muskeln haben sich in der wissenschaftlichen Betrachtung in den letzten Jahren von einem reinen »Kraftorgan« hin zu einem medizinischen »Wundermittel« gemausert. Sie säubern unsere Zellen, sorgen für leistungsfähige Mitochondrien, reduzieren freie Radikale und schützen so die Telomere. Jede einzelne Übung, gleich an welchem Ort, zu welcher Zeit und bei welcher Gelegenheit Sie sie in Zukunft ausführen, dient Ihrer ganz persönlichen Gesundheitsoptimierung.

Longevity heißt: Training für die Telomere

Sport fördert den zellulären Säuberungsprozess, sodass Zellen weniger Abfallprodukte anhäufen, mehr leistungsfähigere Mitochondrien und weniger freie Radikale enthalten – all das schützt vor Telomerverkürzung.

Muskeln machen schlau

Das Vorurteil, Sportler seien weniger helle, ist längst überholt. Das Gegenteil ist der Fall: Regelmäßige Workouts kurbeln die grauen Zellen an. Ganzheitliche Übungen, die viele Muskelgruppen auf einmal fordern, aktivieren den Stoffwechsel der Gehirnzellen. Das Training bringt nicht nur Kraft, sondern stärkt auch den Geist. Synergetische Effekte zwischen Hirn- und Muskelmasse sind wissenschaftlich längst belegt. Jedes Mal, wenn sich ein Muskel anspannt oder erschlafft, sendet er chemische Stoffe und Proteine aus. Diese werden über die Blutbahn vom Gehirn aufgenommen. Dort liefern sie den Impuls zur Produktion von Nährstoffen, die für beinahe jede Gehirnaktivität notwendig sind. Durch die Trainingsimpulse beginnen Nervenzellen sich zu verzweigen und über neue Verbindungen miteinander zu kommunizieren. Und je besser sie dies tun, desto besser funktioniert das Gehirn. Mit anderen Worten: Sie können sich besser konzentrieren, sind aufmerksamer und haben ein besseres Kurz- und Langzeitgedächtnis. Zudem wurde in Studien nachgewiesen, dass regelmäßiges Krafttraining die Hirnfunktionen verbessert und das Risiko, an Alzheimer, Depressionen oder Demenz zu erkranken, um bis zu 40 Prozent senken kann.[24] Der Grund dafür: Das Protein BDNF, das Nervenzellen wachsen lässt, wird bei jeder Muskelkontraktion ausgeschüttet. Wer sich bewegt, beflügelt geradezu die Kräfte seines Verstandes und stärkt seine Psyche.

Oft wird in diesem Zusammenhang die Bedeutung von Koordinations- und Gleichgewichtsübungen unterschätzt. Je komplexer eine Bewegung ist, desto mehr Gehirnareale werden zugeschaltet und durchblutet. Dynamisches körperliches Training führt zu einer spezifischen neuronalen Anpassung, die Alterungsprozesse stoppen kann. Das Gehirn wird dabei genauso trainiert wie der Muskel. Die Übungen in diesem Buch (in Kapitel 4 ab Seite 190) sind so aufgebaut, dass sie Schritt für Schritt mehr Koordination fordern, um Sie von diesen Vorteilen profitieren zu lassen. Ab jetzt gilt: Wer es in den Beinen hat, hat es auch im Kopf!

Ein Training, von dem Sie ein Leben lang profitieren

Sogenannte Reminiszenzeffekte werten die Bedeutung Ihres Trainings weiter auf. Das heißt, Ihr Körper erinnert sich an einmal erlernte Bewegungsabläufe und hat sie nach einer kurzen Anlaufphase schnell wieder parat – bis ins hohe Alter.

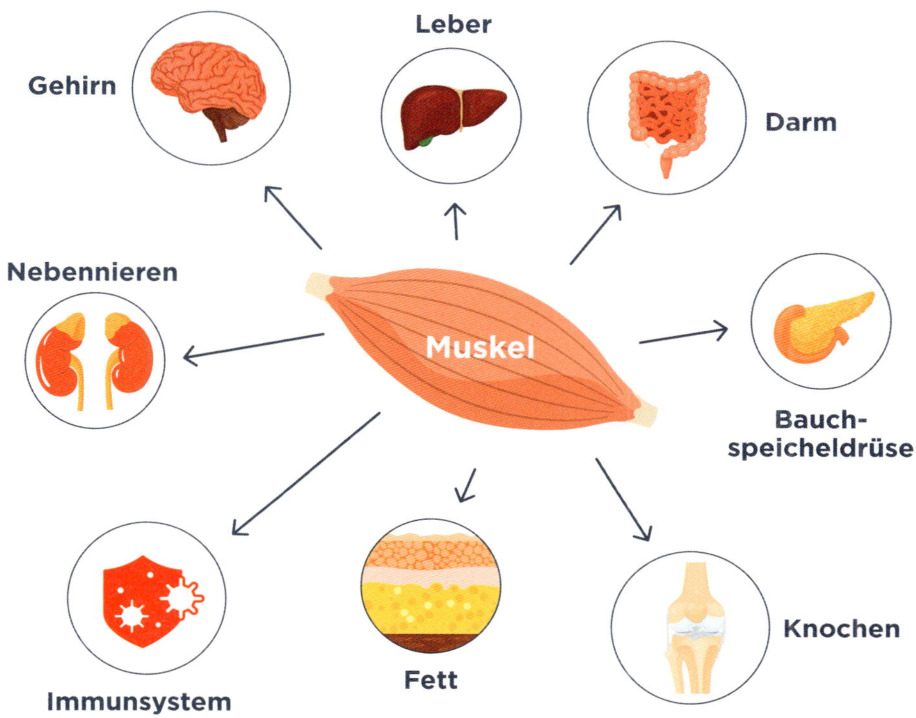

Mykokine sind wahre Alleskönner: Die Muskel-Botenstoffe dringen in die meisten Gewebe vor und starten dort positive Prozesse.

Die Wirkung von Myokinen

- **im Gehirn:** stimulieren die Bildung von Neuronen, was gegen Demenz wirkt
- **in der Leber:** optimieren die Verstoffwechslung
- **im Darm:** könnten die Entwicklung von Tumorerkrankungen hemmen
- **in der Bauchspeicheldrüse:** schützen vor Entzündungen
- **in den Knochen:** Gewebe wird aufgebaut und das Körperskelett gegen Osteoporose gestärkt
- **im Fett:** wandeln Fett in Energie um
- **im Immunsystem:** steigern die Abwehrkraft
- **in den Nebennieren:** wirken angeregt positiv auf das Immunsystem

Fitness als Jungbrunnen – die positiven Auswirkungen trainierter Muskulatur

Die schlechte Nachricht zuerst: Bei über 30-Jährigen schwindet die Muskulatur alle zehn Jahre um fünf Prozent. Wer nicht gegensteuert, hat bereits mit 60 Jahren weniger als halb so viel Kraft wie ein 20-Jähriger. Ab 70 Jahren beschleunigt sich der Rückbau weiter. Baut sich Muskulatur ab, leidet auch der Rest des Körpers. Umgekehrt gilt: Wer aktiv ist und vor allem bis ins höhere Alter bleibt, wird reichhaltig belohnt, denn mehr als 70 Prozent aller Verluste der Zellalterung und deren Folgen können durch das regelmäßige Fitnesstraining ausgeglichen werden.

Es gibt also eine ganze Reihe an Argumenten, warum Sie noch heute mit Ihrem Training beginnen sollten:

- Keine Last mehr mit dem Kreuz: Ein trainiertes Muskelkorsett beugt vielen orthopädischen Erkrankungen vor, besonders im Bereich der Wirbelsäule.
- Das Risiko, an Diabetes zu erkranken, sinkt signifikant – bei aktiven Menschen um ganze 30 Prozent. Typ-2-Diabetes kann sogar verhindert werden.
- Muskeln sind echte Stimmungsmacher und können wie ein Antidepressivum wirken. Schließlich wird während des Workouts eine ganze Menge von Endorphinen ausgeschüttet.
- Frauen verlieren ab dem 35. Lebensjahr etwa ein Prozent ihrer Knochenmasse jährlich. Nach der Menopause entwickelt nahezu jede dritte Frau Osteoporose. Dieser Prozess wird durch ein gezieltes Krafttraining verlangsamt oder sogar umgekehrt. Die Knochenstruktur wird durch den Muskelzug während des Trainings erhalten und neu aufgebaut.
- Auch bei Männern kommen mit zunehmendem Alter Abnutzungen der Gelenke hinzu. Hier werden durch das Training der gelenksnahen Muskulatur die betroffenen Bereiche entlastet und stabilisiert.
- Nicht nur die Knochendichte nimmt zu, die neu gewonnene Kraft schützt auch dank einer verbesserten Koordination und Stabilisation vor bösen Stürzen, die ohne eine ausgeprägte Muskulatur Verletzungen oder Knochenbrüche verursachen könnten.
- In Studien konnte nachgewiesen werden, dass regelmäßiges Krafttraining die Hirnfunktionen verbessert und das Risiko, an Alzheimer, Depressionen

oder Demenz zu erkranken, um bis zu 40 Prozent senken kann.[25, 26, 27] Der Grund dafür: Das Protein BDNF, das Nervenzellen wachsen lässt, wird bei jeder Muskelkontraktion ausgeschüttet.

- Neue Forschungsergebnisse legen sogar nahe, dass ein korrekt ausgeführtes Krafttraining auch das Risiko von Herzkrankheiten oder Bluthochdruck messbar reduzieren kann.[28, 29] Einer der besten Wege, um die Last vom Herzen zu nehmen, kann demnach die Steigerung der Kraft sein.
- Fitnesstraining sorgt dafür, dass Sie bis ins fortgeschrittene Alter mobil bleiben und eine hohe Lebensqualität im Alltag beibehalten. Wer regelmäßig aktiv ist, erhöht britischen Forschern zufolge zusätzlich seine Aussicht auf gesundes Altern um das Siebenfache. Das alles gilt selbst dann, wenn Sie erst eher spät damit beginnen, ein aktiveres Leben zu führen!

KENNEN SIE IHR FITNESSALTER?

Finden Sie heraus, wie Ihr biologisches Alter ist, wie es um Ihren Fitnesszustand bestellt ist und welche Faktoren gegen Sie spielen. Kreuzen Sie bei jeder Frage die für Sie passende Antwort an. Stellen Sie sich zuerst dem achtteiligen Fitness-Check und ermitteln Sie ruckzuck Ihren aktuellen Fitnesszustand. Später können Sie bei erneutem Test Ihre Fortschritte messen. Anschließend beantworten Sie noch kurz die Fragen des Gesundheits-Checks. Führen Sie den Fitness-Check zu Beginn Ihres Trainings durch und wiederholen Sie ihn jeweils in der Mitte und am Ende des 8-Wochen-Programms – und freuen Sie sich am Ergebnis.

Vorab ein paar Regeln:

- Beginnen Sie mit einem kurzen Warm-up von fünf bis acht Minuten (ab Seite 190).
- Machen Sie zwischen den einzelnen Fit-Checks drei bis fünf Minuten Pause – nutzen Sie die Gelegenheit, um neue Power zu sammeln.
- Bitten Sie Ihren Partner oder eine Freundin, als Hilfe oder Schiedsrichter zu fungieren – das sichert objektive Ergebnisse und steigert die Motivation.

Fitness-Check

Dieser kurze Test zeigt anhand der Komponenten Kraft, Ausdauer, Beweglichkeit und Koordination, wie das aktuelle biologische Alter zu bewerten ist.

- Balance
- Kraft
- Beweglichkeit
- Ausdauer

Balance: Einbeinstand

Diese Übung zeigt Ihnen, wie gut Sie Ihr Gleichgewicht halten können. Die nötige Balance entsteht durch das Zusammenspiel des Gleichgewichtsorgans im Innenohr und der Muskeln an Rumpf, Armen und Beinen, deren feinste Bewegungen koordiniert werden müssen. Neben der Rumpfkraft und Balance ist dies ein Indikator für ein geringeres Demenzrisiko. An der Universität Kyoto fanden Wissenschaftler heraus, dass das Risiko zu erkranken umso geringer ist, je länger Sie durchhalten.[30]

Stellen Sie sich auf Ihr bevorzugtes Standbein. Heben Sie das andere Bein ab und legen Sie den Fuß auf dem Knie des Standbeins ab. Sobald beide Hände in der Hüfte abgestützt sind, schließen Sie die Augen und versuchen, möglichst lange auf einem Bein stehen zu bleiben.

Wie lange konnten Sie die Balance halten?

- A weniger als 10 Sekunden
- B über 10 Sekunden
- C über 20 Sekunden

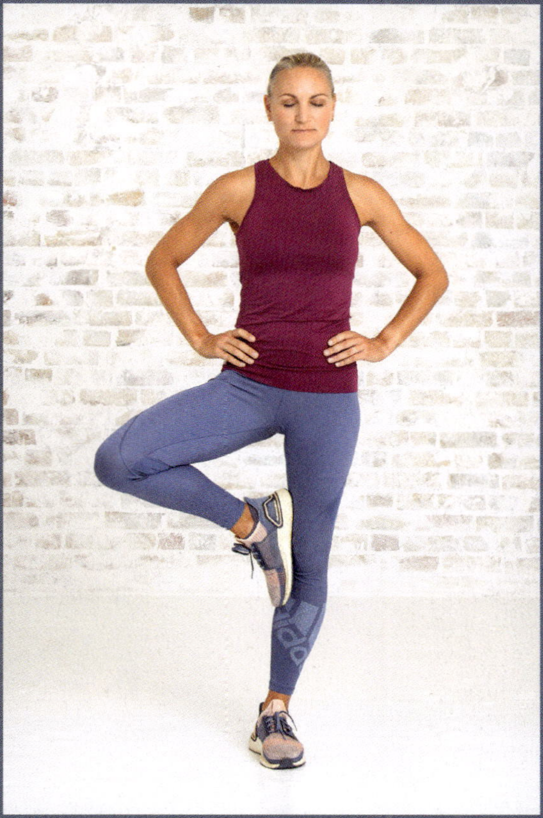

Kraft: Brust und Schultern

Dieser Test zeigt Ihnen an, wie kräftig Ihr Oberkörper ist. Absolvieren Sie dazu innerhalb von 30 Sekunden so viele Liegestütze wie möglich. Falls Sie nicht die gesamte Zeit durchhalten, zählen Sie die Liegestütze, die Sie noch korrekt ausführen konnten. Punkte gibt es nur für Wiederholungen, bei denen Sie den Körper bis unmittelbar über den Boden absenken – zur Kontrolle: Berühren Sie einen Tennisball mit dem Kinn – und anschließend die Arme fast wieder strecken konnten, ohne dabei ins Hohlkreuz zu fallen oder einen Katzenbuckel zu machen. Wie viele korrekte Liegestütze schaffen Sie am Stück?

Männer strecken die Beine im vollen Liegestütz, Frauen legen die Knie ab. Legen Sie sich dabei ein Handtuch unter die Knie oder machen Sie die Liegestütze auf einer Gymnastikmatte. Übrigens: Liegestütze sind mehr als nur Training für Arme und Oberkörper. Sie wappnen Sie auch gegen Herz-Kreislauf-Erkrankungen, indem sie die Durchblutung und Herzfrequenz steigern.

Wie viele sauber ausgeführte Liegestütze haben Sie geschafft?

A Ihre Leistung: weniger als 10.

B Bei Ihnen hat es zu 10 bis 15 gereicht.

C Sie schaffen mehr als 15.

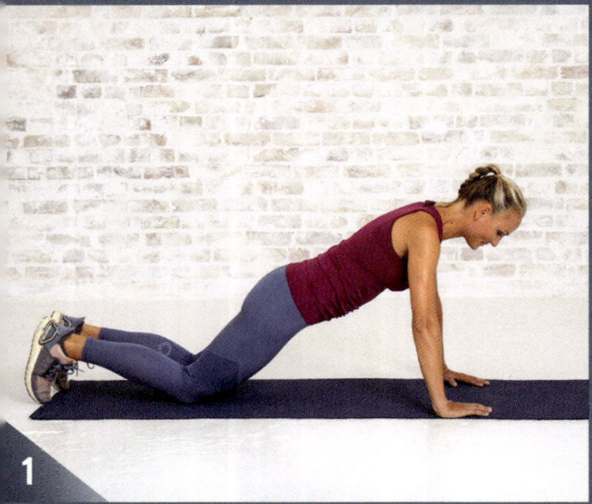

1

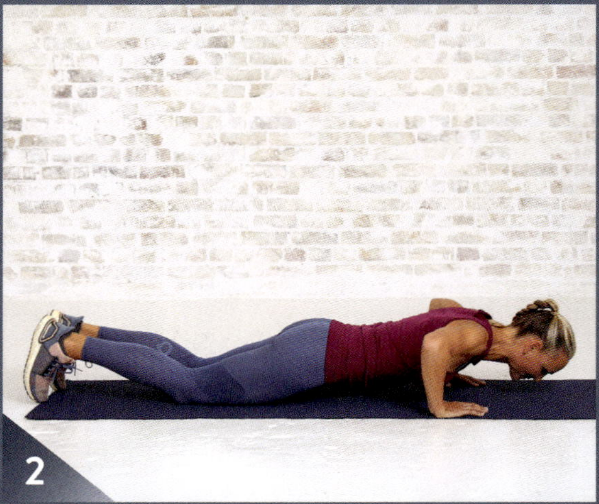

2

Kraft: Bauchmuskulatur

Legen Sie sich mit aufgestellten Füßen auf den Rücken, strecken Sie die Arme neben dem Körper aus. Markieren Sie den vordersten Punkt, den Sie mit den Fingerspitzen locker erreichen können. Bringen Sie eine zweite Markierung etwa zehn Zentimeter weiter vorn an.

Heben Sie nun ohne Schwung den Kopf, die Schultern und die Schulterblätter an und rollen Sie den Oberkörper so weit auf, dass die Finger die vordere Markierung erreichen.

Halten Sie kurz inne, um den Oberkörper dann wieder kontrolliert in die Ausgangsposition abzurollen. Legen Sie ihn dabei im Umkehrpunkt nicht ab und halten Sie so die Spannung in der Bauchmuskulatur kontinuierlich.

- A Sie führen die Bewegung weniger als 20-mal aus.
- B Ihnen gelingt es 20- bis 25-mal.
- C Sie schaffen locker mehr als 25-mal.

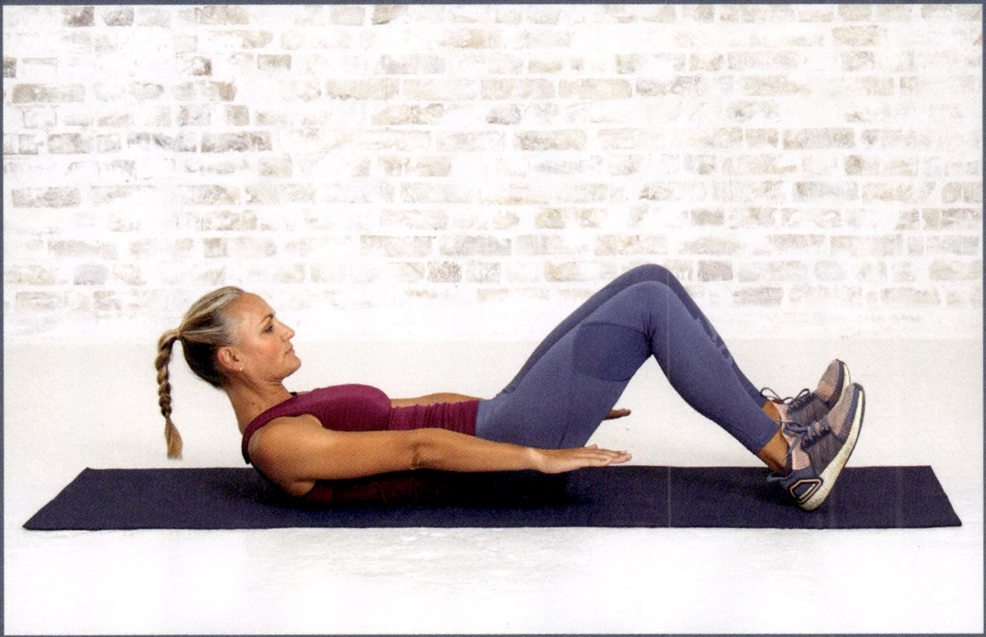

Kraft: Beine

Die Kraft Ihrer Beinmuskulatur lässt sich leicht testen: Stellen Sie sich zunächst aufrecht hin, die Füße etwa schulterbreit auseinander platzieren.

Jetzt beugen Sie die Knie, bis die Oberschenkel parallel zum Boden sind. Wie lange können Sie diese Kniebeugeposition halten?

A Autsch, zwar sind erst 10 Sekunden um, aber jetzt möchten Sie sich wirklich setzen.

B 20 Sekunden sind geschafft und die Beine beginnen leicht zu zittern. Jetzt wird es schwer.

C Die ersten 30 Sekunden sind vorbei, langsam wird's happig.

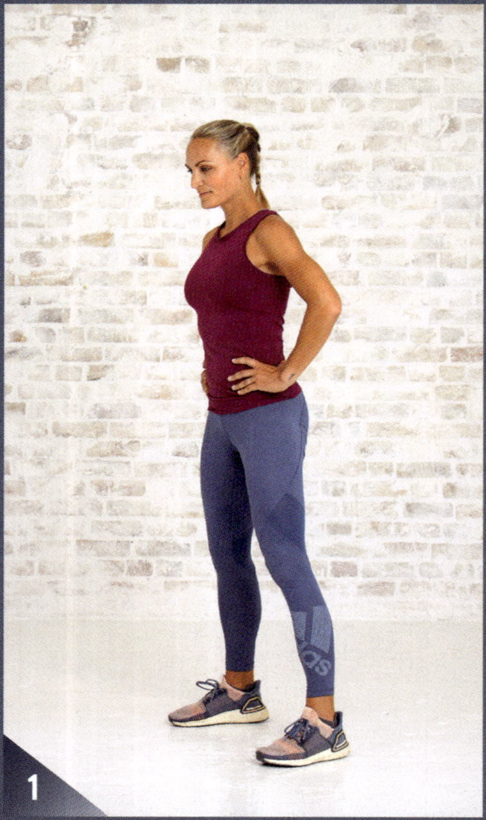

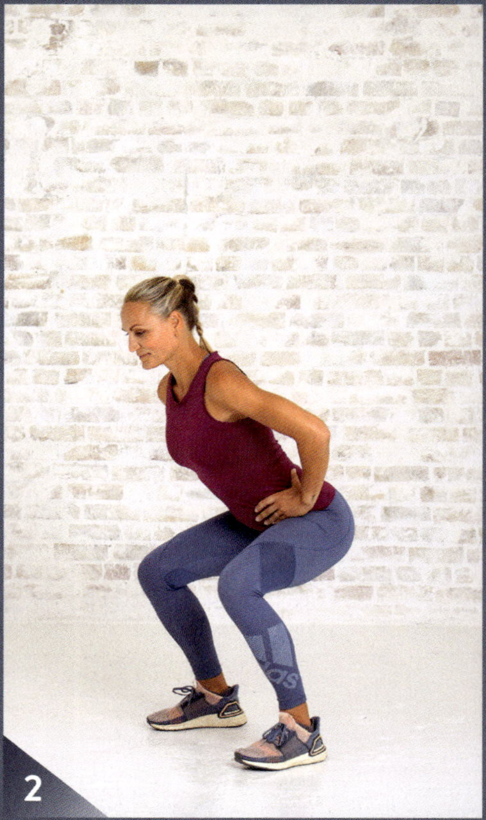

Beweglichkeit: unterer Rücken und Beine

Setzen Sie sich mit dem Rücken an eine Wand, strecken Sie die Beine und ziehen Sie die Zehenspitzen zum Körper. Beugen Sie nun den Oberkörper mit der Ausatmung langsam und kontrolliert so weit wie möglich nach vorn und halten Sie die Position drei Sekunden lang. Nicht schummeln – die Knie bleiben durchgedrückt! Erreichen Sie Ihre Zehen?

A Ihre Beine wollen partout nicht gestreckt bleiben, wenn Sie an Ihre Zehen greife.

B Sie kommen fast bis an die Zehen, erreichen sie aber nicht ganz.

C Das ist einfach – Sie berühre Ihre Zehen oder kommen sogar noch weiter.

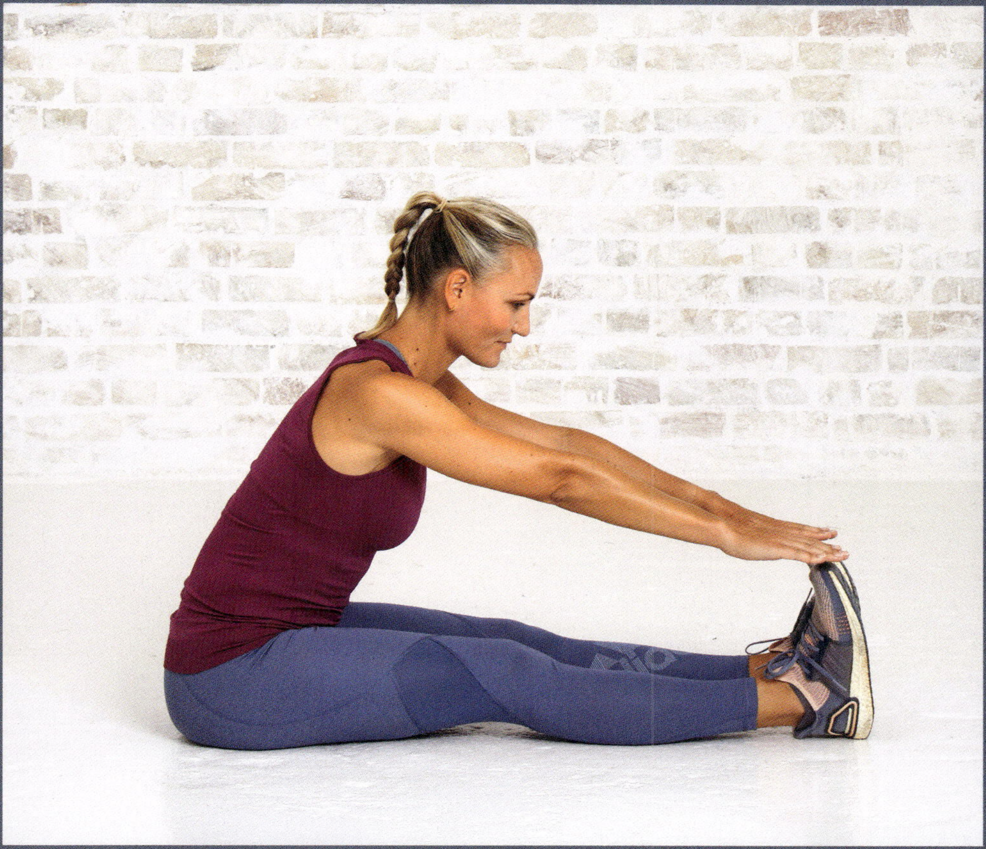

Beweglichkeit: Oberkörper und Schulterbereich

Stellen Sie sich gerade hin und entspannen Sie sich. Versuchen Sie, Ihre Hände hinter dem Rücken zu berühren, indem Sie den rechten Arm hinter dem Kopf nach unten und den linken Arm unter der Schulter nach oben schieben. Testen Sie auch die andere Seite und berücksichtigen Sie die beweglichere Seite. Kontrollieren Sie sich gegebenenfalls im Spiegel.

A Die Fingerspitzen berühren sich nicht.

B Die Fingerkuppen berühren sich.

C Sie können die Finger beider Hände miteinander verhaken.

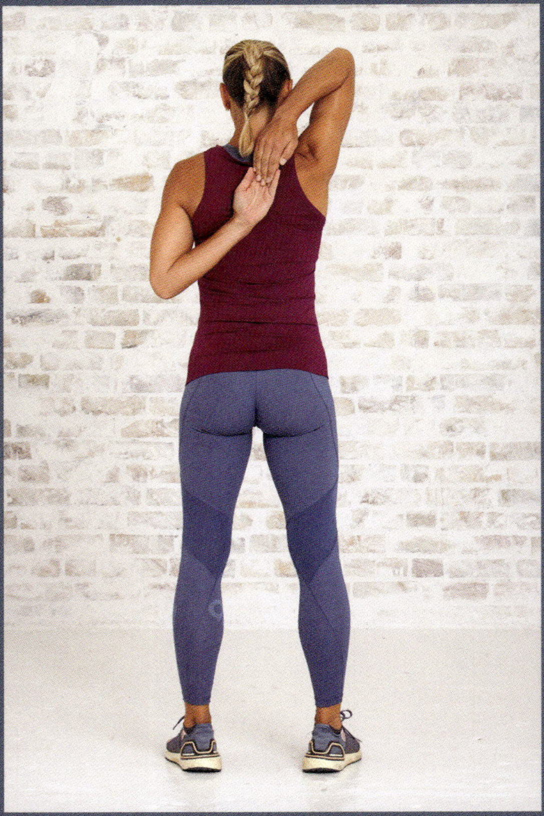

Ausdauer: Step-Test

Für den Ausdauertest brauchen Sie einen stabilen Hocker oder Stuhl oder zwei Treppenstufen (circa 35 Zentimeter hoch). Damit sollten Sie drei Minuten lang insgesamt etwa 75-mal »Treppen steigen«: erst 90 Sekunden lang mit dem einen Bein, dann 90 Sekunden mit dem anderen Bein auf- und absteigen – oder mit beiden Beinen im Wechsel. Messen Sie anschließend sofort den Belastungspuls. Von diesem Wert ziehen Sie den Ruhepuls ab – es zählt die Differenz zwischen Belastungs- und Ruhepuls.

A Der Wert liegt über 70.

B Sie schaffen zwischen 60 und 70.

C Ihr Ergebnis liegt unter 60.

Belastungspuls messen: Suchen Sie den Puls mit Zeige-, Mittel- und Ringfinger an der Halsschlagader oder am Handgelenk. Zählen Sie zehn Sekunden die Schläge und multiplizieren die Zahl dann mit sechs.

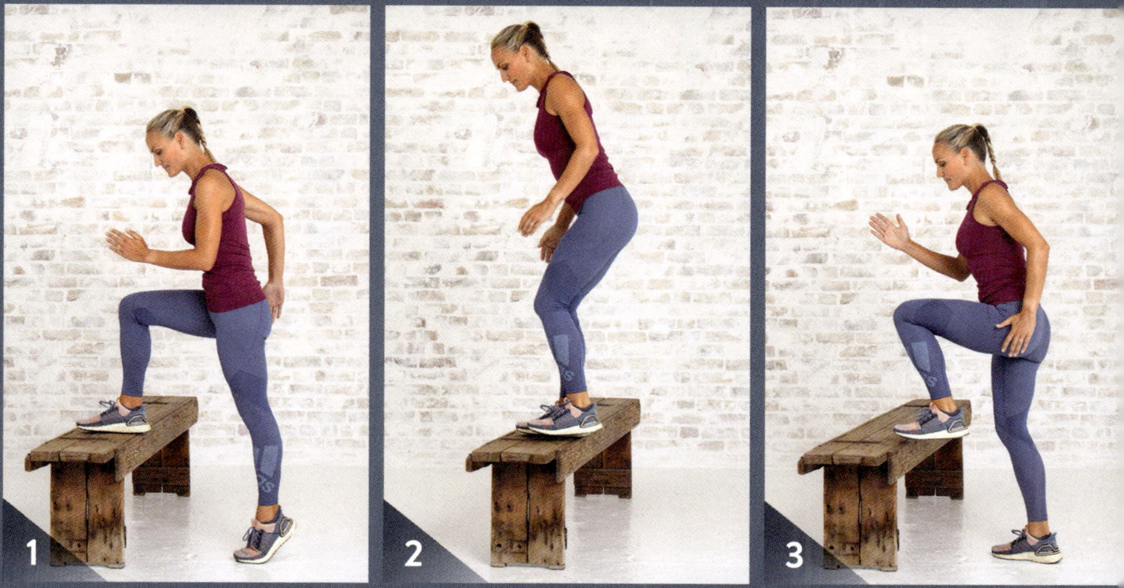

Kraft der Lunge: Wie steht es mit Ihrer Puste?

So erfahren Sie, wie kräftig Ihre Lungen sind. Stellen Sie ein Teelicht 50 Zentimeter von der Tischkante entfernt auf. Beugen Sie sich in die Hocke und versuchen Sie, von der Tischkante aus die Kerze auszublasen. Gelingt es Ihnen beim ersten Mal, rücken Sie das Teelicht so weit von der Tischkante weg, bis Sie es nicht mehr schaffen, es auszublasen. Gelingt es nicht beim ersten Mal, holen Sie das Teelicht jeweils zehn Zentimeter näher heran, bis Sie es ausblasen können.

A Damit es klappt, darf die Kerze maximal 50 Zentimeter entfernt sein.

B Sie schaffen es, wenn die Kerze bis zu einem Meter von Ihnen entfernt steht.

C Die Kerze können Sie auspusten, wenn sie über einen Meter weit weg ist.

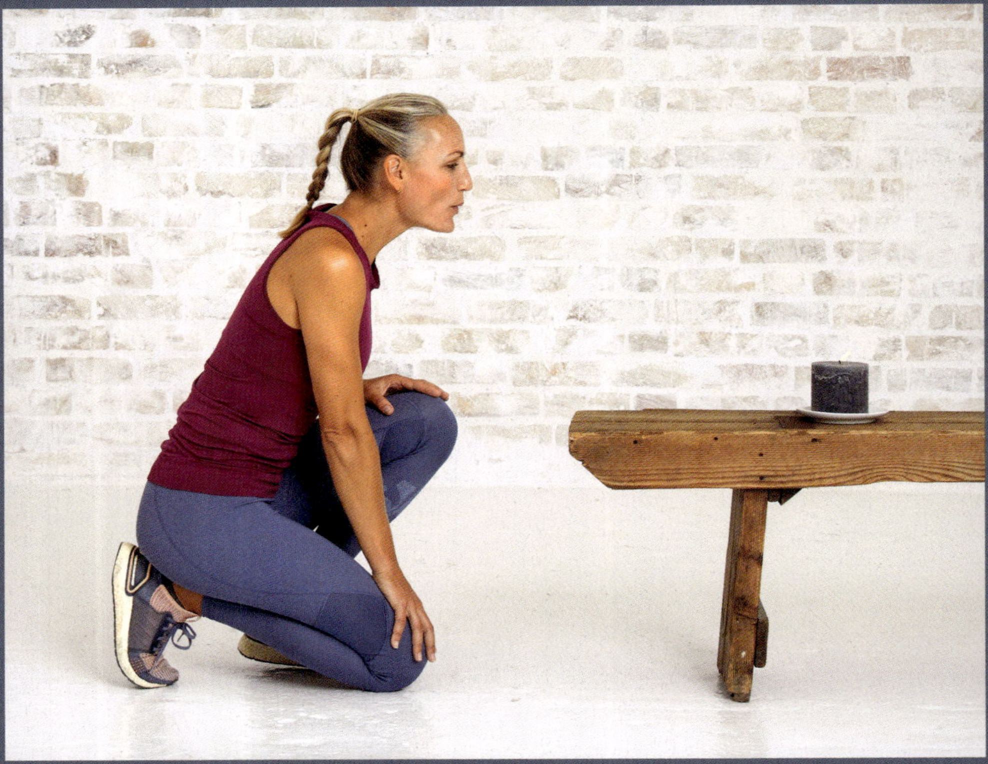

Gesundheits-Check

Was sagt Ihr Herz?

Zuerst sollten Sie Ihren Ruhepuls messen – das geht am besten morgens im Bett vor dem Aufstehen. Tipp für sofort: Legen Sie sich fünf Minuten ganz entspannt hin, und zählen Sie dann im Liegen die Herzfrequenz.

A Ihr Herz rast und schlägt häufiger als 70-mal in der Minute.

B Ihr Puls liegt zwischen 50 und 70 Schlägen pro Minute.

C Ihr Herz schlägt ganz ruhig – weniger als 50-mal in der Minute.

Was kommt Ihrer Ernährungsweise am nächsten?

A Sie frühstücken nicht, stattdessen essen Sie oft einen Snack im »Vorbeigehen«.

B Sie lassen ab und zu eine Mahlzeit ausfallen und holen das dann dafür mit einer größeren Portion nach. Trotzdem versuchen Sie, viele frische Nahrungsmittel und Obst und Gemüse zu essen.

C Sie essen oft frisch zubereitete Nahrungsmittel sowie Obst und Gemüse. Sie essen in Ruhe und ohne sich pappsatt zu essen.

Wie viele Stunden schlafen Sie jede Nacht im Durchschnitt?

A weniger als vier Stunden

B vier bis sieben Stunden

C mehr als sieben Stunden

Stoßen Sie oft mit an?

A Sie trinken täglich mehrere Gläser Wein, Bier oder Hochprozentiges.

B Sie genießen regelmäßig, aber mäßig – maximal ein Glas Wein oder Bier.

C Sie trinken nie Alkohol.

Wie oft konsumieren Sie Süßes und Softdrinks?

A täglich zwei- bis dreimal

B einmal täglich

C fast nie

Stress und Entspannung – wie gehen Sie damit um?

A Sie stehen beruflich und privat ständig oder häufig unter Strom, hetzen von Termin zu Termin, haben zahlreiche Verpflichtungen und kaum Zeit, um sich auszuruhen oder einem Hobby nachzugehen. Abschalten fällt Ihnen schwer.

B Ihr Tag ist gut gefüllt mit Job und Privatleben, hin und wieder ist es auch etwas stressig. Aber Sie finden immer eine Möglichkeit für ein paar Minuten Entspannung, um den Stresspegel zu senken. Und Sie haben ein bis zwei Stunden pro Tag Zeit für sich selbst.

C Sie bleiben selbst in der größten Hektik gelassen und praktizieren regelmäßig Yoga, autogenes Training oder eine Entspannungstechnik. Sie haben täglich mehrere Stunden Zeit zur freien Verfügung.

Gesamtauswertung

Für den Fall, dass einige Ergebnisse nicht unbedingt Ihren Wunschvorstellungen entsprechen, stecken Sie nicht gleich den Kopf in den Sand. Freuen Sie sich, dass Sie herausgefunden haben, wo es hakt, denn jetzt können Sie Ihre Schwachstellen optimal trainieren. Damit können Sie noch gezielter auf Ihrem Weg zu einem jüngeren Körperalter voranschreiten – und am Ende der nächsten drei Trainingswochen sieht die Welt schon ganz anders aus. Nur Mut! Wiederholen Sie den Check am Finale des Programms und erfreuen Sie sich am Ergebnis!

Überwiegend A-Antworten: Ihre Lebensuhr tickt ziemlich schnell – Ihr biologisches Alter könnte einige Jahre über Ihrem realen Alter liegen. Sie scheinen Ihrer Gesundheit nicht die nötige Aufmerksamkeit zu schenken. Das raubt Ihnen früher oder später die Lebensqualität. Schon jetzt leistet Ihr Körper nicht mehr das, was er in Ihrem Alter eigentlich sollte. Wer auf diesem Niveau einsteigt, macht die schnellsten Fortschritte. Allerdings ist es wirklich an der Zeit, dass Sie etwas für Ihre Fitness tun und Ihre Muskeln aus dem Dauerschlaf wecken. Seien Sie ehrlich zu sich selbst und nutzen Sie die Möglichkeit, wirklich etwas zu verändern – Bequemlichkeit hin oder her. Mit dem 8-Wochen-Programm werden Sie sich bei konsequentem Training in kurzer Zeit deutlich steigern. Sie werden sehen, wie sich Ihre Fitness und Lebensqualität enorm verbessern.

►► Starten Sie den 8-Wochen-Plan auf Level 1.

Überwiegend B-Antworten: Prima – Ihr biologisches Alter entspricht in etwa dem in Ihrem Pass. Sie achten schon auf sich, könnten aber noch ein paar Jahre gutmachen. Schauen Sie sich die Gesundheitsfragen noch einmal genau an, bei denen Sie A oder B angekreuzt haben. In diesen Bereichen sollten Sie sich überlegen, was Sie langfristig verbessern könnten. Ihr Muskelfundament ist solide und ausgeglichen. Auf dieser Basis können Sie prima aufbauen. Bleiben Sie also dran, nach den ersten zwei bis drei Wochen können Sie richtig durchstarten und Ihr Programm um eine Ausdauersportart ergänzen. Gemeinsam mit Ihrem neuen Lebensstil wird Sie das Training in die Spitzengruppe führen. Wer fleißig trainiert und auch im Alltag auf ausreichend Bewegung achtet, hat ein schwungvolles Leben als Energiebündel in Aussicht!

►► Versuchen Sie, den 8-Wochen-Plan auf Level 2 zu starten.

Überwiegend C-Antworten: Hervorragend, Ihr biologisches Alter liegt unter Ihrem tatsächlichen Alter. Mit Ihrer bewussten Art zu leben halten Sie sich jung und lebendig. Noch mehr erreichen Sie, wenn Sie ganz gezielt gegen die Schwachpunkte vorgehen, die die Tests aufgezeigt haben (die A- und B-Fragen). Dafür müssen Sie gar nicht mehr so viel ändern – das ist doch Motivation pur! Die Muskelqualität ist bei Ihnen bereits hervorragend ausgebildet. Nutzen Sie Ihr Potenzial! Wenn Sie Ihre Fitness weiter erhalten und mit dem 8-Wochen-Programm gleichmäßig steigern, wird Ihnen Ihr Körper ein Leben lang motiviert zur Seite stehen.

►► Versuchen Sie, den 8-Wochen-Plan auf Level 3 zu starten.

JUNGBRUNNEN ERNÄHRUNG

Gibt es die richtige Ernährung, um das Altern zu verlangsamen? Die Wissenschaft sagt: ja. Es gibt viele Faktoren, die unseren Körper beeinflussen, und so ist an dem Sprichwort »Du bist, was du isst« etwas dran. Gesunde Ernährung kann zu einem Anti-Aging-Effekt führen. Bestimmte Lebensmittel können Ihnen dabei helfen, Ihr jugendliches Aussehen zu bewahren. Tiefergehende Erkenntnisse über Stoffwechselvorgänge auf molekularer Ebene lassen uns heute erkennen, welche negativen Folgen der ganz normale Nahrungsstoffwechsel für das Altern haben kann. So zum Beispiel haben Wissenschaftler an der Universität Zürich im Rahmen einer Studie herausgefunden, dass, wer täglich über 40 Gramm verarbeitete Fleischprodukte wie Wurst isst, ein deutlich erhöhtes Sterberisiko hat.[31] Dabei sind es nicht allein die verlorenen Lebensjahre, die hier ins Altersgewicht fallen. Zu Buche schlägt etwa bei einem zu hohen Fleischverzehr vor allem auch die verlorene Lebensqualität, sprich die frühzeitige Alterung. Andersherum kann uns aber eben auch jeder Bissen verjüngen. Mit der richtigen Ernährung stärken Sie Ihre Zellen und gewinnen mehr Lebensenergie, oft so gut wie oder besser als Arzneimittel – nur ganz ohne Risiken und Nebenwirkungen, dafür aber mit ganz viel Genuss.

WIE SIE SICH JUNG ESSEN

Je mehr gute Nährstoffe Sie zu sich nehmen, desto besser funktioniert die Aufbauarbeit des Organismus. Eine passende Ernährung bekämpft Entzündungen und stärkt die Immunabwehr. Das Alter der Zellen definiert, wie jung wir aussehen und wie jung wir uns fühlen. Gute Gründe also, seine Zellen möglichst frisch zu halten – und das geht am besten mit einer gesunden Ernährung. Haben Sie auch lange auf Fett verzichtet und denken noch heute, dass Fett ungesund ist? Oder essen Sie keine Kohlenhydrate mehr? Diese stehen heute in eher schlechtem Ruf. Oder versuchen Sie, Ihre Ernährung ein wenig zu optimieren, und nehmen öfter Vitamine und Co in Form von Pillen, Drinks, Superfoods oder anderen Modeerscheinungen zu sich, um sich auf der sicheren Seite zu fühlen? Woran soll man sich nun wirklich halten – was gibt Orientierung? Wo bleiben dabei Ihre Genuss- und Geschmacksvorlieben? Schwierig, oder? Immer neue Strategien und Konzepte für die optimale Ernährung wechseln einander ab, sodass die Informationen rund ums Essen zunehmend verwirren. Es wächst die Verunsicherung darüber, was gut und was schlecht für unseren Körper ist. Leider ist die Wirksamkeit vieler dieser »Supertipps« zum Thema Ernährung in der Regel kaum durch erforderliche Studien untermauert, da diese aufwendig, teuer und langwierig sind.

Klar ist auch: Die Ernährung zu verändern, ist sicher eine besonders herausfordernde Aufgabe – die Sie aber sicher meistern werden. Das Schöne ist: Wenn man weiß, wie das geht, ist es unglaublich einfach. Denn wie Menschen möglichst lange gesund bleiben und alt werden, haben Forscher längst untersucht. Ihre Anti-Aging-Rezepte sind genauso einfach wie wirkungsvoll. Sie müssen lediglich auf ein paar Grundregeln achten! Im Folgenden finden Sie die wichtigsten Ernährungsfakten, Nährstoffe und Informationen einfach und übersichtlich präsentiert, die dazu beitragen, dass Ihnen das richtige Essen zu mehr Vitalität und Jugend verhilft. Denn es ist wichtig mehr zu erfahren. Nur wer seinen »Gegner« kennt, kann ihm die Stirn bieten. So lernen Sie, wie Sie Ihre Ernährung künftig intelligent zusammenstellen können, angepasst an Ihre Bedürfnisse, an Ihren Gesundheitszustand, an Ihr Alter und Geschlecht. Für den einen oder die andere ist es vielleicht eine Wiederholung, für viele eine Inspiration oder auch Neuland. Sicher ist: Wer es schafft, diese wenigen Regeln dauerhaft umzusetzen, der erlebt großartige Auswirkungen auf seine geistige und körperliche Fitness. Bereits wenige Veränderungen reichen aus. Denn hier wird Ihnen kein strikter Anti-Aging-Speiseplan vorgeschrieben oder lediglich eine Reihe von angesagten »Superfoods« vorgestellt, sondern ein langfristig wirksames Ernährungskonzept.

Radikale Umstellungen scheitern in der Regel. Viele dürften das Problem von Diätversuchen kennen: Ist der Plan zu restriktiv, lässt er sich nicht auf Dauer durchhalten. Ein Jo-Jo-Effekt ist die Folge. Es geht dabei jedoch auch darum, einen klaren Plan zu haben und sicherzustellen, Lebensmittel zu essen, die tatsächlich die gewünschte Verjüngung bringen.

Sie lernen hier die Grundlagen guter Ernährung kennen und erhalten viele praktische Tipps für den Einkauf und den Umgang mit Lebensmitteln. Und Sie werden verstehen, warum Ihr Darm viel mehr Aufmerksamkeit verdient. Dieses Wissen hilft Ihnen, mit Ruhe und Genuss zu essen und fit zu bleiben. Eine angepasste Ernährungsweise trägt dazu bei, dass die Zellen jung bleiben und die molekulare Sanduhr in den Zellen deutlich langsamer läuft. Das Gute an der Sache ist, dass man nach den Erkenntnissen der Experten die Vorteile einer Ernährungsumstellung auch dann sehen kann, wenn man sie später im Leben vornimmt. Klar ist es besser, wenn Sie dies in jungen Jahren tun, aber nur weil Sie nach dem 40. Lebensjahr damit beginnen, bedeutet das nicht, dass Sie keine Verbesserungen in Ihrem Leben und Ihrer Gesundheit sehen werden, einschließlich einer Verjüngung auf der Zellebene und mehr Kapazität für Ihr Gehirn.

Die Grundlagen: Wie sieht die perfekte Ernährung für lange und starke Telomere aus?

Um aus dem Jungbrunnen schöpfen zu können, benötigen Sie kein besonderes pharmakologisches Mittel! Entscheidend ist vielmehr eine unserer grundlegendsten Gewohnheiten: unser Essverhalten. Denn laut Forschung können wir mit der richtigen Ernährung die Telomere verlängern und damit das Altern unserer Zellen nicht nur verlangsamen, sondern unsere Zellen sogar biologisch verjüngen und somit den Alterungsprozess umkehren.

Länger leben mit den Lebens- und Ernährungsgewohnheiten der Blue Zones

Haben Sie schon einmal etwas von den *Blue Zones*, den »blauen Zonen«, gehört? Im Rahmen ihrer Forschungsarbeiten zur Demografie bestimmter Gesellschaften und Kulturen ist Wissenschaftlern im Jahr 2000 aufgefallen, dass speziell in der Provinz Nuoro mit ihren 74 kleinen Gemeinden im östlichen Teil Sardiniens europaweit die größte Ansammlung an männlichen 100-Jährigen anzutreffen ist. Auf einer Landkarte der Region kreisten sie – zufällig mit einem blauen Stift – jene Dörfer ein, wo besonders viele männliche Hochbetagte wohnten. Von da an bezeichneten die Experten diese speziellen Regionen als Blue Zones. Seitdem wird dieser Begriff für die Regionen der Welt verwendet, in denen die Menschen mit der längsten Lebenserwartung leben. Dafür sorgen die Lebensstile und Ernährung sowie soziale Interaktionen und besondere Umwelteinflüsse.

Hier sind die *Blue Zones* zu finden:

- Ikaria (griechische Insel)
- Nicoya (Costa Rica, Halbinsel)
- Loma Linda (Kalifornien)
- Okinawa (Japan)[32]
- Ogliastra (Sardinien)[33]

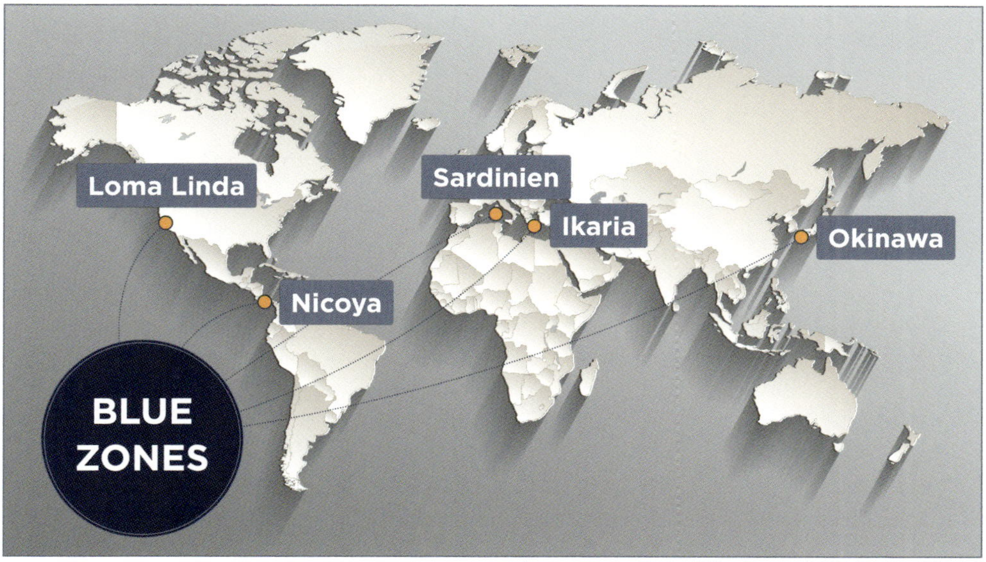

Die Blue Zones dieser Welt – hier leben die meisten Menschen, die gesund altern, unter ihnen auffällig viele Hundertjährige.

Die Menschen in diesen Regionen haben nicht nur eine hohe Lebenserwartung, sondern auch eine geringere Rate an altersbedingten Krankheiten wie Herz-Kreislauf-Erkrankungen, Krebs und Diabetes. Forschende haben herausgefunden, dass die Ernährung einen entscheidenden Einfluss auf die Langlebigkeit und Gesundheit dieser Menschen hat.

TIPP **Regionale Neuentdeckungen**

Wie schmeckt typisches Essen aus Costa Rica, Sardinien oder Japan? Kulinarische Abwechslung ist Anti-Aging für Gehirn, Gaumen und Körper. Probieren Sie doch einmal jede Woche ein neues Rezept aus – für mehr Spannung, Genuss und Gesundheit.

Rund um die Welt: Lebensstil schlägt Gene

Einer der Hotspots der Forscher ist Okinawa, die Insel in Japan, die berühmt ist für ihre hohe Zahl an Hundertjährigen. Hier leben die Menschen im Durchschnitt viel länger als überall sonst weltweit. Die Analyse der Essgewohnheiten der dortigen Hundertjährigen ergab, dass sie regelmäßig 206 Sorten Nahrungsmittel und Gewürze verzehren. Im Schnitt enthält ihr Essen täglich etwa 18 Lebensmittel. Die Ernährung ist sehr pflanzlich ausgerichtet. Die fast vegetarische Ernährung enthält täglich wenige Kalorien. Besonders beliebt sind dabei Süßkartoffeln, Tofu und die Bittergurke Goya mit ihrem hohen Gehalt an antioxidativen und den Blutzucker regulierenden Bestandteilen. Außerdem isst man dort sehr häufig maximal 80 Prozent des tatsächlichen täglichen Energiebedarfs – die Wissenschaft nennt das »kalorische Restriktion«, die Japaner nennen es *Hara hachi bun me*, was so viel bedeutet wie nur 80 Prozent dessen zu essen, bis der Magen vollständig gefüllt wäre. Dieses Prinzip soll bereits in den Lehren des Konfuzius verankert sein. Der Verzicht auf zu üppiges, kalorienreiches Essen scheint die Lebenserwartung zu erhöhen (Seite 56).

In Loma Linda, einer kleinen Stadt in Südkalifornien, leben besonders viele Siebenten-Tags-Adventisten, Mitglieder einer protestantischen Freikirche. Ein Siebenten-Tags-Adventist betrachtet seinen Körper als ein »Haus Gottes«, entsprechend respektvoll behandelt er ihn. In zwei Langzeitstudien an mehreren

Zehntausend Mitgliedern dieser Religionsgemeinschaft konnte gezeigt werden, dass sie im Schnitt zehn Jahre länger leben als der Durchschnittsamerikaner und nur häufiger von Krankheiten verschont bleiben.[34, 35] Die Adventisten sind täglich sehr viel zu Fuß unterwegs und essen reichlich Gemüse – mindestens dreimal pro Woche Bohnen oder andere Hülsenfrüchte und fünfmal pro Woche eine größere Portion Nüsse mit guten Omega-3-Fettsäuren. Auffällig ist auch, dass abends niemals nach 19 Uhr gegessen wird und nur kleine Portionen aus leicht verdaulichen Nahrungsmitteln auf den Tisch kommen. Außerdem trinken die Adventisten viel Wasser als Hauptgetränk, sicher fünf bis sechs große Gläser über den Tag verteilt.

Selbst im Vergleich zur üblichen Mittelmeerernährung essen die Ikarier mehr Fisch und frisches Gemüse, vor allem grüne Wildpflanzen wie Löwenzahn, Fenchel und Chorta, ein dem Spinat verwandtes Blattgemüse – mehr als 150 Sorten der Grüngemüse der Insel wachsen wild. Sie essen selten Fleisch, gewöhnlich einmal pro Woche oder seltener, und träufeln bei Tisch großzügig Olivenöl als Gewürz über das Essen. Sie essen sechsmal häufiger Bohnen als Amerikaner und nur ein Viertel der Zuckermenge. Die meisten Menschen haben einen eigenen Garten in der Familie und Vieh, etwa Ziegen. Doch wie die Einheimischen betonen, ist es nicht das Essen allein; es ist das genussvolle gemeinsame Essen im Kreise der Familie, das einen weiteren gesundheitsförderlichen Effekt hat.

Was sind die Geheimnisse und wesentlichen Merkmale dieser sehr gesunden Ernährungskulturen von Okinawa über den bolivianischen Regenwald bis hin zu bestimmten Mittelmeerregionen? Zwar weist jede Kultur ihre Besonderheiten auf und schon aufgrund des Klimas müssen zwangsläufig Unterschiede in der Ernährungs- und Lebensweise auftreten. Aus dem Vergleich der Esskulturen kann man diese Folgerung ziehen: Überall dort, wo die Menschen lange leben, ernähren sie sich fast ausschließlich von frischen Produkten, die oft aus dem eigenen Anbau stammen, also wirklich reif und damit voller Nährstoffe sind. Eine pflanzenbasierte Ernährung schützt also effektiv vor den typischen Alterserkrankungen wie Herzbeschwerden, Krebs, Fettleibigkeit oder Diabetes Typ 2, der früher nicht umsonst als »Alterszucker« bezeichnet wurde, von dem aber heute bereits viele Jugendliche oder Kinder betroffen sind.

Gönnen Sie sich also hochwertige, naturbelassene Lebensmittel – *Real Food*. Sie sind das, worauf das uralte Ernährungsprogramm unseres Organismus eingestellt ist. Saisonales und regionales Essen ist oft die bessere Wahl. Dazu kommen besonders häufig Hülsenfrüchte auf den Tisch. Hülsenfrüchte heben den Blutzuckerspiegel auf äußerst sanfte Weise, sie enthalten reichlich Ballaststoffe und mehr Protein als Kartoffeln, Reis und Nudeln. Zum Beispiel essen viele Adventisten in Kalifornien täglich Bohnen, Linsen oder Erbsen. Auf den Okinawa-Inseln und in Japan überhaupt liebt man die Hülsenfrüchte in Form von Tofu, Nattō und Miso – alles sojabohnenbasierte Speisen. Dieser Effekt zeigt sich nicht nur über diverse Kulturen hinweg, sondern auch in Bezug auf sämtliche Hülsenfruchtsorten. In der mediterranen Welt sind es eher weiße Bohnen, Linsen und Kichererbsen, zum Beispiel in Form von Hummus. Rein statistisch fiel das Sterblichkeitsrisiko für jeden täglichen Konsum von nur 20 Gramm Hülsenfrüchten – gerade mal zwei Esslöffeln – um acht Prozent. So unterschiedlich alle diese Gerichte und Nahrungsmittel schmecken mögen, nach dem Urteil der Forscher sind Hülsenfrüchte einer der kulinarischen Anti-Age-Faktoren überhaupt. Berücksichtigen Sie den besonderen Stellenwert der Hülsenfrüchte und entdecken Sie Erbsen, Linsen, Bohnen und Co neu für sich.

Die Ergebnisse der bisherigen Studien zu den *Blue Zones* sprechen eine eindeutige Sprache: Menschen, die sich pflanzenbasiert ernähren, erzielen die größten Vorteile und leben im Schnitt am längsten. Sie essen viel Gemüse wie Hülsenfrüchte und Spinat, außerdem Vollkorngetreide und Nüsse. Dem gegenüber steht die »moderne« Ernährungsweise, die viele Menschen heute vor allem in der westlichen Welt pflegen: viel Zucker, stark verarbeitete Lebensmittel und große Mengen an rotem Fleisch.

Länger leben mit den Ernährungsgewohnheiten der Blue Zones

Diese Prinzipien und Regeln können für den eigenen Kulturkreis und die Nahrungsmittel unserer Region adaptiert werden. Es gibt sie, die Anti-Aging-Ernährung, und sie hat weder etwas mit Designfood zu tun noch ist sie teuer oder aufwendig. Die wichtigsten Ernährungsregeln sind verhältnismäßig einfach umzusetzen und können die Chance auf ein langes Leben deutlich steigern, wenn man sie befolgt:

Ernähren Sie sich ausgewogen und maßvoll: Eine wichtige Regel besagt, dass man nicht so lange isst, bis man voll ist, sondern der japanischen Regel *Hara hachi bun me* folgt: Ist der Magen zu 80 Prozent gefüllt, hört man auf zu essen. Das heißt nicht, dass Sie am Ende des Essens mit knurrendem Magen am Tisch sitzen – bei 80 Prozent ist man normalerweise schon recht gesättigt, aber eben nicht pappsatt. Kleinere Teller und Schüsseln sind ein guter Trick, um die Kalorienaufnahme zu verringern. Die Hauptmahlzeit sollte zudem am Mittag verzehrt werden, früh und abends isst man eher kleinere Portionen.

Essen Sie pflanzliche Kost mit viel Gemüse, Nüssen, Samen: Die Nahrung sollte zu 90 bis 95 Prozent auf pflanzlicher Kost beruhen. Bei den Bewohnern der *Blue Zones* stehen nur sehr wenig Fleisch und wenige Milchprodukte auf dem Speiseplan, eher etwas mehr Fisch, besonders Süßwasserfisch, und auch Algen (Okinawa).[36] Die Bewohner in Loma Linda propagieren sogar eine komplett vegetarische oder vegane Ernährung. Die Nahrung enthält außerdem nur sehr wenig Zucker. Wenn Sie Fleisch essen wollen, dann wählen Sie Huhn oder noch besser Fisch.

Essen Sie nach der Regel »frisch, saisonal und regional«: Die Mahlzeiten sollten stets frisch mit regionalen und saisonalen Zutaten zubereitet werden. Entsprechend der Region wird gesund und traditionell gekocht. Dabei gilt: Je weniger Verarbeitungsschritte ein Gericht braucht, desto besser. Im griechischen Ikaria setzt man zum Beispiel auf eine mediterrane Ernährung mit Olivenöl, viel Gemüse, Bohnen, Fisch und Käse. Im japanischen Okinawa hingegen kommen viel Tofu, Algen und Süßkartoffeln auf den Tisch. Grundsätzlich sollte man versuchen, auf lokale und saisonale Nahrungsmittel zu setzen, die vollwertig sind, und sie so naturbelassen wie möglich zu verwenden.

Hülsenfrüchte als Altersblocker betrachten: Alle Bewohner der *Blue Zones* nehmen täglich Hülsenfrüchte zu sich. Während das in Sardinien meist Fava-Bohnen sind, fällt die Wahl in Okinawa auf Tofu und in Ikaria sind Kichererbsen sehr beliebt. Bohnen sind reich an Ballaststoffen, Eiweiß und enthalten eine Vielzahl von Vitaminen und Mineralstoffen. Der Verzehr von Bohnen unterstützt eine gute Darmgesundheit und kann das Risiko von Herzerkrankungen verringern. In den *Blue Zones* werden Bohnen oft in traditionellen Gerichten wie dem costa-ricanischen Gallo Pinto verwendet.

Wählen Sie grünes Gemüse und Getreide als Sattmacher: Die Menschen der *Blue Zones* verzehren sehr viel grünes Gemüse, darunter Spinat, Salat, Paprika, Kohl oder Gurken. Insbesondere Gemüse aus der Familie der Kreuzblütler wie Brokkoli, Blumenkohl und Kohl spielt eine wichtige Rolle in der Ernährung der *Blue Zones*.[37] Sie sind reich an Ballaststoffen, Vitaminen und Mineralstoffen, die für die Gesundheit des Gehirns, des Nervensystems und des Immunsystems wichtig sind. Es wird empfohlen, täglich eine große Vielfalt an Gemüse zu essen und sie roh, gedünstet oder in anderen gesunden Zubereitungsarten zu genießen. Hinzu kommen Getreideprodukte, vor allem aus Vollkorn, wozu beispielsweise Reis, Hirse und Roggen zählen. Auch Nüsse, zum Beispiel Walnüsse, Haselnüsse und Mandeln, sollten täglich auf dem Speiseplan stehen.

Nehmen Sie ausreichend Flüssigkeit zu sich: In den *Blue Zones* trinken die Menschen ausreichend Wasser und meiden zuckerhaltige Getränke. Die Empfehlung ist, täglich fünf bis acht Gläser Wasser sowie ungesüßten Kräutertee zu trinken. Wasser ist wichtig für eine gute Hydratation und unterstützt alle Körperfunktionen. Wasser hilft auch bei der Verdauung, reguliert die Körpertemperatur und fördert den Stoffwechsel. Wenn Ihnen pures Wasser zu langweilig ist, können Sie es mit Kräuter- oder Früchtetees variieren oder sich mit Gurken und Ingwer, Beeren, Zitrusfrüchten und frischer Minze das Wasser schmackhaft machen. Es wird empfohlen, täglich mindestens 1,5 bis 2 Liter Wasser zu trinken, um den Körper optimal mit Flüssigkeit zu versorgen.

Essen Sie kein Fast Food und keine gesüßten und industriell gefertigten Lebensmittel: Beschränken Sie raffiniertes Getreide, Transfette und rotes Fleisch auf ein Minimum; verarbeitete Lebensmittel, Softdrinks und zuckerhaltige Getränke hingegen sind tabu. Nur ein Beispiel: In Deutschland nehmen wir aktuell etwa 9,5 Kilogramm Zucker pro Jahr allein in Limonaden und Co – also in flüssiger Form – zu uns. Zusätzlich kommen wir im Schnitt mit der Ernährung auf weitere 29 Kilogramm Zucker jährlich. So eine Menge ist eine Zeitbombe für die Gesundheit! Eine Studie der Internationalen Agentur für Krebsforschung (IARC) hat Folgendes ergeben: Bei einem Softdrinkkonsum ab einer Menge von 100 bis 200 Millilitern am Tag steigt das Sterberisiko mit zunehmender Dosis stetig an.[38] Zuckrige Drinks und Fertiggerichte sind in den Regionen der *Blue Zones* dagegen so gut wie unbekannt. Daher kommen die Menschen dort auch kaum in Versuchung, diese ungesunden Lebensmittel zu sich zu nehmen. Süßigkeiten, Fast Food und Co gibt es bei uns hingegen an jeder Straßenecke, die Versuchung ist groß, deshalb gehört also auch bei der *Blue-Zone*-Diät ein wenig Disziplin dazu, um Erfolge zu verzeichnen. Beschränken Sie in Zukunft raffinierte Kohlenhydrate auf ein Minimum. Meiden Sie Zucker und verarbeitete Lebensmittel.

Weniger ist mehr: Halten Sie Esspausen ein, um länger zu leben. Wir gönnen unserem Körper damit eine Pause vom Verdauen, denn Nahrungsaufnahme bedeutet für den Organismus zuerst einmal Arbeit. Die meisten Ikarier sind griechisch-orthodoxe Christen und ihr religiöser Kalender verlangt an Feiertagen über rund

TIPP **Hara hachi bun me**

Die Hundertjährigen in Japan essen nur so viel, bis ihr Magen zu etwa 80 Prozent gefüllt ist. So gelingt es auch Ihnen, weniger zu essen:

- **Kleinere Teller:** *Ein durchschnittlicher Teller ist heute über 20 Prozent größer als 1960 und entsprechend größer sind die Portionen. Auf einem flachen Teller wirkt die Portion schnell verloren, man greift automatisch zu mehr. Das heißt: lieber kleine Schüsseln nehmen und den optischen Effekt nutzen.*
- **Kleinere Portionen:** *Wenn wir die Portionen auf unserem Teller um ein Fünftel verringern, fühlen wir uns um 20 Prozent weniger gesättigt. Wer deutlich zu viel isst, sollte die Menge um ein weiteres Fünftel verkleinern. Sie sind angenehm satt, aber nicht pappsatt.*
- **Langsamer essen:** *Erst nach 15 bis 20 Minuten können wir registrieren, dass wir satt sind. Erst dann hat unser Gehirn alle Signale verarbeitet.*
- **Achtsam essen:** *Wir sollten jedem Bissen unsere ganze Aufmerksamkeit schenken und Ablenkungen vermeiden. So können wir besser genießen und spüren, wann wir satt sind. Ablenkung und Hektik beim Essen stören und mindern das Sättigungsgefühl. Wir essen automatisch mehr und zu viel, wenn wir das Essen zur Nebensache verkümmern lassen.*
- **Etwas übrig lassen:** *Der Teller muss nicht immer leer werden, auch wenn Sie dazu erzogen wurden.*

sechs Monate im Jahr intermittierendes Fasten. Vor einem orthodoxen Feiertag essen die Menschen 18 Stunden lang nichts. Wie sich gezeigt hat, verlangsamt gelegentliche Nahrungsrestriktion bei Säugetieren den Alterungsprozess.

Einfache Veränderungen

Starten Sie jede Mahlzeit mit Gemüse, so stellen Sie eine ausreichende Versorgung mit ausreichend Antioxidantien sicher. Beständigkeit und Abwechslung sind bei der Ernährung ebenso wichtig wie beim Sport. Achten Sie also darauf, dass von Zeit zu Zeit anderes Gemüse auf den Teller kommt. Suchen Sie sich doch eine der auf Seite 119 genannten Gemüsesorten aus, um damit zu beginnen.

Öfter selbst kochen

Vielleicht heißen Fertigprodukte auch so, weil sie unseren Körper mit der Zeit einfach fertigmachen. Tiefkühlpizza und Dosensuppen sind von nun an weitgehend tabu. Denn auch in Ihnen steckt ein guter Koch. Jetzt soll es in der Küche heiß hergehen. Alle Menschen in den *Blue Zones* bereiten »echtes«, naturbelassenes Essen zu. Wenn Sie Ihre Ernährungsweise radikal verbessern wollen, dann können Sie noch heute damit anfangen, indem Sie jegliches Junkfood der Nahrungsmittelindustrie und überhaupt sämtliche Fertigprodukte, die mehr als vier, fünf Zutaten enthalten, aus Ihrer Küche verbannen. Kehren Sie zu ursprünglichem Essen zurück. Das heißt in der Praxis: Meiden Sie industriell verarbeitete Nahrungsmittel. Wenn etwas nicht aus der Erde kommt oder sich auf ihr bewegte und nicht als Pflanze, Fleisch oder Fisch zu erkennen ist, meiden Sie es. Natürlich gibt es bei verarbeiteten Nahrungsmitteln eine Bandbreite. Es geht darum, Lebensmittel zu meiden, die fünf oder mehr Inhaltsstoffe enthalten, deren Namen echte Zungenbrecher sind, oder künstliche Nahrungsmittel, die in Verpackungen mit langem Haltbarkeitsdatum daherkommen. Setzen Sie auf industriell unveränderte Kost und kochen Sie selbst mit frischen Zutaten! Sie bestimmen, wie viel Gemüse, Kohlenhydrate und Fett auf Ihrem Teller landen. Auf jeden Fall werden es weniger versteckte Fette, Konservierungsstoffe, Aroma- und Geschmacksverstärker sein. Denn Forscher der Johns Hopkins University in Baltimore stellten in einer Studie fest, dass die Teilnehmer, die mehrmals pro Woche zu Hause kochten, weniger Zucker, Fett und Kalorien aufnahmen als Personen, in deren Haushalt nicht regelmäßig selbst gekocht wurde.[39] Kochen Sie gemeinsam. So punkten Sie gleich doppelt für Ihre Gesundheit, denn nicht nur die Qualität des

Essens, sondern auch das Knüpfen und Pflegen von Kontakten zu anderen wirkt sich sehr positiv aus. Los geht's! Vielleicht wird es ja Ihr neues Hobby?

Das sättigt Ihren Kopf

Ein wichtiges Element der Verjüngungsküche ist sicher die hohe Nährstoffdichte bestimmter pflanzlicher Produkte. Sie sind voller sekundärer Pflanzenstoffe und enthalten Antioxidantien und Mineralstoffe. Denn nicht genügend Nährstoffe erzeugen ein Hungergefühl. Die Nahrung wird im Darm in Abermillionen Moleküle umgewandelt, die dann vom Blut aufgenommen werden, damit es sie als Brenn- oder Nährstoff zu den Zellen transportieren kann. Dies können Glukose oder Fettsäuren sein, aber auch Nährstoffe wie Vitamine, Mineralstoffe, Spurenelemente, sekundäre Pflanzenstoffe und so weiter. Ein wichtiger Teil des Gehirns, der Hypothalamus, nimmt ununterbrochen Informationen aus dem Körper auf und steuert Hunger und Sättigungsgefühle. Dieses Steuerungszentrum misst, wie es um die Zusammensetzung der Nährstoffe im Blut steht. Hat man zu wenige Nährstoffe im Blut, entsendet der Hypothalamus ein Hungersignal. Grundsätzlich besteht eine direkte Verbindung zwischen dem Verdauungssystem und dem Gehirn. Wie gut, dass man auf Lebensmittel zugreifen kann, die sehr lange satt machen – damit geben Hypothalamus und Hunger Ruhe.

Die hier vorgestellten Anregungen und Inhalte sind keine Diät. Dennoch werden sie langfristig zu Ihrem Wohlfühlgewicht führen, wenn Sie sie beherzigen. Denn Ihr Körper bekommt genau die Nährstoffe, die er braucht, und Sie essen automatisch nicht mehr so viel, denn Ihr natürliches Sättigungsgefühl meldet sich zuverlässiger und sagt rechtzeitig »Stopp«. Ihr Körper entwickelt wieder ein natürliches Gespür dafür, wann Sie wirklich satt sind. Ihr Stoffwechsel wird sich spürbar verbessern. Sie fühlen sich nicht mehr überfressen, haben keine Heißhungerattacken mehr und können sich über eine regelmäßige gesunde Verdauung freuen.

Ein positiver Nebeneffekt Ihrer Ernährungsumstellung ist, dass Sie Ihrem Gehirn mit der abwechslungsreichen, natürlichen Ernährung durch die Hülsenfrüchte, Nüsse, Haferflocken und Co gesunde Nervennahrung liefern. Das Gehirn und das Nervensystem brauchen die darin enthaltenen B-Vitamine, Magnesium und Kalium.

TIPP Ernährungstagebuch führen

Falsche Verhaltensweisen, die wir irgendwann einmal erlernt haben, hindern uns oft daran, unsere Muster zu durchbrechen. Denn die emotionale Konnotation von essen wird in der Familie meist mitgeliefert: zum Beispiel den Teller immer leer essen, Fleisch gibt Kraft, Schokolade »tröstet« oder belohnt. Reflektieren Sie Ihre Essgewohnheiten, vielleicht in Form eines Ernährungsprotokolls, in dem Sie jede Mahlzeit und jedes Getränk eintragen, aber auch festhalten, warum Sie essen und wie es Ihnen damit geht. Denn oft geht es keineswegs nur um Nahrungsaufnahme oder Geschmack. Auch Emotionen haben erheblichen Einfluss darauf, was und wie viel wir zu uns nehmen. So werden unangenehme Gefühle wie Traurigkeit oder Einsamkeit oft im wahrsten Sinne des Wortes heruntergeschluckt. Das Durchbrechen alter Ernährungsmuster wird einfacher, wenn Sie sich Ihr Essverhalten genau ansehen. Denn um ungesunde Gewohnheiten abzulegen, müssen Sie sich diese erst einmal bewusst machen und eingestehen. Allein das führt oft dazu, dass man bewusster und regelmäßiger isst.

Füllen Sie für eine Woche ein Ernährungsprotokoll aus. Dokumentieren Sie alle Nahrungsmittel und Getränke ganz genau, zum Beispiel: 2 Schokoriegel à 50 Gramm, 3 Scheiben helles Brot mit Käse, 1 Cappuccino à 200 Milliliter und so weiter. Schreiben Sie Ihre Gefühle vor oder beim Essen direkt dahinter. So haben Sie die Möglichkeit, unbewusste emotionale Essmotive wie Langeweile zu entlarven, Ernährungsfehler zu demaskieren und Ihre Essgewohnheiten gezielt zu verändern.

Ein Glas in Ehren

Dass Alkoholkonsum alles andere als gesund ist, ist allgemein bekannt. Bei der Menge, in der er allerdings üblicherweise konsumiert wird, möchte man meinen, Alkohol sei ein Grundnahrungsmittel. Nicht zuletzt zählt Alkohol auch noch zu den entzündungsfördernden Lebensmitteln. Studien belegen, dass mit dem Alkoholkonsum sowohl das Entzündungsrisiko als auch das Risiko für Gewebeschäden im Körper steigt.[40] Ohne Alkohol kommen dagegen wichtige Regenerationsprozesse im Körper so richtig in Schwung. Alkohol und Sport passen niemals zusammen. In der Kombination mit fettreichen Snacks kann er zu einer echten Ernährungs- und Alterungsfalle werden.

Wie Essen um Jahre jünger macht: Die Hauptnährstoffe

Essen Sie sich jung und gesund. Das hört sich kompliziert an, wie soll man nun wissen, welche Nährstoffe man in welchem Umfang braucht? Keine Sorge, jetzt muss nicht gebüffelt werden, es genügt, wenn Sie die sechs Grundstoffe der Nahrung kennenlernen und ihre Bedeutung für starke Telomere und den Verjüngungsprozess der Zellen kennen. Überraschenderweise liefern nur drei davon überhaupt Kalorien, nämlich Kohlenhydrate, Fette und Eiweiß. Eigentlich ist Ernährung ganz einfach. Der menschliche Körper benötigt eine Reihe von Nährstoffen, um die verschiedenen Funktionen des Stoffwechsels zu erfüllen. Im Folgenden lernen Sie sie nun genauer kennen.

Fett? Ja, aber das richtige!

Beim Wörtchen »Fett« bekommen Sie einen Schock? Sicherlich, weil »Fett« gemeinhin als Synonym für »ungesund« und »dick machend« gilt. Schade, denn Fette sind entgegen dieser weitverbreiteten Meinung keine Dickmacher, sondern wertvolle Vitalstofflieferanten, die Nerven und Organe schützen: Sie gewährleisten Nährstoffen und Sauerstoff leichten Zugang und schützen die Zelle vor Giftstoffen. Wenn Sie zu wenig Fett zu sich nehmen, kann sogar die DNA Schaden nehmen. Zellmembranen bestehen aus Fett und brauchen gesunde Fettsäuren, um optimal zu funktionieren. Fett ist außerdem ein elementarer Geschmacksträger und verleiht vielen Lebensmitteln ihre unverwechselbare Textur. Zahlreiche Vitamine – A, D, E und K – können nur mithilfe von Fetten aufgenommen werden. Das renommierte wissenschaftliche Fachjournal *Science* dokumentierte beispielsweise, dass die Amerikaner immer dicker und kränker wurden, je weniger Fett sie aßen. Eine Studie der Harvard University konnte außerdem keinen eindeutigen Zusammenhang zwischen dem Fettgehalt der Nahrung und dem Herz-Kreislauf-Erkrankungsrisiko feststellen.[41] Die Forscher entdeckten schlüssige Belege dafür, dass der regelmäßige Konsum von ungesättigten Fettsäuren, wie sie zum Beispiel im Olivenöl enthalten sind, vor solchen Erkrankungen schützen kann.

Nahrungsfette werden nicht nur nach ihrer Herkunft in pflanzliche und tierische Fette, sondern auch aufgrund ihrer chemischen Zusammensetzung in grob gesagt drei Arten von Fetten unterschieden: gesättigte Fettsäuren, einfach ungesättigte Fettsäuren und mehrfach ungesättigte Fettsäuren. Die Unterschiede in der Fettqualität sind bedingt durch die jeweilige Zusammensetzung der Fettsäuren. Sie bestehen aus Kohlenwasserstoffatomen, an die Wasserstoffatome angedockt sind: Sind alle vorhandenen Andockstellen besetzt, sprechen wir von einem gesättigten Fett.

Gesättigte Fettsäuren: Besonders unempfindlich gegenüber Oxidation sind die gesättigten Fettsäuren. Sie werden also nicht so schnell ranzig wie mehrfach ungesättigte Fettsäuren. Sie sind bei Zimmertemperatur fest und stammen meist aus tierischen Produkten wie Fleisch, Butter oder Käse. Früher galten sie als herzschädigend. Trotz vieler Vorurteile erhöhen sie jedoch nicht das Risiko für Herz-Kreislauf-Erkrankungen. Kontrollierte Studien, die sich dieser Fragestellung gewidmet haben, kommen zu dem Schluss, dass gesättigte Fette keinen schädigenden, sondern sogar einen positiven Effekt auf alle Herz-Kreislauf-Erkrankungs-Risikofaktoren haben. Dennoch sollten gesättigte Fette, insbesondere aus tierischen Produkten wie Fleisch, Wurst, Butter, Milchprodukten, in möglichst geringen Mengen verzehrt werden. Da der Körper sie selbst herstellen kann, brauchen wir nicht viele davon aufzunehmen. Laut der Deutschen Gesellschaft für Ernährung (DGE) sollten sie nur sieben bis maximal zehn Prozent der Gesamtkalorienzufuhr ausmachen. Durchschnittlich verzehren wir aber etwa 15 Prozent gesättigte Fettsäuren und belasten so unser Gewichtskonto am meisten.

Ungesättigte Fettsäuren: Ist noch eine Andockstelle frei, handelt es sich um ein einfach ungesättigtes Fett, bei mehreren freien Stellen um ein mehrfach ungesättigtes. Je nach Zahl und Ort der leeren Andockplätze heißen die Fette beispielsweise Omega-3- oder Omega-6-Fettsäuren (die Zahlen 3 und 6 beziehen sich darauf, an welcher Stelle des Moleküls sich der ungesättigte Teil der Fettsäure befindet). Je ungesättigter eine Fettsäure ist, desto empfindlicher ist sie auch. Einfach ungesättigte Fettsäuren dienen in erster Linie der Energiebereitstellung. Die mehrfach ungesättigten Fettsäuren haben eine wichtige Signalfunktion, beeinflussen auch das Immunsystem, die Hormonsteuerung oder den Protein- und Kohlenhydratstoffwechsel und regulieren unter anderem Entzündungsreaktionen. Die ungesättigten Fettsäuren, die bei Zimmertemperatur flüssig sind, etwa in Ölen, gehören unbedingt auf den Speiseplan, weil der Organismus sie nicht produzieren kann. Mehrfach ungesättigte Omega-3- und Omega-6-Fettsäuren benötigt unser Körper unter anderem, um den Fettstoffwechsel zu regulieren.

Die mehrfach ungesättigten Fette werden auch essenzielle Fettsäuren genannt: Es ist notwendig, ja »essenziell« – ähnlich wie bei den Vitaminen –, sie zu sich zu nehmen, weil der Körper sie nicht selbst produzieren kann.

Omega-3- und Omega-6-Fettsäuren: Für unsere Gesundheit und Regeneration ist ein gutes Verhältnis von Omega-3- und Omega-6-Fettsäuren wichtig: Zwar sind auch Omega-6-Fettsäuren essenziell, was bedeutet, dass wir sie mit der Nahrung aufnehmen müssen. Da die Omega-6-Fettsäuren in unserer Ernährung aber häufiger als Omega-3-Fettsäuren vorkommen, muss kein Fokus auf ihre Aufnahme gelegt werden, wir essen eher zu viel davon. Sie sind nicht per se schlecht für unseren Körper, da sie für die Blutgerinnung und Wundheilung gebraucht werden, können im Körper aber auch zu entzündungsfördernden

Versteckte Transfette enttarnen

Die schädlichsten Fette für unsere Gesundheit sind Transfette. Sie haben negative Auswirkungen auf das Herz-Kreislauf-System, erhöhen das »schlechte« Cholesterin, fördern viele ernährungsbedingte Krankheiten und Fettleibigkeit. Hinsichtlich Letzterem wird vermutet, dass Fettleibigkeit die wichtigsten Faktoren des Alterns ungünstig beeinflusst. Dazu gehören unter anderem eine Instabilität des Erbguts, Dysfunktionen im Energiestoffwechsel, Aktivierung der Zellalterung und eine beschleunigte Verkürzung der Telomere. Transfettsäuren, die sowohl auf natürlichem Weg entstehen oder das Ergebnis lebensmitteltechnologischer Prozesse sein können, sollten daher gemieden werden. Natürlicherweise finden sie sich zum Beispiel im Fleisch und Fettgewebe und der Milch von Wiederkäuern (Rinder, Schafe, Ziegen). Meistens stecken sie in verarbeiteten Lebensmitteln und frittierten Produkten wie Süßwaren, herzhaften Snacks, Fertiggerichten, Fast Food und hochtemperaturbeständigen Pflanzenölen. In der Lebensmitteltechnologie entstehen Transfettsäuren vor allem bei der Härtung von Fetten – zu erkennen an der Bezeichnung »zum Teil gehärtet« oder »gehärtete Fette«. Meiden sollten Sie Produkte, deren Zutatenlisten gehärtetes oder hydrogeniertes Fett enthalten. Wie kann man den Anteil an Transfetten in der Ernährung weiter reduzieren? Da Transfettsäuren ganz allgemein beim starken mehrmaligen Erhitzen von Fett und Ölen entstehen, sollten Sie Lebensmittel möglichst selten frittieren und braten. Bereiten Sie Ihre Speisen stattdessen mit der Dampfgarmethode zu.

Botenstoffen umgebaut werden. Dagegen sind Omega-3-Fettsäuren wegen ihrer entzündungshemmenden Wirkung wahre Multitalente und neuere Forschungen deuten darauf hin, dass sie eine allzu schnelle Abnutzung der Telomere verhindern. Das Verhältnis von Omega-6- zu Omega-3-Fettsäuren sollte am besten zwischen 1 : 1 und 5 : 1 betragen. Bei Bewohnern der *Blue Zones* wie zum Beispiel von Okinawa sehen wir ein Verhältnis von 1 : 1 bis höchstens 4 : 1. Bei vielen Menschen ist dieses Verhältnis aber aus dem Gleichgewicht geraten und beträgt 15 : 1 – also viel zu viel Omega-6. Zu den besten Fettlieferanten gehören:

- **Lachs:** Der fettreiche Seefisch enthält viele Omega-3-Fettsäuren und ist toxikologisch meist unbedenklich. Auch Heringe, Makrelen und Sardinen sind gute Lieferanten.
- **Avocado:** Die fettreichste Frucht überhaupt enthält viele Vitamine, Ballaststoffe und ungesättigte Fettsäuren.
- **Walnüsse und Mandeln:** Sie sättigen schnell und regulieren den Insulinspiegel. Mit 2,7 Gramm Alpha-Linolsäure und damit einem hohen Anteil an pflanzlichen Omega-3-Fettsäuren pro 30 Gramm sind Walnüsse der Omega-3-Star. Mit 25 Gramm Mandeln können Sie schon drei Prozent des Tagesbedarfs decken.
- **Leinsamen und Leinöl:** Beide enthalten besonders viele Omega-3-Fettsäuren, Leinöl enthält 60 Prozent.
- **Eier:** Besonders das Gelbe vom Ei enthält die wichtigsten Vitamine und gesunde Fette.
- **Dunkle Schokolade:** Sie enthält viele Antioxidantien und Flavonoide.

Mehr besonders segensreiche Omega-3-Fette finden Sie vor allem in Vollkornprodukten und Rapsöl. Rapsöl, Oliven und Olivenöl sowie Nüsse versorgen Sie zudem mit einfach ungesättigten Fettsäuren.

Ausreichend Omega-6-Fettsäuren nehmen Sie zu sich, wenn Sie wenig oder besser noch gar keine Wurstwaren verzehren. Und wenn Sie gar nicht drauf verzichten wollen, dann sollten Sie Bioprodukte aus natürlicher Haltung wählen.

Fazit: Die Mischung entscheidet! Reduzieren Sie gesättigte Fettsäuren, indem Sie weniger tierische Produkte essen. Vermeiden Sie Transfettsäuren in stark fetthaltigen oder verarbeiteten Nahrungsmitteln. Verwenden Sie mehr Lebens-

Achtung, Falle!

Bei der Vermeidung der vermeintlichen Fettfalle geraten viele in eine schlimmere Situation: Statt fettiger Speisen landen mehr Kohlenhydrate auf dem Teller – fettfreie, dafür aber großzügig mit Zucker versehene Fertignahrung. Das ist kein guter Deal, denn es sind unter anderem diese nährstoffarmen, schnellen Kohlenhydrate, die sich zunehmend als teils weitaus ungesünder herausstellen als die allermeisten Fette (Seite 68). Die verarbeiteten Kohlenhydrate lassen den Blutzuckerspiegel stark ansteigen und führen zur Vermehrung sehr kleiner, dichter Teilchen im Blut, den sogenannten sdLDL-Partikeln *(small dense Low Density Lipoprotein)*. Diese Miniteile können sich an den Wänden der Gefäße absetzen und diese verstopfen.

mittel, die reich an einfach oder mehrfach ungesättigten Fettsäuren sind. Um Ihre Bilanz an wichtigen Fettsäuren auszugleichen, ist es sinnvoll, beim Kochen verschiedene Öle zu verwenden. Mischen Sie beispielsweise das Salatöl aus Sonnenblumen-, Oliven- und Distelöl zusammen, um alle der in den unterschiedlichen Speiseölen enthaltenen wertvollen Inhaltsstoffe zu bekommen.

Fisch statt rotem Fleisch

Der Verzehr von rotem Fleisch lässt vermutlich das Gehirn schneller altern. Zu diesem Ergebnis kommt eine US-Studie.[42] Teilnehmer der Studie, die im Untersuchungszeitraum besonders viel Fleisch zu sich nahmen, schnitten im Gedächtnistest sehr schlecht ab. Ihre Gehirne schienen um bis zu fünf bis sechs Jahre älter als ihr biologisches Alter.

In den Zonen der Hundertjährigen wird nur wenig rotes Fleisch gegessen. Man greift eher zu Fisch als Fleisch. Studien haben gezeigt, dass mit dem Verzehr von je 100 Gramm rotem Fleisch täglich das Darmkrebsrisiko um 17 Prozent steigt. Die Weltgesundheitsorganisation (WHO) hat rotes Fleisch als »vermutlich krebserregend« eingestuft. Verarbeitetes Fleisch (getrocknet, geräuchert, gepökelt oder eingelegt) gilt als »eindeutig krebserregend«. Fisch hingegen gilt als gesund, weil er nährwerttechnisch ein hervorragendes Lebensmittel ist. Schließlich versorgt er die Muskeln mit reichlich Protein, hält dank Omega-3-Fettsäuren das Herz-Kreislauf-System fit und liefert so ganz nebenbei reichlich Vitamine und Mineralien. In einer umfassenden Studie wurde festgestellt, dass der Verzehr von drei Fischmahlzeiten pro Woche eine Verminderung des Sterberisikos um neun Prozent gegenüber einer fischfreien Ernährung bedeutet.[43] Weißes Fleisch – etwa Geflügel – ist nährstoffreich und im Vergleich zu rotem Fleisch arm an Fett und gesättigten Fettsäuren. Es enthält jedoch keine Omega-3-Fettsäuren. Rotes Fleisch ist beliebt und ständig verfügbar, aber es erfordert keinen Aufwand, es durch Fisch und Meeresfrüchte zu ersetzen. Der Lohn: ein längeres Leben bei besserer Gesundheit.

Kohlenhydrate – die Energiebündel richtig wählen

Sie sind die Hauptlieferanten für die Energieversorgung unserer Muskeln, der Nervenzellen und des Gehirns. Und da sie der Körper kaum speichern kann, sind sie die VIPs unter den Nährstoffen – immer gern gesehen, werden sie vor allen anderen Nährstoffen aufgenommen. Der Körper braucht Kohlenhydrate als Energielieferanten. Aber lassen Sie sich davon nicht täuschen! Ebenso wie Fette sind Kohlenhydrate nicht einheitlich aufgebaut. Einige sind echte Fitmacher, andere dagegen absolute Schlaffis. Dabei gibt es verschiedene für den Menschen verwertbare Kohlenhydrate, wie Zucker und Stärke, und nicht verwertbare Kohlenhydrate, die sogenannten Ballaststoffe. Sie kommen hauptsächlich in pflanzlichen Produkten vor und liefern rasch verfügbare Energie, ungefähr vier Kilokalorien (kcal) pro Gramm. Fachleute sprechen hier von komplexen und einfachen Kohlenhydraten. Kohlenhydrate bestehen aus Zuckermolekülen und werden in drei Gruppen unterteilt: Einfachzucker (Trauben- und Fruchtzucker), Zweifachzucker (etwa Haushaltszucker und Milchzucker), Mehrfachzucker (zum Beispiel Getreide, Vollkornprodukte, Kartoffeln, Hülsenfrüchte). Einfachzucker (Monosaccharide) können vom Körper sehr schnell aufgenommen und verwertet werden, weil sie nicht erst aufgespalten werden müssen. Die Nährstoffe gehen direkt ins Blut und sorgen für Energie. Der wichtigste Einfachzucker ist die *Glukose* (Traubenzucker). Außerdem gibt es noch die *Fruktose* (Fruchtzucker) und die *Galaktose* (Schleimzucker). Aus diesen drei Monosacchariden sind sämtliche Di- und Polysaccharide aufgebaut. Unser Haushaltszucker setzt sich beispielsweise aus einem Glukose- und einem Fruktosemolekül zusammen. Glukose wird umgangssprachlich auch Traubenzucker genannt und Fruktose

Fruchtzucker. Diese Begriffe sind etwas irreführend, da Früchte stets beide Zuckervarianten enthalten, Glukose und Fruktose. Umgekehrt lässt sich Traubenzucker, also Glukose, nicht nur in Trauben finden, sondern in allen Früchten, auch im Gemüse, praktisch in der gesamten Pflanzenwelt.

Kohlenhydrate sind nicht gleich Kohlenhydrate

Sind zwei Einfachzucker miteinander verbunden, spricht man von Zweifachzuckern *(Disaccharide)*. Diese Verbindung muss während der Verdauung erst aufgespalten werden, damit der Körper damit arbeiten kann. Bei Mehrfachzuckern (*Polysaccharide* oder auch komplexe Kohlenhydrate) hängen mehrere Einfachzucker zusammen. Auch diese Verkettung langkettiger Kohlenhydrate muss zunächst enzymatisch gelöst werden, bevor der Zucker über das Blut aufgenommen und genutzt werden kann. Auch die Polysaccharide, also die Mehrfachzucker wie Stärke, sind überwiegend aus Glukose aufgebaut. Die Stärke – aneinandergekoppelte Glukosemoleküle –, die wir besonders in Samen, Knollen, Kartoffeln und Vollkorngetreide finden, ist ein wichtiges Kohlenhydrat für unsere Ernährung. Sie ist die Grundsubstanz von Nahrungsmitteln wie Brot, Nudeln, Reis und Kartoffeln. Lebensmittel aus dieser Kategorie, beispielsweise Vollkornbrot, enthalten meistens zugleich Vitamine sowie Mineral- und Ballaststoffe. Sie haben sich ihren guten Ruf redlich verdient, denn mit ihrem in der Regel hohen Gehalt an Ballaststoffen halten sie unseren Stoffwechsel auf Trab.

Alle stärke- und zuckerhaltigen Speisen, die wir mit Ballaststoffen zu uns nehmen, haben eine geringere Wirkung auf unseren Körper. Wir können das Essen genauso genießen, aber es hat weniger Folgen für uns. Warum? Weil der Zucker, aus dem diese Moleküle zusammengesetzt sind, nur langsam und obendrein unter Energieverbrauch abgebaut werden kann. Es dauert also eine gewisse Zeit, bis diese langen Ketten aufgespalten sind. Und das hält den Blutzuckerspiegel sowie die Leistungsfähigkeit über einen langen Zeitraum konstant, ohne dass man so schnell von einer neuen Lust auf Süßes heimgesucht wird!

Auf die Qualität der Kohlenhydrate achten

Einfache kurzkettige Kohlenhydrate, etwa Traubenzucker oder Fruchtzucker, bestehen dagegen aus einzelnen, höchstens doppelten Zuckermolekülen. Sie befinden sich in Süßigkeiten oder in verarbeiteten Nahrungsmitteln. Auch wenn der Schokoriegel zwischendurch für einen kurzfristigen Energieschub sorgt, beeinflussen die einfachen Kohlenhydrate unseren Stoffwechsel auf fatale Weise. Der Grund: Kurzkettige Kohlenhydrate führen zu einem sehr schnellen Anstieg des Blutzuckerspiegels. Darauf reagiert unser Körper augenblicklich, indem er die Bauchspeicheldrüse zu einer vermehrten Ausschüttung des Hormons Insulin auffordert, das den Blutzucker reguliert. Das Insulin ist in der Lage, die in Glukose aufgespaltenen Kohlenhydrate in die Zellen einzulagern und so den Blutzucker rasch wieder zu senken, häufig sogar bis unter den Normalwert. Im Nu kommt es erneut zu einer Unterzuckerung, die den Heißhunger auf schnell verbrennbare Einfachzucker wie Schokolade weckt. Die fatale Folge: Das Spiel beginnt von vorn und der Stoffwechsel gerät allmählich aus dem Gleichgewicht.

Nahrungsmittel mit hoher Blutzuckerwirkung meiden

Wenn man von »Blutzucker« spricht, ist damit stets Glukose gemeint. Überschüssig zugeführte Kohlenhydrate (Glukose) speichert der Körper in Form von Glykogen. Etwa zwei Drittel davon lagern in den Muskeln. Sie können so effektiv Glukose einlagern, weil wir so viele von ihnen haben. Das restliche Drittel wird in der Leber gespeichert. Diese eignet sich perfekt als Lagerplatz, weil alles Blut, das beladen mit Glukose aus dem Verdauungstrakt kommt, die Leber passieren muss. Sie regelt als Pufferspeicher, dass der Blutzuckerspiegel konstant bleibt und somit das Gehirn, die Nervenzellen und die roten Blutkörperchen mit Glukose versorgt werden. Das Muskelglykogen kann dagegen nur von den Muskeln selbst genutzt werden. Leber und Muskeln leisten gute Arbeit, aber wir neigen dazu, deutlich mehr Glukose zu uns zu nehmen. Sind die Glykogenspeicher gefüllt und es werden über den Bedarf hinaus weitere Kohlenhydrate zugeführt, werden diese über die Blutbahnen mittels Insulin in die Zellen eingeschleust und als Fett eingelagert.

Ein Maß dafür, wie schnell die Glukose in unserem Blut ankommt und den Blutzuckerspiegel ansteigen lässt, ist der sogenannte glykämische Index (GI, Seite 73). Der GI ist ein Maß für die Blutzucker- und Insulinreaktion von Nahrungsmitteln. Er gibt an, wie sich verschiedene Kohlenhydrate auf den Blutzuckerspiegel auswirken, sodass sich die den Blutzucker erhöhende Wirkung von kohlenhydrathaltigen Lebensmitteln im Vergleich zu reiner Glukose (Traubenzucker) bewerten lässt. Als Vergleichswert dient Glukose mit dem höchsten Indexwert von

100. Je höher der GI eines Lebensmittels ist, desto schneller steigt der Blutzuckerspiegel an. Nach der Aufnahme von Lebensmitteln wie Weißbrot, Süßigkeiten und Softdrinks, die einen hohen GI haben, schnellt der Blutzuckerspiegel geradezu in die Höhe. Wir fühlen uns dann kurzfristig fit und leistungsfähig, und die Bauchspeicheldrüse übernimmt das Kommando, schüttet viel Insulin aus, damit der Zucker in die Zellen geschleust und dort als Energie genutzt werden kann. Überschüssige Glukose wird in die entsprechenden Speicherstätten im Körper geschafft, um sie dem Kreislauf zu entziehen und Schaden abzuwenden.

Leider fällt der Blutzuckerspiegel nach dem Genuss von Lebensmitteln mit hohem GI genauso rapide wieder ab, wie er angestiegen ist. Die meisten Lebensmittel liegen in der Rangliste zum Glück niedriger als reine Glukose mit einem Wert von 100. Nahrungsmittel mit Mehrfachzucker und Ballaststoffen liegen in der Regel bei Werten unter 50, da sie einen niedrigen Blutzuckerspiegel und damit auch eine geringere Insulinantwort auslösen. Somit können auch Kohlenhydrate in »gute« und »schlechte« Kohlenhydrate eingeteilt werden.

So wenig Zucker wie möglich

Leider hat sich in den vergangenen 120 Jahren der Zuckerkonsum der Deutschen verzehnfacht – auf rund 40 Kilogramm pro Kopf und Jahr! Eine dauerhaft zuckerreiche Nahrung führt zur Verfettung der Leber. Denn der Zucker wird über die Leber verstoffwechselt. Kommt dort mehr an, als das Organ verwerten kann, wandelt es den Zucker in Fett um. Das wird in der Leber eingelagert und fördert Entzündungen. Auch andere Organe drohen dann zu verfetten. Denn die Leber versucht, das über den Zucker entstandene überschüssige Fett wegzuschaffen, und verfrachtet die gebildeten Fettmoleküle unter anderem zu den Muskeln, die in der Folge ebenfalls verfetten und insulinresistent werden. Als Antwort auf die Insulinresistenz hebt die Bauchspeicheldrüse die Insulinproduktion an. Es zirkuliert mehr Insulin im Blut. Das Risiko für allerlei Altersleiden – von Übergewicht bis Krebs – steigt. Die überschüssigen Fette der Leber werden zudem in der Bauchregion abgeladen. Das Bauchfett entzündet sich und treibt mit den schädlichen Entzündungsstoffen die Insulinresistenz und unter anderem die Verklebung der Wände der Blutgefäße (Arteriosklerose) weiter voran. Diese stillen Entzündungen, auch *Silent inflammation* genannt, sind besonders kritisch. Die erkrankten Fettzellen sorgen dafür, dass sich die Entzündung wie eine Infektion im ganzen Körper ausbreitet. Entzündungen sind ein Schutzmechanismus, durch sie wehrt sich der Körper gegen Eindringlinge. Aber eine chronische Entzündung ist schädlich, weil sie sich gegen den Körper selbst richtet – einer der Hauptgründe für die Entwicklung von Alterskrankheiten. Inzwischen geht man davon aus, dass Osteoporose, Atherosklerose und Arthritis, Diabetes und Alzheimer durch das Entzündungsaltern, das sogenannte *Inflamm-Aging*, befördert werden. Und es kommt noch schlimmer: Ein hoher Blutzuckerspiegel greift die gesamte Palette wichtiger Stammzellen an.

Fakt ist: Ein stark schwankender Glukosespiegel ist einer der wesentlichen Treiber im Alterungsprozess. Je mehr Glukosespitzen wir erleben, desto schneller altern wir. Freie Radikale und die daraus entstehenden Entzündungen sorgen für den langsamen Verfall der Zellen. Nicht anders ist es mit dem Altern. Wollen wir dem Alter ein Schnippchen schlagen, tun wir gut daran, Entzündungsprozessen im Körper vorzubeugen. Die gute Nachricht in diesem Zusammenhang lautet: Mit einer Ernährung, die weniger Glukosespitzen auslöst, werden auch die Entzündungen reduziert und das Risiko für Entzündungs- beziehungsweise Alterskrankheiten sinkt. Eine flache Glukosekurve ist also eine wirksame Methode, das Altern aufzuhalten.

Kohlenhydrate, die jung halten

Dabei ist es leicht, diese starken Schwankungen des Blutzuckerspiegels zu vermeiden – und damit auch den Heißhunger. Also Finger weg von Zucker, Weißmehl und hochverarbeiteten Produkten! Wir müssen Nahrungsmittel mit komplexeren Kohlenhydraten und einem niedrigen GI vorziehen. Grundsätzlich gilt: Entscheidend ist nicht nur die anteilmäßige Menge, sondern die Qualität der Kohlenhydrate. Wir sollten nicht auf komplexe Kohlenhydrate verzichten, weil sie uns zeitgleich mit vielen wichtigen Mineral- und Ballaststoffen versorgen. Sie sind unser Hauptenergielieferant und deswegen auch Hauptbestandteil einer gesunden Ernährung. Auch in den Gemeinschaften, in denen viele Hochbetagte leben, den *Blue Zones*, spielen Kohlenhydrate interessanterweise eine große Rolle.

Ideal ist es, die Kohlenhydrate in Form von Gemüse aufzunehmen, denn da stecken auch noch Vitamine und Ballaststoffe drin. Die besten Quellen sind etwa Hülsenfrüchte oder Vollkornprodukte. Sie enthalten langkettige Kohlenhydrate – im Gegensatz zu den einkettigen Kohlenhydraten im Zucker gehen sie langsam, aber kontinuierlich ins Blut. Das hält den Blutzuckerspiegel konstant, es steht über einen langen Zeitraum genügend Energie zur Verfügung, der Körper bleibt länger fit und satt. In Kombination mit frischem Gemüse und möglichst hochwertigem Eiweiß und Fett aus Nüssen und Ölen wird daraus eine gesunde Mahlzeit, die lange sättigt.

Möglichst wenig einfache Kohlenhydrate

Gehen Sie sehr maßvoll mit einfachen Kohlenhydraten um und genießen Sie sie dafür umso bewusster. Das Wichtigste ist es, den Kohlenhydratanteil an den persönlichen Bedarf anzupassen und den Zuckeranteil herunterzuschrauben. Verzichten Sie nach Möglichkeit auf süße Limonaden und auf Produkte aus der Lebensmittelindustrie. Das bedeutet: keine Süßigkeiten und auch weiter nichts, worin Zucker steckt. Vielleicht denken Sie, dass die Zahl Ihrer Glukose-Hochs halb so schlimm ist, weil Sie kaum Süßigkeiten essen und Zucker fast völlig vom Speiseplan gestrichen haben. Aber da irren Sie sich. In 80 Prozent der industriell verarbeiteten Lebensmittel aus den Supermärkten stecken Zucker und/oder Weizenmehl, die den Blutzucker in die Höhe treiben. Zudem werden chemische Stoffe zugefügt, um die Haltbarkeit zu verlängern und Geruch, Farbe und Geschmack zu verstärken: Auch diese Stoffe können den Blutzuckerspiegel ansteigen lassen. Industriell stark verarbeitete Lebensmittel wie Tiefkühlpizza, Fast Food, Chips, Wurst, Schokolade, Eiscreme oder zuckerhaltige Limonaden haben daher zu Recht kein gutes Image: Zu viel konzentrierte Kalorien, zu viel gehärtetes Fett, zu viel Salz und Zucker, zu wenig Vitamine und Ballaststoffe – eine gesunde Ernährung sieht anders aus. Es liegt auf der Hand, dass eine Diät überwiegend aus solchen Nahrungsmitteln Adipositas, Diabetes und damit letztlich auch Herz-Kreislauf-Erkrankungen sowie ein vorzeitiges Lebensende begünstigt. Ultrahochverarbeitetes Essen treibt die Zahl vorzeitiger Todesfälle in die Höhe, wie eine Studie der Universität Sao Paulo ergeben hat.[44] Zehn Prozent der Todesfälle von 30- bis 69-Jährigen gehen demzufolge auf das Konto von Wurstwaren, Fertiggerichten, TK-Pizzen und Softdrinks. Inwieweit dies primär an der ungünstigen Nährstoffzusammensetzung, der hohen Kaloriendichte oder auch an der industriellen Verarbeitung durch Erhitzen, Emulgieren und Konservieren liegt, wird noch diskutiert.

Auf der anderen Seite gibt es zwischen beiden Faktoren eine klare nachgewiesene Korrelation: Je stärker verarbeitet ein Lebensmittel ist, umso ungünstiger ist in der Regel die Zusammensetzung der Inhalts- und Nährstoffe. Derzeit ist demnach die Menge an konsumierten hochverarbeiteten Lebensmitteln ein guter Marker für eine ungesunde Ernährung und einen ungünstigen Lebensstil. Dies belegen auch zwei aktuelle Studien: In der einen ergab sich ein deutlich erhöhtes Risiko für kardiovaskuläre Erkrankungen unter Teilnehmern, die viele Fertigprodukte aßen und Softdrinks tranken, in der anderen war die Sterberate bei solchen Personen um fast zwei Drittel erhöht.[45, 46, 47, 48]

TIPP Die richtigen Kohlenhydrate

- *Vermeiden Sie den Konsum von raffinierten oder verarbeiteten Kohlenhydraten wie Weißbrot, Nudeln oder Frühstückszerealien.*
- *Verzichten Sie weitestgehend auf einfache Kohlenhydrate in zuckerhaltigen Getränken und Lebensmitteln, um einen schnell ansteigenden Blutzuckerspiegel zu verhindern. Setzen Sie also lieber langkettige Kohlenhydrate auf Ihren Speiseplan. Produkte mit einem GI unter 51 sollten den größten Teil Ihres Kohlenhydratbedarfs decken. Spitzenreiter, die die 70er-Grenzmarke sprengen, gibt's ab heute nur noch in Ausnahmefällen.*
- *Ersetzen Sie isolierte Glukose durch komplexe Kohlenhydrate, die keine Insulinflut auslösen. Kohlenhydrate aus Linsen, Erbsen und Bohnen gehen nur langsam ins Blut. Bohnen sind ballaststoffreich und voller Proteine. Bei einer Bohnensuppe gibt es beim Blutzuckerspiegel quasi überhaupt keinen Ausschlag, der bleibt über Stunden konstant. Weil sie den Blutzuckerspiegel nur langsam ansteigen lassen, bezeichnet man Hülsenfrüchte auch als Slow Carbs.*
- *Gemüse ist der Star unter den Energielieferanten. Es sättigt über die Ballaststoffe und das hohe Volumen, davon 500 Gramm am Tag und idealerweise 25 verschiedene Sorten.*

Nahrungsmittel mit einem hohen GI meiden

Der GI hängt jedoch nicht nur von der Menge und der Geschwindigkeit ab, mit der Kohlenhydrate ins Blut aufgenommen werden, sondern auch vom industriellen Verarbeitungsgrad sowie der Art der Zubereitung. Durch die unterschiedliche Verarbeitung und Zubereitung werden die langkettigen Kohlenhydrate

Lebensmittel mit einem günstigen glykämischen Index (GI) unter 50

Kategorie	Lebensmittel	GI
Obst und Gemüse	frisches Obst	10–30
	Tomaten	< 15
	Auberginen	< 15
	Zucchini	< 15
	Zwiebeln	< 15
	frisches Gemüse	15
	Pilze	15
	Sojabohnen	15
	Grapefruit	25
	Kirschen	25
	Trockenbohnen	30
	Linsen	30
	rohe Karotten	30
	getrocknete Aprikosen	30
	Kichererbsen	30
	Trockenerbsen	35
	Feigen	35
	rote Bohnen	40
	grüne Bohnen	40
	Erbsen	50
Brot	Vollkornbrot	50
	Pumpernickel	40
	Roggenvollkornbrot	40
Getränke	frische Fruchtsäfte	40
	frische Gemüsesäfte	35
Beilagen	Nudeln aus Vollkornschrot	30
	Vollkornnudeln	40
	Naturreis	50
Milchprodukte	Naturjoghurt	15
	Magermilch	30
Nüsse	Erdnüsse	15

unterschiedlich aufgeschlossen, sodass sie auch unterschiedlich schnell im Darm aufgenommen werden. Ein gutes Beispiel für GI-Unterschiede aufgrund der industriellen Verarbeitung ist das Mehl: Durch das Entfernen der Schalen und des Keimlings wird das sogenannte Auszugsmehl zwar länger haltbar, verliert aber auch fast den gesamten Gehalt an Vitaminen und Mineralstoffen. Gleichzeitig steigt der GI auf bis zu 90 an – Vollkornbrot liegt dagegen bei unter 51!

Lebensmittel mit niedrigem GI

Ein GI größer als 55 ist ungünstig. Um Ihnen zu helfen, ein Gefühl für diese Werte zu entwickeln und den Alltag zu erleichtern, finden Sie hier einen Überblick. Nahrungsmittel, deren GI kleiner oder gleich 50 ist, sind echte Fitmacher. Sie sorgen mit einem langsamen Blutzuckeranstieg für stetige Power und lassen dem Heißhunger keine Chance.

Das Snackverhalten überprüfen

Mittlerweile hat sich die Esskultur so gewandelt, dass es schwerfällt, einzelne Mahlzeiten klar abzugrenzen. Viele Menschen essen so häufig, dass der natürliche Hunger-Sättigungs-Mechanismus außer Kraft gesetzt wurde. Essen ist somit leider nicht länger eine Folge von Hunger. Essen wird häufig zu einem einfachen Mittel der Verhaltenskontrolle. Snacks können als Belohnung oder zur Beruhigung genutzt werden. Blitzschnell, ohne großartig umgewandelt zu werden, rutschen die einfachen Kohlenhydrate ins Blut, die Zuckerwerte steigen raketenartig an und sinken schnell wieder in den Keller. Wir werden müde, schlapp, antriebslos – oft sogar gereizt und aggressiv. Die Blutzuckerebbe macht Heißhunger auf süßen Nachschub. Und dann beginnt der Teufelskreis von vorn!

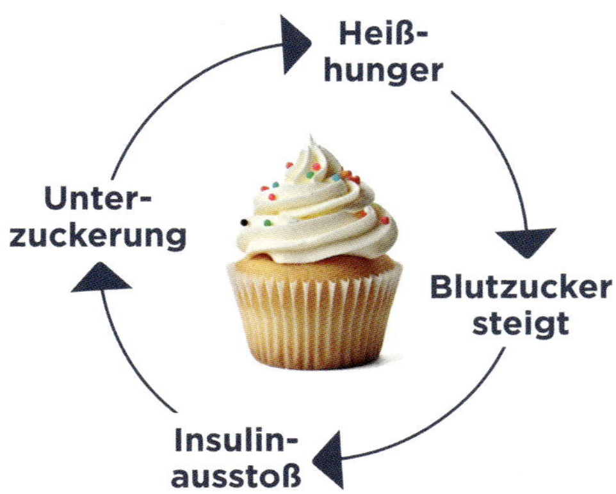

Die Sucht nach Zucker mündet in einen Teufelskreis. Ihm zu entkommen, ist ein lohnenswertes Ziel.

Schwachstellen erkennen und beseitigen

Tauschen Sie vermeintliche Leckereien durch Lebensmittel mit niedrigem GI aus. Ersetzen Sie zum Beispiel:

- Nudeln durch Quinoa
- Weißbrot durch Vollkornbrot
- Chips durch Kirschtomaten
- zuckerhaltige Getränke durch grünen Tee

Machen Sie sich kurz eine Liste: »Ich ersetze ...

______________________ durch ______________________,

______________________ durch ______________________,

______________________ durch ______________________.«

Kalorie ist nicht gleich Kalorie

Fruktose verursacht noch einmal mehr oxidativen Stress als Glukose allein. Dies ist einer der Gründe dafür, warum süße Lebensmittel, die Fruktose enthalten, noch schädlicher sind als stärkehaltige Lebensmittel ohne Fruktose. 100 Kalorien aus Fruktose, 100 Kalorien aus Glukose, 100 Kalorien aus Proteinen und 100 Kalorien aus Fett vermögen zwar die gleiche Menge an Wärme freizusetzen, wenn sie verbrennen, wirken sich aber dennoch sehr unterschiedlich auf unseren Körper aus, weil es sich um unterschiedliche Moleküle handelt. So löst Fruktose mehr Entzündungen aus, lässt die Zellen stärker altern und wird in größerem Umfang in Fett umgewandelt als Glukose.

TIPP **Früchte für den Notfall**

Sollte der Blutzucker einmal unter den normalen Wert von 80 Milligramm Glukose pro 100 Milliliter im Blut sinken, greifen Sie am besten in den Obstkorb. Frisches Obst liefert Ihnen nicht nur Energie, Vitamine und Mineralstoffe, sondern hält den Anstieg Ihres Blutzuckerspiegels aufgrund des wenig konzentrierten Zuckers in Grenzen.

Entzündungsaltern – was chronische Entzündungen anrichten

Gerade die bereits erwähnten unterschwelligen, chronischen Entzündungen, die oft ohne klinische Symptome ablaufen, stehen im Verdacht, wesentlich zu den Alterungsprozessen und zu alterstypischen Erkrankungen wie Arteriosklerose, Diabetes oder Alzheimer beizutragen. Tatsache ist, dass das Immunsystem im Verlauf seines normalen Alterungsprozesses immer mehr entzündungsfördernde Botenstoffe freisetzt. Wissenschaftler haben dafür einen eigenen Begriff geprägt: Entzündungsaltern. So verändert sich mit den Jahren die Balance zwischen den verschiedenen Zelltypen des Immunsystems. Die Aktivität der gegen spezifische Krankheitserreger gerichteten Immunabwehr nimmt ab, die der unspezifischen, angeborenen Immunabwehr nimmt dagegen zu. In der Folge werden vermehrt Botenstoffe ausgeschüttet, die für Entzündungen typisch sind. Dieser Botenstoff-Mix wiederum fördert die Bildung freier Radikale. Eine weitere häufige Ursache des Entzündungsalterns sind verkürzte Telomere. Eine akute Entzündung sorgt dafür, dass geschädigte Zellen repariert werden, eine chronische Entzündung dagegen beeinträchtigt die normale Funktion der Zellen. Sie kann auch bewirken, dass die Immunantwort des Körpers das körpereigene Gewebe angreift. Um diese Prozesse unter Kontrolle zu halten, gilt es die eigenen Telomere zu schützen und deren Länge zu erhalten. Die beste Methode, sich vor Entzündungen zu schützen, besteht darin, sie nicht länger zu nähren. Mediziner empfehlen eine Ernährung, die – wie bereits erwähnt (Seite 19) – reich an Antioxidantien ist. Zucker, Fleisch und Weißmehlprodukte sollten als regelrechte »Brandstifter« vermieden werden.

Wie entstehen Entzündungen im Körper?

Entzündungen gehören zu den natürlichen Abwehrmechanismen im Körper. Wird vom Immunsystem eine Gefahr erkannt, wird sofort die körpereigene Abwehr aktiviert, um die Eindringlinge in Form von Viren oder Bakterien loszuwerden. Ist die Immunabwehr stark genug, bekommen wir von diesem »Kampf« im eigenen Körper kaum etwas mit. Ist sie jedoch geschwächt, entwickelt sich eine Entzündung und wir werden krank. Von einer Entzündung spricht man dann, wenn der Körper versucht, einen schädlichen Reiz zu bekämpfen. Eine akute Entzündung ist folglich eine notwendige Schutzreaktion des Körpers.

Begünstigt werden diese Entzündungen und Krankheiten durch entzündungsfördernde Lebensmittel, genauer gesagt, durch ungesunde Fette, die vor allem in Fast Food oder Fertiggerichten zu finden sind, Zucker, Weißmehl, übermäßigen Wurst- und Fleischkonsum und Alkohol. Durch diese Faktoren wird der Säure-Basen-Haushalt im Körper durcheinandergebracht. Vor allem der hohe Gehalt an Omega-6-Fettsäuren, die in industriell verarbeiteten Lebensmitteln vorkommen, lässt den Körper entzündliche Stoffe produzieren, die vom Immunsystem bekämpft werden müssen. Wenn dann auch noch Stress, Schlaf- und Bewegungsmangel hinzukommen, sind die Abwehrkräfte geschwächt und der Körper ist im Dauerstress. Die große Gefahr: Da die Symptome meist unspezifisch und nicht eindeutig zuzuordnen sind, bleiben chronische Entzündungen oft lange unbemerkt. Was hilft gegen Entzündungen im Körper? Ganz einfach: Integrieren Sie die Ernährungstipps, die Ratschläge und Hinweise in diesem Buch in Ihren Alltag!

Die Top Ten der entzündungshemmenden Lebensmittel

Platz 1: Brokkoli. Dieser Kreuzblütler verdankt seine antientzündliche Wirkung einem sekundären Pflanzenstoff namens Senfölglykosid. Gleichzeitig ist Brokkoli auch reich an Vitamin B, Vitamin E, Vitamin C und Vitamin K.

Platz 2: Beeren, rote Trauben und Kirschen. Je farbintensiver die Beere, desto stärker die entzündungshemmende Wirkung. Blaubeeren, Brombeeren, Erdbeeren und Himbeeren sind reich an Antioxidantien, Mineralien, Vitaminen und Ballaststoffen. Kirschen enthalten Antioxidantien wie Katechine und Anthozyane und unterstützen den Körper bei einem gesunden Schlaf. Gemeinsam mit Joghurt am Morgen helfen sie dabei, eine starke Darmflora aufzubauen.

Platz 3: Paprika. Zu den effektivsten unter den entzündungshemmenden Lebensmitteln zählt auch die Paprikaschote. Vor allem der besonders hohe Anteil an Vitamin C ist hier bedeutsam. Aber Achtung: Um das hitze- und lichtempfindliche Vitamin C nicht zu zerstören, sollte Paprika nicht übermäßig erhitzt werden. Der höchste Gehalt an Vitamin C ist in der rohen Paprika, die sich zum Beispiel gut in Salaten oder zur Brotzeit macht.

Platz 4: Knoblauch. Obwohl die positive Wirkung von Knoblauch durch mehrere Faktoren beeinflusst wird und die Wissenschaft davon ausgeht, dass die gesundheitsfördernde Wirkung durch das Zusammenspiel verschiedener Inhaltsstoffe bewirkt wird, gilt der Stoff Allizin dennoch als der Hauptwirkstoff. Allizin liegt zunächst in seiner Vorstufe, der Aminosäure Alliin, im Knoblauch vor. Erst wenn die Knoblauchzellen durch Schälen, Schneiden oder Hacken verletzt werden, entsteht im Zusammenspiel mit der Umgebungsluft durch Abbau der Aminosäure Allizin. Dieses erhöht den Spiegel wichtiger Antioxidantien im Blut, die wiederum freie Radikale bekämpfen. So werden Schäden an Zellen repariert und ihr Alterungsprozess wird verlangsamt. Dank des Allizins können Alterungsprozesse im Körper eingedämmt werden.

Platz 5: Zwiebel. Insgesamt besitzt die Zwiebel eine antibakterielle, entzündungshemmende, antiallergische und antiasthmatische Wirkung. Außerdem können die Inhaltsstoffe der Zwiebel die Gefäße stärken, den Blutdruck und die Blutfettwerte senken, den Appetit anregen und die Abwehrzellen des Körpers stimulieren. Vor allem rote Zwiebeln dürfen auf der Liste der entzündungshemmenden Lebensmittel nicht fehlen.

Platz 6: Spinat. Einer der Superstars unter den Gemüsen ist der Spinat. Überdurchschnittlich reich an Vitaminen und Mineralstoffen, liefern diese grünen Blätter auch gesundheitsfördernde Phytonährstoffe wie Karotinoide sowie mehr als ein Dutzend Flavonoide, welche Wissenschaftlern zufolge als entzündungs- und krebshemmende Wirkstoffe fungieren.

Platz 7: Ingwer. Das Gewürz und Heilmittel enthält gesunde ätherische Öle, Gingerol, Harz und Harzsäuren. Die Knolle ist zudem reich an Vitamin C und enthält darüber hinaus Magnesium, Eisen, Kalzium, Kalium, Natrium und Phosphor. Ingwer wirkt antibakteriell und entzündungshemmend und ist damit sehr gut geeignet, um den Alterungsprozess zu verlangsamen. Außerdem enthält Ingwer eine Substanz, die zur Vorbeugung von Herz-Kreislauf-Erkrankungen beiträgt und den oxidativen Stress im Blut und die Entzündungen, die in der Umgebung des Herzens auftreten können, reduziert. Zudem schützt er Leber und Nieren, reduziert Blähungen und Übelkeit und reguliert das Mikrobiom, wie man die Gesamtheit der Darmbakterien nennt (mehr dazu ab Seite 83).

Platz 8: Kurkuma. Wie Laboruntersuchungen zeigen, wirkt Kurkuma – vor allem das in der Pflanze enthaltene Curcumin – entzündungshemmend. Vermutlich bindet Curcumin an Enzyme, die an Entzündungsvorgängen im Körper beteiligt sind, und blockiert diese. Wann immer möglich, sollten Sie Ihre Gerichte oder Getränke mit Kurkuma, Ingwer oder Zimt verfeinern. Diese Gewürze sorgen nicht nur für einen kulinarischen Kick, sondern halten auch Körper und Geist fit.

Platz 9: Zimt. Das ist für Sie nur ein Weihnachtsgewürz? Dann erfahren Sie hier, warum es sich lohnt, Zimt auch das restliche Jahr über zu essen. Manche Gewürze und Pflanzenstoffe sind in der Lage, die Insulinempfindlichkeit unserer Körperzellen anzukurbeln, mit positiven Auswirkungen auf den Blutzuckerspiegel. Ein hervorstechendes Beispiel in dieser Hinsicht ist Zimt mit seinen blutzuckerstabilisierenden und hungerdämpfenden Eigenschaften: So führt regelmäßiger Zimtgenuss zu einem niedrigeren Blutzuckerspiegel. Dank einiger Inhaltsstoffe fördert Zimt die Ausschüttung des Hormons Insulin, das den Blutzuckerspiegel senkt. Ein Gramm Zimt (etwa ein halber Teelöffel) pro Tag reicht schon aus. Eine kleine Messerspitze Zimt morgens zum Kaffee zu geben, ist ein einfaches und kluges Ritual.

Platz 10: Zitrone. Der Saft einer Zitrone enthält reichlich Vitamin C und stärkt damit das Immunsystem. Doch die gelbe Frucht hat noch einiges mehr zu bieten: Sie fördert zum Beispiel die Verdauung und unterstützt den Energiestoffwechsel. Trinken Sie direkt nach dem Aufstehen ein großes Glas warmes Wasser mit dem Saft einer Bio-Zitrone. Das Zitronenwasser wirkt basisch und fördert die Verdauung, stärkt das Immunsystem und regt darüber hinaus außerdem die Gehirnfunktionen an. So schützen Sie sich auch vor Erkältungen und können gleichzeitig Entzündungen hemmen.

Ballaststoffe – alles andere als überflüssig

Viele Nahrungsmittel enthalten unverdauliche Bestandteile, die sogenannten Ballaststoffe. Ballaststoffe sind das Nonplusultra für unser Verdauungssystem und unverzichtbar, wenn dort alles reibungslos funktionieren soll. Als Ballaststoffe bezeichnet man eine Vielzahl von Kohlenhydraten und anderen Verbindungen, die zu Unrecht lange Zeit als überflüssig angesehen wurden. Man unterscheidet innerhalb der Ballaststoffe wiederum die unlöslichen Faserstoffe, die vor allem aus Vollkornprodukten stammen, von den löslichen Ballaststoffen aus Gemüse, Obst und Hülsenfrüchten. Beide sind wichtig. Unlösliche Ballaststoffe sind etwa Zellulose oder Pektine – die Schalen, Gerüst- und Stützsubstanzen von Obst, Gemüse und Getreide. In Leinsamen, Weizen- oder Haferkleie sind sie in konzentrierter Form enthalten. Allesamt sind diese Faserstoffe ungemein wichtig für unsere Gesundheit, denn sie spielen eine Schlüsselrolle bei unserer Verdauung und im Stoffwechsel. Sie werden staunen, wie gesund es sein kann, immer ein wenig Ballast auf Lager zu haben:

- Ballaststoffe entfalten ihre positive Wirkung bereits im Mund: Sie müssen lange gekaut werden, dadurch hat unser Gehirn genügend Zeit, die Nahrungsaufnahme zu erfassen und das Hungergefühl aufzuheben. Gleichzeitig regen sie die Durchblutung des Zahnfleisches an, denn eine ballaststoffreiche Nahrung zwingt uns auch zum besseren Kauen.
- Sie helfen ganz nebenbei, das Körpergewicht zu regulieren: Weil sie schwer verdaulich sind, lässt nach einer ballaststoffreichen Mahlzeit der Hunger länger auf sich warten. Faserreiche Lebensmittel quellen im Magen auf und dehnen die Magenwand – die dort ansässigen Nerven melden dem Gehirn ebenfalls Sättigung.
- Nach den Mahlzeiten helfen die gesunden Sattmacher, den Blutzuckerspiegel nicht plötzlich, sondern langsam und gleichmäßig ansteigen zu lassen. Angenehme Folge: Die Insulinausschüttung ist niedrig, Sie werden gleichmäßig mit neuer Energie versorgt und können sich über eine lange Sättigung freuen. Denn solange der Blutzuckerspiegel nicht sinkt, sendet der Körper auch keine Hungersignale.
- Im Darm regeln Ballaststoffe die Verdauung und sorgen weiter dafür, dass der Magen nicht so schnell wieder zu knurren beginnt. Das Sättigungsgefühl hält vor, denn Fasern wie etwa Getreideschalen haben die Fähigkeit, bis zum 200-Fachen des Eigengewichts Wasser aufzusaugen. Das zwingt Sie zum Trinken – Ihr Magen füllt sich. Am besten sind wasserlösliche Ballaststoffe, zum Beispiel aus Haferflocken, die besonders viel Wasser entziehen, stark aufquellen und dadurch länger im Magen verweilen.
- Nicht zuletzt stimmen Ballaststoffe einen gereizten Magen versöhnlich, indem sie Säuren abpuffern.
- Nebenbei erledigen diese unverdaulichen Faserstoffe auch noch das große Reinemachen. Sie binden Gifte an den Darminhalt und erleichtern das

Ausscheiden des Verdauungsmülls. Dabei entsorgen sie auch gleich cholesterinhaltige Gallensäure und senken damit das Blutcholesterin. Ohnehin geht mit Ballaststoffen alles ein wenig schneller: Nahrung kann bis zu einer Woche im Darm verweilen. Ballaststoffreiche Mahlzeiten regen die Darmmobilität an und verhindern damit Verstopfungen, indem sie bereits nach 40 Stunden für einen großen Hausputz sorgen.

- Anschließend passieren die Ballaststoffe keineswegs unverrichteter Dinge den Verdauungstrakt. Denn einige – die Pflanzenzellwände, um genau zu sein – werden von Darmbakterien zu kurzkettigen Fettsäuren abgebaut. Über diesen Weg helfen sie, Dickdarmkrebs zu hemmen.
- Außerdem schützen Ballaststoffe die Nährstoffe in den Nahrungsmitteln, sorgen so für eine Zufuhr von wertvollen Begleitsubstanzen wie Proteinen oder Mineralstoffen und bringen Ihren Körper auf Vordermann, ohne Ihnen dafür auch nur eine einzige Kalorie in Rechnung zu stellen.

Die unterschätzten Helfer: Mehr Ballaststoffe

Übrigens: Etwa 30 Gramm Ballaststoffe sollten wir am Tag essen, um eine optimale Wirkung zu erzielen. Das tun leider die wenigsten! Wissenschaftler betrachten einen Ballaststoffmangel im Darm als eine der entscheidenden Ursachen für frühzeitige Alterung. Im Durchschnitt nehmen wir 20 bis 25 Gramm Ballaststoffe täglich über die Nahrung auf. Noch vor 150 Jahren lag der Anteil durch naturbelassene Lebensmittel bei 40 Gramm. Ernährungsexperten raten dazu, die Ballaststoffmenge pro Tag auf 30 Gramm zu steigern und mindestens zwei Liter Wasser oder Tee zu trinken.

Die meisten schaffen es nicht, die täglich empfohlenen 30 Gramm dieser darmgesunden Stoffe zu sich zu nehmen. 400 Gramm Gemüse und 250 Gramm Obst sollte jeder pro Tag essen, um auf die ideale Ballaststoffmenge zu kommen. Dabei kommt man leicht auf diese Menge: Etwa vier Scheiben Vollkornbrot und zwei Äpfel oder zwei Orangen, Birnen und Möhren reichen bereits aus. Da die Zellwände bei der Verarbeitung von Getreide entfernt werden, stecken in Vollkornbrot mehr Ballaststoffe als in Weißbrot, in Naturreis (Vollkornreis) gegenüber weißem Reis gar die vierfache Menge. Nicht nur die grobkörnigen dunklen Schnitten, sondern auch feiner vermahlene Vollkornbrotsorten aus Weizen- oder Dinkelmehl bieten sich gerade zu Beginn an.

Hitliste: Mit diesen Lebensmitteln können Sie ganz leicht wertvollen Ballast aufladen		
Kategorie	**Lebensmittel**	**Ballaststoffgehalt in Gramm pro 100 g**
Getreideprodukte	Roggenknäckebrot	14,0
	Vollkornnudeln ohne Ei	9,1
	Vollkornkekse	8,1
	Vollkornmüsli mit Trockenobst	8,0
	Roggenvollkornbrot	7,7
	Vollkorntoast	7,1
	Haferflocken	5,4
Gemüse und Hülsenfrüchte	weiße Bohnen	17,0
	Linsen	10,6
	Erbsen	4,3
	Grünkohl	4,2
	Zuckermais	3,7
	Brokkoli	3,0
	Sojasprossen	2,6
Obst	getrocknete Feigen	9,6
	getrocknete Datteln	9,2
	getrocknete Pflaumen	9,0
	Rosinen	5,4
	Kiwis	3,9
	Brombeeren	3,2
	Bananen	3,1

Wenn Ihnen der Umstieg auf Vollkornnudeln schwerfällt, versuchen Sie sie zunächst eins zu eins mit Nudeln aus Weißmehl zu mischen. Auch Pasta aus Hülsenfrüchten wie Linsen oder Kichererbsen kann eine Alternative sein, denn sie enthält weniger Kohlenhydrate, dafür aber mehr Ballaststoffe. Besonders viele Verdauungshilfen finden Sie auch in Kleie, Müsli, Brokkoli, Rotkohl, Rosenkohl, Blumenkohl, Kohlrabi und Äpfeln.

Präbiotika: Lösliche Ballaststoffe

Neben den unlöslichen Ballaststoffen gibt es auch die löslichen wie Agar-Agar, Guarkernmehl oder Pektin, die vor allem in Gemüse, Obst und Hafer enthalten sind. Sie sind unentbehrlich. Man braucht sie, um die guten Darmbakterien zu nähren. Je mehr Sie davon essen, desto gesündere Darmbakterien werden Sie haben. Man nennt diese Ballaststoffe auch Präbiotika (von lateinisch *prae*, »vor« und griechisch *bios*, »das Leben«). Diese Stoffe müssen dem Magensaft standhalten und bis in den Dickdarm gelangen, um ihre Wirkung zu entfalten. Nur solche Ballaststoffe wirken als Präbiotika, die im Darm ankommen. Durch dieses »Bakterienfutter« blühen die Bakterien auf, wachsen und vermehren sich. Die guten Darmbakterien fermentieren diese Ballaststoffe, wodurch kurzkettige Fettsäuren entstehen. Diese helfen, das Gewicht und Entzündungsprozesse zu regulieren – Sie erinnern sich, niedrigschwellige Entzündungen sind ein Grund für vorzeitige Alterung –, und Sie werden vom Blut direkt durch die Darmwand aufgenommen und als wertvolle Brennstoffe zu den Mitochondrien transportiert. Dieser Vorgang läuft also genauso schnell ab wie bei der Aufnahme von Glukose.

Biotisch bedeutet »bestehend aus lebenden Organismen«. Biotika sind also lebende Bakterien in Ihrem Körper. Mit Antibiotika (lateinisch *anti*, »gegen«) ist alles gemeint, was diese Bakterien abtöten kann, und mit Probiotika (griechisch *pro*, »für«) deren Gegenspieler. Probiotika schleusen gute Bakterien – vor allem Milchsäure- und Bifidobakterien, die als besonders gesundheitsförderlich gelten – in den Darm ein. Sie sind lebende Organismen, die oft als »gute Bakterien« bezeichnet werde, da sie dazu beitragen können, das Gleichgewicht der Darmflora zu unterstützen. Präbiotika hingegen sind nicht lebende Substanzen, die als Nahrung für die probiotischen Bakterien dienen. Um den Darm mit Probiotika – also mit gesunden lebenden Mikroorganismen – zu versorgen, bieten sich besonders folgende Lebensmittel an:

- Kefir und Naturjoghurt
- fermentierte Lebensmittel wie Sauerkraut oder Miso
- einige Käsesorten wie Cheddar, Gruyère, Gouda, Mozzarella und Parmesan
- Tempeh (ein fermentiertes Sojaprodukt ähnlich wie Tofu)
- biologischer Apfelessig

»Fermentieren« ist ein anderer Begriff für »vergären«. Bei diesem Prozess sorgen Milchsäurebakterien, Essigsäurebakterien und Hefen dafür, dass das fermentierte Produkt ein besonderes Aroma entwickelt und bekömmlicher wird. Alle wertvollen Vitamine und Nährstoffe bleiben dabei erhalten.

Ein richtig gutes Bauchgefühl – das Mikrobiom

Jeder Mensch besitzt eine eigene, einzigartige wimmelnde Gemeinschaft, in der mehr Bakterien leben, als es Sterne in der Milchstraße gibt. Die Bakterien sind keine körpereigenen Zellen. Billionen dieser winzigsten Organismen formen Ökosysteme, die sich je nach Körperregion unterscheiden. Die bekannteste Variante des Mikrobioms ist die des Darms. Früher dachte man, die Bakterien seien dort nur für die Zerkleinerung der Nahrung zuständig. Inzwischen kennt man ihre wahre Bedeutung: Ihre Gesamtheit als Mikrobiom beeinflusst so ziemlich alles im Körper, von der Laune, der Alterung bis hin zu der Frage, ob wir schlank oder übergewichtig sind, an Krebs erkranken und wie gut unser Immunsystem funktioniert. In der Darmwand befinden sich etwa 70 Prozent der Abwehrzellen. Sie ist unser größtes Immunorgan. Die Darmmikroben produzieren Vitamine, bauen Giftstoffe ab, steuern die Produktion wichtiger Hormone und haben sogar einen eigenen Tag-Nacht-Rhythmus.

Die Darmflora mit den richtigen Lebensmitteln füttern

Entscheidend sind der Zustand und die Zusammensetzung der Darmflora. Sie besteht aus verschiedensten Bakterien und Mikroorganismen, die dafür sorgen, dass sich keine Krankheitserreger oder Keime im Darm ansiedeln. Sie verstoffwechseln die Lebensmittel und Getränke, die wir zu uns nehmen, und schaffen daraus nützliche (oder schädliche) Nebenprodukte, die Einfluss auf unsere Gesundheit haben. Untersuchungen haben ergeben, dass nützliche Darmbakterien Fettsäuren herstellen, die den Stoffwechsel optimieren, während schädliche Bakterien diese Fettsäuren aufzehren. Fertiggerichte etwa sind der Vielfältigkeit nicht zuträglich. Experten sind sich einig, dass ein Mix aus vielen pflanzlichen Nahrungsmitteln in Kombination mit fermentierten Speisen und Getränken der Schlüssel zu einem besonders gesunden Darm-Innenleben ist. Sekundäre Pflanzen- und Ballaststoffe wirken sich positiv aus und können das Darm- und Immunsystem unterstützen. Forscher der japanischen Keiō-Universität haben festgestellt, dass das Geheimnis eines hohen Alters unter anderem im Darm liegen könnte.[49] Sie fanden heraus, dass im Darm der über Hundertjährigen manche Bakterienarten deutlich häufiger zu finden waren als bei jüngeren Teilnehmern. Durch die Häufung nützlicher Bakterien entstehen mehr entzündungshemmende Stoffwechselprodukte, die Alterungsprozesse verlangsamen.

Studien haben ergeben, dass Sportler oder ältere Menschen, die bestimmte Probiotikamischungen zu sich nahmen, ihre Leistungen nach einigen Wochen messbar verbesserten und weniger anfällig für Infekte sind. Außerdem hatten sie einen niedrigeren Stresshormonspiegel. Diese Bakterien müssen im Darm gute Bedingungen vorfinden, um sich anzusiedeln. Und diese Bedingungen schaffen wir mit einer möglichst vielseitigen ballaststoffreichen Ernährung.

Glücklich essen

Es hat schon seinen Grund, warum der Darm als das »zweite Gehirn« betrachtet wird. Er ist neun Meter lang, verfügt über 500 Millionen Nervenzellen, zeichnet sich durch 30 wichtige Neurotransmitter aus und er ist ein Hauptverbündeter Ihres Nervensystems. Probleme mit der Darmflora werden mit Autismus, Angst, Depressionen und Stimmungsschwankungen in Zusammenhang gebracht. Auch hier kann die Jungbrunnen-Ernährung helfen. Die EU-Richtlinien empfehlen Menschen mit einer Neigung zu Depressionen eine Ernährung mit hohem pflanzlichem Anteil, wenig Zucker und Alkohol, eine Vielfalt an Obst und Gemüse mit reichlich sekundären Pflanzenstoffen, Ballaststoffen, Fermentiertes und auch Fisch.

Wie das Mikrobiom auf unser Gehirn und den Körper wirkt

Die allgemeine Gesundheit hängt also stark von der Darmgesundheit ab. Gerät die Balance der Mikroorganismen im Verdauungstrakt durcheinander, durch falsche oder unausgewogene Ernährung, Krankheiten, Dauerstress oder Schlafmangel, so wirkt sich das auf die Verarbeitung, die Verwertung und den Abbau von Nahrungsbestandteilen aus. Das wiederum kann nicht nur müde, schlapp und sogar dauerhaft krank machen, sondern den Organismus auch schneller altern lassen. Zudem haben Forscher herausgefunden, dass das Darm-Mikrobiom die Hirnaktivität beeinflusst – hierbei ist oftmals von der sogenannten Darm-Hirn-Achse die Rede.[50] Darunter versteht man die beiderseitige Kommunikation zwischen Zentren des Gehirns und dem Verdauungstrakt. Es werden beispielsweise von den Bakterien im Darmtrakt Neurotransmitter wie Serotonin und Dopamin produziert, die unsere Stimmung und unser Verhalten beeinflussen. Wiederum andere Bakterien regen die Immunzellen im Darm an, sodass diese ein Signal ans Gehirn senden. Dadurch werden wiederum Immunzellen aktiviert, die beispielsweise bei der Heilung von Verletzungen helfen. Die Verbindung zwischen Darm und Hirn läuft vor allem über den größten Nerv des Parasympathikus – der Gegenspieler des Sympathikus, der als Teil des vegetativen Nervensystems vorwiegend für Ruhe und Entspannung zuständig ist: über den Vagusnerv (Näheres zu diesem Nerv auf Seite 143).

Es gibt auch Anzeichen, die darauf hindeuten, dass die Zusammensetzung des Mikrobioms im Darm neurologische Krankheiten wie Parkinson, Multiple Sklerose oder Alzheimer beeinflusst. Wie genau das funktioniert, lässt sich bislang allerdings noch nicht konkret sagen.

Auch wenn das Mikrobiom in seinen vielen Facetten teilweise noch ein Rätsel ist, so steht eines fest: Es ist in viele Vorgänge im Körper verwickelt, vor allem

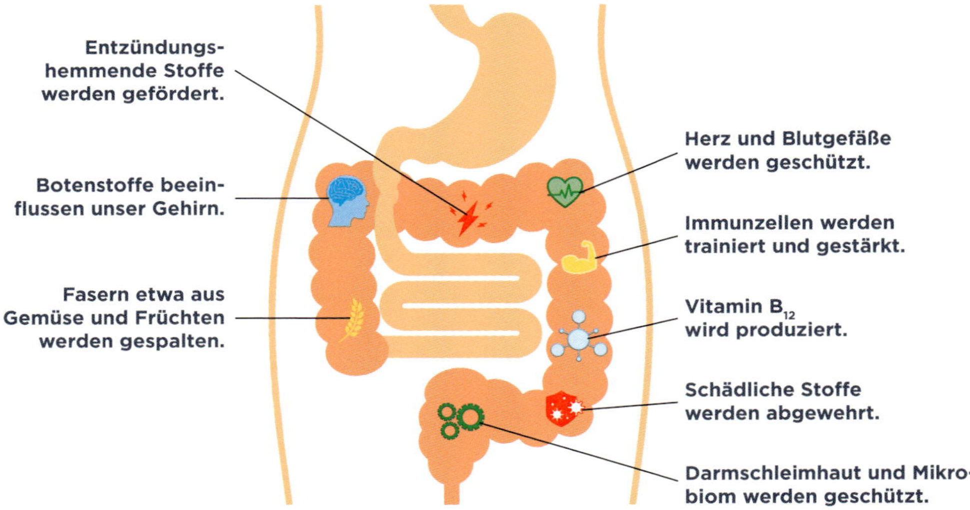

Das Mikrobiom: Unsere unsichtbaren Helfer sind jeden Tag im Einsatz. Mit der Ernährung bestimmen wir ihre Effektivität.

in solche, von denen bekannt ist, dass sie unsere Gesundheit und unser biologisches Alter stark beeinflussen. Wenn wir es durch unseren Lebensstil positiv beeinflussen, können wir davon profitieren. Wissenschaftler gehen davon aus, dass die Zusammensetzung sehr individuell ist und durch verschiedene Einflüsse geformt wird – sowohl negativ als auch positiv. Studien haben ergeben, dass unser Mikrobiom also gleichzeitig ein potenzieller Altersbeschleuniger oder auch ein Anti-Aging-Mittel sein kann – je nachdem, wie gut es den Mikroorganismen in unserem Verdauungstrakt geht.[51, 52] Wer das Mikrobiom stärkt, beugt nicht nur effektiv Krankheiten vor, sondern sorgt auch dafür, dass unterschiedlichste Prozesse geschmeidig ablaufen.

Ballaststoffe etwa füttern, wie Sie bereits gesehen haben (ab Seite 82), die »guten« Bakterien des Mikrobioms, während sich die potenziell schädlichen Mikroben am liebsten von Zucker ernähren. Positiv wirken sich auch fermentierte, also mit Pilzen und Bakterien vergorene Lebensmittel wie Joghurt, Kefir, Kimchi, Sauerkraut, Käse oder Quark auf die Bakterien in unserem Darm aus. Sie erhöhen außerdem die Verdaubarkeit von Eiweiß sowie die Bioverfügbarkeit von Mineralien wie Eisen und Zink.

Superfood für den Darm

US-Forscher der Stanford University empfehlen, am Tag mindestens zwei Portionen fermentierte Nahrungsmittel zu sich zu nehmen. Diese Bakterien päppeln gesunde Bakterien im Darm auf und hemmen Entzündungsprozesse. Außerdem plädieren sie für die Erhöhung der Ballaststoffzufuhr als eine der günstigsten und effizientesten Anti-Aging-Maßnahmen.

Eiweiße: Baustoffe für Ihre Muskeln

Protein – was auf Griechisch so viel wie »das Erste, das Wichtigste« heißt – ist tatsächlich der wichtigste Baustoff in unserem Körper. Jede einzelne Körperzelle besteht etwa zur Hälfte aus Eiweiß, das macht insgesamt etwa 20 Prozent aus, und zum Erhalt und Aufbau braucht der Körper diesen Stoff. Etwa 300 Gramm Ihres Gesamtgewichtes sind es, die – ob Sie schlafen oder wachen – zerfallen und täglich neu gebildet werden. Was da zerfällt, ist Eiweiß. Alle vier bis sechs Tage erhalten Sie eine neue Darmwand. Der größte Teil der Proteine in Ihren Muskeln durchläuft den Prozess der Neubildung innerhalb von sechs Monaten. Und 98 Prozent des Gesamtproteins des Körpers werden innerhalb eines Jahrs erneuert. Wer zu wenige Proteine isst, dem fehlen Bausteine für den Erhalt der Körperfunktionen. Proteine sind eine Schlüsselsubstanz im Körper. Im Gegensatz zu Fett und Kohlenhydraten, die als »Brennstoff« für den Körper dienen, sind die Proteine als wichtigste Bestandteile der Körperzellen das Baumaterial des Körpers. Einige von ihnen, wie das Kollagen, sind relevant für die Zellstruktur und verleihen dem Körper seine Form. Andere sind für die Kontraktion der Muskeln zuständig und ermöglichen damit, dass Sie sich bewegen. Kurz: Bei allen Vorgängen, die mit dem Aufbau von Körpergewebe zusammenhängen, also auch beim Muskelzuwachs, ist Eiweiß unerlässlich.

Eiweiße sind für uns überlebenswichtig

Darüber hinaus ist fast jede Reaktion des Körpers mit einem aus Eiweiß bestehenden Enzym verknüpft. Ohne Eiweiß würden zahlreiche Prozesse im Körper gar nicht richtig funktionieren, weder Schlaf noch Verdauung noch der weibliche Zyklus. Ohne Eiweiß läuft schlichtweg gar nichts! Obendrein sorgt dieser Super-Sprit für eine länger anhaltende Sättigung als Fett und Kohlenhydrate und verbraucht bei seiner eigenen Verstoffwechselung im Körper mehr Kalorien als die anderen Nährstoffe. Tag für Tag bewirkt das einen rund zwölf Prozent höheren Energieverbrauch – diese Reaktion des Körpers wird auch als thermischer Effekt bezeichnet. Auch für den Abbau von Körperfett ist ein ausreichend hoher Eiweißanteil in der Nahrung günstig, denn durch eine eiweißreiche Ernährung wird der Stoffwechsel angeregt, der Fettabbau erleichtert und das Appetitverhalten reguliert.

Eiweiß macht satt und stark

Wir brauchen eine kritische Mindestmenge zum Überleben – eine Mindestmenge, die sich nicht durch die beiden anderen Energieträger, Kohlenhydrate und Fette, austauschen lässt. Bekommen wir dieses Minimum nicht, essen wir, wie viele andere Tiere, so lange weiter, bis wir unseren Proteinhunger gestillt haben, denn Eiweiß aktiviert das Sättigungshormon Leptin. Der Proteinbedarf liegt bei einem Gramm pro Kilogramm Körpergewicht am Tag.

Die richtige Menge und Wertigkeit von Eiweiß

Wie viel Eiweiß brauchen Sie also pro Tag, um Ihren Körper ausreichend zu unterstützen? Ein gesunder Mensch sollte etwa 0,8 Gramm Eiweiß pro Kilogramm Körpergewicht zu sich nehmen. Ab etwa 65 Jahren sollte die aufgenommene Eiweißmenge auf ein Gramm pro Kilogramm Körpergewicht gesteigert werden, um die Muskulatur zu erhalten. Wer viel Sport treibt, darf etwas mehr konsumieren, also 1,3 bis 1,5 Gramm Eiweiß pro Kilogramm Körpergewicht. Tatsächlich liegen die meisten Deutschen mit 1,1 Gramm Protein pro Kilogramm Körpergewicht über dieser Empfehlung.

Wichtig zu wissen ist, dass Proteine vom Körper nicht gespeichert werden können. Sie müssen täglich aufs Neue zugeführt werden. Dabei ist jedoch nicht nur die Menge entscheidend, sondern auch die enthaltenen Aminosäuren, die zu körpereigenen Proteinen zusammengebastelt werden. Sämtliche Proteine werden aus 20 Aminosäuren gebildet, die in verschiedenen Kombinationen aneinandergereiht werden. Von diesen 20 verschiedenen Aminosäuren kann der Körper etwa die Hälfte selbst produzieren. Die übrigen sind essenziell – sie müssen mühsam aus proteinreicher Nahrung herausgeklaubt werden.

Die biologische Wertigkeit besagt, wie viel von einem Eiweiß aus der Nahrung in körpereigenes Eiweiß umgewandelt werden kann. Für Eier wurde der Wert auf 100 gesetzt. Andere Eiweißquellen werden damit verglichen. Der Wert gibt an, wie viel körpereigenes Eiweiß wir aus den Aminosäuren im jeweiligen Lebensmittel aufbauen können. Je höher der Wert ist, desto besser. Fleisch und Milchprodukte erreichen dabei bessere Werte als die meisten pflanzlichen Eiweißquellen. Aber wie erwähnt stellen sich Pflanzenproteine nicht nur als nicht schädlich heraus, sie können sogar vor Krankheiten schützen. Während zum Beispiel tierisches Protein mit erhöhtem Blutdruck und Diabetesrisiko einhergeht, sind pflanzliche Proteine mit gesenktem Blutdruck und niedrigerem Diabetesrisiko assoziiert. Hülsenfrüchte haben beispielsweise eine hohe biologische Wertigkeit, die enthaltenen Aminosäuren werden besonders gut in körpereigene Eiweiße umgebaut. Am besten kaufen Sie getrocknete Linsen und keine in Dosen. Denn wenn die Linsen lange im Dosenwasser liegen, gehen Mineralstoffe und wasserlösliche Vitamine in die Flüssigkeit über. Dank ihres hohen Ballaststoffgehalts machen Linsen schnell und lang anhaltend satt.

Generell gilt: Je ähnlicher das Nahrungseiweiß dem Körperprotein in der Aminosäurenzusammensetzung ist, desto besser eignet es sich als »Aufbaunahrung«. Diese Ähnlichkeit misst man als biologische Wertigkeit. Je höher die Wertigkeit ist, desto leichter fällt es dem Körper, das Nahrungseiweiß in körpereigenes umzuwandeln. Der Namensgeber, das Eiweiß, hat mit 100 die höchste biologische Wertigkeit, weil es eine für den Menschen optimale Kombination der Aminosäuren enthält. Andere tierische Lebensmittel wie Fleisch, Fisch und Milch liegen im Bereich zwischen 80 und 90. In der Regel enthält unsere Ernährung durch den reichlichen Verzehr von Fleisch und Milchprodukten bereits einen relativ hohen Anteil an tierischem Eiweiß. Damit ist jedoch immer auch eine Aufnahme von unerwünschten Begleitstoffen wie tierischen Fetten (gesättigten Fettsäuren) und Purinen verbunden, die sich negativ auf den Fettstoffwechsel auswirken.

Eiweiß ist nicht gleich Eiweiß

Pflanzenproteine sollten bevorzugt werden, sie liefern gleichzeitig viele Ballaststoffe und ein großes Volumen und haben so einen hohen Sättigungswert. Tatsächlich war in zwei Langzeitstudien der Harvard Medical School in Boston die Aufnahme von tierischen Proteinen mit einem höheren Sterberisiko verbunden als die von pflanzlichen Proteinen.[53] In den Untersuchungen waren die wichtigsten Quellen für tierisches Eiweiß verarbeitetes und unverarbeitetes Rinder- und Schweinefleisch, Hühnerfleisch, Milchprodukte, Fisch und Eier. Pflanzliches Eiweiß stammte vor allem aus Brot, Getreide, Nudeln, Nüssen, Bohnen und Hülsenfrüchten. Das Team errechnete auch, wie sich Zu- und Abnahme von tierischen und pflanzlichen Proteinen in der Ernährung auf das Sterberisiko auswirken.

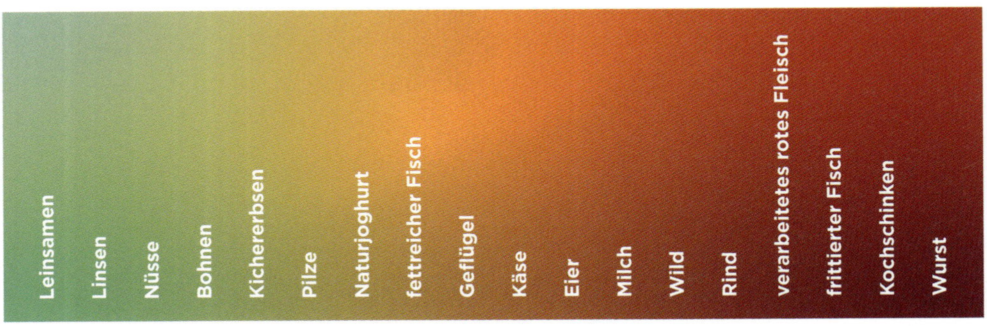

Pflanzliche und tierische Proteinquellen bieten hochwertiges Eiweiß, wirken jedoch mehr oder weniger schützend oder schädigend auf den Körper.

Nach der Bereinigung der Risikofaktoren aus Lebensstil (Zigaretten, Alkohol, Übergewicht, Bewegung) und Ernährung ergab sich für den Studienzeitraum: Wenn der Anteil an tierischem Protein um zehn Prozent im Verhältnis zur gesamten Kalorienaufnahme zunimmt, erhöht sich das Sterberisiko allgemein um zwei Prozent, das Risiko, an einer Herz-Kreislauf-Erkrankung zu sterben, sogar um acht Prozent. Im Gegensatz dazu sinkt das Sterberisiko um zehn Prozent, wenn drei Prozent mehr pflanzliches Protein in der Nahrung enthalten sind. Noch deutlicher sind die Zahlen, wenn ein Teil der aufgenommenen tierischen Proteine durch pflanzliche ersetzt werden. Dabei lohnte sich insbesondere die Nahrungsumstellung von verarbeitetem Rinder- und Schweinefleisch, zum Beispiel Würstchen, und Ei auf pflanzliche Proteine. Die Studie zeigt, dass Pflanzen eine sehr gute Eiweißquelle sind und dass zu den ökologischen Problemen der Fleischproduktion auch noch ein Gesundheitsrisiko beim Fleischverzehr hinzukommt.

Pflanzliche Lebensmittel schneiden im Vergleich der biologischen Wertigkeit zwar insgesamt schlechter ab, aber auch hier gibt es Protein-Stars: die bereits erwähnten Hülsenfrüchte wie zum Beispiel Linsen, Nüsse, Kartoffeln und Getreideprodukte. Außerdem werden pflanzliche Eiweißquellen natürlicherweise

Die Top 9 der Hülsenfrüchte	
Hülsenfrüchte	**Eiweißgehalt in Gramm pro 100 g**
weiße Bohnen (Trockenprodukt)	21,1
weiße Bohnen (Konserve)	5,0
Erbsen (Trockenprodukt)	23
Erbsen (Konserve/TK)	5
Kichererbsen (Trockenprodukt)	19
Kidneybohnen (Konserve)	5
Linsen (Trockenprodukt)	23
Lupinen (Pulver)	40
Sojabohnen (Trockenprodukt)	38

von mehr gesunden ungesättigten Fettsäuren begleitet und sind cholesterinfrei. Wer zusätzlich geschickt kombiniert, kann übrigens auch pflanzliche Protein-Minimalisten in hochwertige Eiweißquellen verwandeln. In der Hitparade der Protein-Kombis ganz oben stehen Kartoffeln mit Fisch, Fleisch oder Ei, Haferflocken oder Müsli mit Milch, Brot mit Käse oder Quark. Diese Kombinationen liefern sehr hochwertige Eiweißmischungen und können daher vom Körper besonders gut verarbeitet werden.

Hülsenfrüchte – eine ausgezeichnete pflanzliche Proteinquelle

Mit Hülsenfrüchten kommt aufgrund der Sortenvielfalt garantiert keine Langeweile auf. Die sind nicht nur echte Eiweißbomben, sondern auch reich an gesunden Ballaststoffen, die lange satt halten. Weitere Pluspunkte gibt es für den hohen Gehalt an den Mineralstoffen Eisen, Kalium und Magnesium, die vor allem für Sportler wichtig sind.

TIPP Mehr Kraft durch Eiweiß

Bitte verzichten Sie auf angeblich so wirksame Muskelpülverchen für den Eiweißshake. Den körperstraffenden Muskelaufbau unterstützen Sie viel besser auf natürliche Weise:

- *Achten Sie bei der Auswahl Ihrer Nahrungsmittel auf den Gehalt an essenziellen Aminosäuren und deren biologische Wertigkeit. Zu den hochwertigsten pflanzlichen Eiweißlieferanten zählen: Samen, Kerne oder Nüsse sowie Linsen; sie strotzen vor Eiweißmolekülen, die der Körper optimal verwerten kann.*
- *Auch Exoten wie Mangos und Papayas kurbeln die Eiweißverdauung an. Sie stimulieren den gesamten Stoffwechsel, was wiederum vitalisierend wirkt.*
- *Ein besonders wichtiger Eiweißbaustein ist Tryptophan. Es ist reichlich vorhanden in Salaten und Gemüse, Milch, Joghurt, Fisch, Huhn und Truthahn. Tryptophan ermöglicht es, dass das Gehirn ausreichend mit dem »Glücklichmacher-Hormon« Serotonin versorgt wird – es hebt die Stimmung und fördert die mentale Fitness. Die richtige Kombination der Speisen sichert neben der körperlichen Vitalität auch die Konzentration. Pflanzliche Proteine machen also glücklich.*
- *Erbsen enthalten je 150-Gramm-Portion knapp 10 Gramm Protein, 7,5 Gramm Ballaststoffe und 40 Prozent des Vitamin-C-Tagesbedarfs.*

Clever kombinieren für schlanke Muskeln

Mit biologisch besonders hochwertigen Eiweißkombinationen können Sie sich auch ohne allzu viel Fleisch vollwertig ernähren!

Günstige Nahrungsmittelkombinationen für Eiweißernährung sind[54]				
Proteinquelle 1		**Proteinquelle 2**		**Beispiele**
Körnerfrüchte: Reis, Buchweizen, Weizen, Hafer, Dinkel, Roggen, Hirse, Mais	+	Hülsenfrüchte: Bohnen, Sojabohnen, Kichererbsen, Erbsen, Linsen	=	Erbsengerichte mit Brot, Bohnen mit Maisfladen (Tortillas), Hirse mit Kichererbsen
Körnerfrüchte: Reis, Buchweizen, Weizen, Hafer, Dinkel, Roggen, Hirse	+	Ei/Milch(-produkte): Ei, Milch, Dickmilch, Joghurt, Quark, Käse	=	Müsli, Käsebrot, Pfannkuchen
Kartoffel	+	Ei/Milch(-produkte): Ei, Milch, Dickmilch, Joghurt, Quark, Käse	=	Pellkartoffeln mit Quark, Kartoffeln als Beilage zu Fleisch und Fisch

Sekundäre Pflanzenstoffe – bioaktive Stoffe mit Gesundheitswert

Um ihre Überlebenschancen zu vergrößern, produzieren Pflanzen sekundäre Pflanzenstoffe. Sie werden auch mit »bioaktive Inhaltsstoffe essbarer Pflanzen« umschrieben. Mittlerweile kennt man mehrere Tausend Substanzen, die allesamt eine ganz wichtige Rolle im permanenten Reparatur- und Schutzbetrieb des Körpers spielen. Eingeteilt sind die sekundären Pflanzenstoffe nach ihren chemischen Strukturen und Wirkweisen mit schicken Namen wie Lykopin, Anthozyan, Betacarotin, Chlorophyll, Resveratrol und Allizin. Sie sind in unterschiedliche Kategorien unterteilt, wie Karotinoide, Isoflavone und Stilbene. Eine der größten und am besten erforschten Gruppen sind die Polyphenole. Sie spielen auch eine bedeutende Rolle in Bezug auf den Prozess der Apoptose, den sogenannten Zelltod. Sie verhindern, dass alte und geschädigte Zellen sich vermehren. Das ist auch der Grund, weshalb sie im Zusammenhang mit der Krebsprävention wichtig sind. Außerdem nähren sie noch die gesunden Darmbakterien. Polyphenole geben Obst und Gemüse Farbe, genau wie zum Beispiel

Karotin. Eine einfache Regel, die Sie im Kopf haben sollten: Je tiefer die Farbe, umso größer die Chance, dass jede Menge Polyphenole in dem Nahrungsmittel stecken. Dies gilt besonders für rote, violette und blaue Obst- und Gemüsesorten, Trauben etwa, Waldbeeren, Granatäpfel, aber auch Kakao und Kaffee. Polyphenole finden sich zudem in Walnüssen, Tee, Wein und Olivenöl. Studien haben ergeben, dass jede Farbe ihren eigenen sekundären Pflanzenstoff hat. Man braucht also all diese Farben des Regenbogens, wenn man eine große Vielfalt an sekundären Pflanzenstoffen aufnehmen will. Einen Hauptteil unserer Nahrung sollten daher diese farbenfrohen antientzündlichen Naturstoffe ausmachen, um unsere Zellen effektiv vor Alterungsprozessen zu schützen. Je mehr wir davon essen, desto besser.

Überprüfen Sie die Vielfältigkeit Ihrer Ernährung, denn verschiedene Farben signalisieren unterschiedliche pflanzliche Eigenschaften. Blaue und violette Lebensmittel wie Blaubeeren sind reich an Anthozyanen, die mit einem geringeren Risiko für Herzerkrankungen in Verbindung gebracht werden, während Flavone Lebensmitteln eine gelbe Farbe verleihen und nachweislich die Herzgesundheit fördern. Uns stehen täglich circa 70 verschiedene Gemüse- und Obstsorten zur Verfügung. Trotzdem essen die meisten Menschen häufig dasselbe: eine bestimmte Anzahl an Gemüse- und Obstsorten, die sie gut kennen, die ihnen schmecken und mit denen sie sich vor allem beim Kochen auskennen. Unsere Zellen benötigen eine große Vielfalt, denn längst nicht alle lebenswichtigen Nährstoffe stecken in jedem einzelnen Lebensmittel. Denken Sie deshalb bereits beim Obst- und Gemüseeinkauf an den Regenbogen! Wer alle Farben im Einkaufskorb hat, lässt keinen Gesundheitshelfer aus.

Die Schale hat's in sich

Denn in der Schale steckt der Großteil der wertvollen Stoffe. Essen Sie Obst und Gemüse daher besser immer mit Schale. Das Schälen von Obst oder das großzügige Entfernen der äußeren Blätter bei Gemüse oder das Entfernen der Randschichten bei Getreide senken den Gehalt an sekundären Pflanzenstoffen. Sie verteilen sich in pflanzlichen Lebensmitteln ungleichmäßig und ihr Großteil befindet sich meist in den Schalen oder in den äußeren Schichten und Blättern.

Antioxidative Flavonole gegen Gedächtnisverlust

Obst, Gemüse und Tee enthalten antioxidative Flavonole, die den kognitiven Abbau im Alter verlangsamen können, das heißt, Menschen, die häufig Lebensmittel mit Flavonolen verzehren, können dem kognitiven Rückgang im Alter entgegenwirken. Zu diesem Schluss kommt eine Studie, die im Journal *Neurology* der American Academy of Neurology veröffentlicht wurde.[55] Flavonole gehören zu den Flavonoiden, für die antioxidative und gesundheitsfördernde Effekte belegt sind. Sie sind unter anderem in Grünkohl, Bohnen, Tee, Spinat, Brokkoli, Tomaten, Äpfeln, Birnen, Orangen, Olivenöl und Wein enthalten.

Die Gehirnalterung mit Roter Bete aufhalten

Den Ergebnissen zufolge verbessert bereits eine Portion Rote-Bete-Saft am Tag – kombiniert mit sportlicher Betätigung – die Plastizität, also die Formbarkeit, des Gehirns. Verantwortlich für die positive Wirkung auf die Alterung des Hirns ist das in Roter Bete enthaltene Nitrat. Im Körper wird es in Nitrit umgewandelt, das wiederum die Bildung von Stickstoffmonoxid im Blut anregt. Dadurch erweitern sich die Blutgefäße und der Blutdruck sinkt. Ebenso wie die Muskeln wird auch das Gehirn folglich besser mit Sauerstoff versorgt. Bei Probanden, die eine Stunde vor dem Sport ein kleines Glas konzentrierten Rote-Bete-Saft tranken, konnte nach sechs Wochen eine Leistungssteigerung festgestellt werden. Die Versuchsteilnehmer waren Männer im Alter von durchschnittlich 65 Jahren. Bei ihnen wurde im Gegensatz zur Kontrollgruppe, die vor dem Training nur Wasser getrunken hatte, eine bessere Neuroplastizität festgestellt. Neuroplastizität ist die Fähigkeit des Gehirns, sich neu zu »verkabeln«. Das menschliche Gehirn ist kein fest verdrahtetes, starres Organ, sondern es verändert sich bis ins hohe Alter immer wieder. Ohne Neuroplastizität wäre kein Lernen möglich. Je besser die Neuroplastizität funktioniert, desto lernfähiger und flexibler ist das Gehirn. Ein Glas Rote-Bete-Saft ist folglich ein Jungbrunnen für das Denkorgan. Besonders in Kombination mit Sport kommen die vielen Vorzüge der nitrathaltigen Rübe zur Geltung.

Die unsichtbaren Muntermacher: Vitamine

Wie können wir unseren Vitaminbedarf sicherstellen? Generell hat jeder Mensch einen individuellen Bedarf an Vitaminen und Mineralstoffen, abhängig von Körpergröße, Gewicht und Gesundheitszustand, aber auch vom Lebensstil. Experten der Deutschen Gesellschaft für Ernährung (DGE) haben Richtlinien für den Tagesbedarf ausgearbeitet, an denen Sie sich orientieren können. Leider gibt es kein Lebensmittel, in dem alle Vitamine in den erforderlichen Mengen stecken, und das ist auch gut so. Warum? Ganz einfach: Da unsere Lebensmittel Vitamine in unterschiedlicher Menge und Zusammensetzung enthalten, kann sich jeder nach seinem Gusto das Leckerste aussuchen! Die Vitaminlieferanten Nummer eins sind immer noch Obst und Gemüse, am knackig-frischen Obst- und Gemüsekorb führt kein Weg vorbei. Gleichzeitig sind pflanzliche Produkte reich an Ballaststoffen. Was aber weniger bekannt ist: Vitamine sind keineswegs ausschließlich in Obst und Gemüse enthalten. Mehr oder weniger stark dosiert finden sich diese lebenswichtigen Wirkstoffe auch in Fleisch, Fisch, Getreide oder Milchprodukten. Gute Lieferanten der B-Vitamine sind beispielsweise Vollkornprodukte, Getreide und Fleisch.

Fazit: Statt täglich eine Vitaminpille zu schlucken oder sich eine Vitamin-Brausetablette aufzulösen (diese enthalten übrigens sehr viel Zucker), bedienen Sie sich möglichst abwechslungsreich aus der gesamten Nahrungspalette. Achten Sie auf das saisonale Angebot. Am besten klappt es mit einem Zusammenwirken vieler unterschiedlicher Einzelsubstanzen. Es ist gerade das Zusammenspiel von Hunderten bis Tausenden bekannter und unbekannter Substanzen, das unser Essen so wertvoll macht.

Vitamine gegen Radikale

Die Lateiner unter Ihnen erkennen an der Vorsilbe *vita* (lateinisch für »Leben«) im Wort »Vitamine« sofort deren lebenswichtige Bedeutung. Als sogenannter essenzieller Bestandteil unserer Ernährung sind sie Voraussetzung für viele lebenswichtige Vorgänge in unserem Körper. Vitamine sind für viele zum Symbol für gesunde Ernährung schlechthin geworden. Tatsächlich geht ohne diese für unser Auge nicht sichtbaren, geschmacksneutralen und fast gewichtslosen Wirkstoffe in unserem Körper nichts: Bei jeder einzelnen Stoffwechselfunktion sind sie mit von der Partie. Sie liefern selbst zwar keine Energie, sorgen aber dafür, dass alles reibungslos abläuft – und das bereits in Minimengen. So sind sie zum Beispiel wichtig für die Blutbildung, für gutes Sehen, für gesunde Haut und Haare oder für den Aufbau von neuem Gewebe. Insgesamt sind 13 Vitamine bekannt, die der Körper nicht selbst bilden kann und die Sie daher mit der täglichen Nahrung aufnehmen müssen.

Grundsätzlich werden Vitamine in zwei Gruppen unterteilt: die wasserlöslichen und die fettlöslichen. Die wasserlöslichen Winzlinge kann der Körper nur kurzfristig speichern. Diese Gruppe besteht aus dem bekannten Vitamin C und dem sogenannten Vitamin-B-Komplex, zu dem die Vitamine B_1 (Thiamin), B_2 (Riboflavin), B_6, B_{12} (Cobalamin) sowie B_3 (Niacin), B_5 (Pantothensäure), B_9 (Folsäure) und B_7 (Biotin) gehören. Fettlösliche Vitamine können vom Körper nur aufgenommen werden, wenn Fett mit im Spiel ist. Aber keine Sorge, Sie müssen Ihre Möhre nicht mit Margarine knabbern, um Ihre Versorgung mit Vitamin A zu sichern. Der Fettanteil eines Joghurts, den Sie zwei Stunden vorher oder nachher essen, genügt völlig zur Einschleusung des Vitamins, ebenso wie das Olivenöl über dem Salat. Schon kleinste Fettmengen sind genug, um den Transport in die Zellen sicherzustellen. Zur fettlöslichen Fraktion gehören die Vitamine A, D, E und K. Auch wenn es verlockend erscheint, sollten diese Biostoffe nicht im Übermaß aufgenommen werden, denn anders als die wasserlöslichen Vitamine werden sie bei zu hoher Dosierung nicht einfach aus dem Körper ausgeschieden, sondern im Fettgewebe und in der Leber eingelagert. Durch die Speicherung der Vitamine kann es hier auch zu einer Überversorgung kommen. Daher gilt besonders für die fettlöslichen Vitamine: Viel hilft nicht viel – eine über dem Bedarf liegende Vitaminzufuhr steigert nicht die Leistung.

Die Vitamine A, C und E und seine Vorstufe Betacarotin zählen zu den bereits vorgestellten Antioxidantien. Sie können uns vor den Auswirkungen der zellschädigenden freien Radikale schützen. Das sind keine Polit-Anarchos, sondern zellzerstörende Sauerstoffmoleküle. Egal ob beim Prozess der Alterung, Krebs, Herzkrankheiten oder anderen Beschwerden – die aggressiven Sauerstoffverbindungen sind immer mit im Spiel (Seite 18). Sie greifen Zellstrukturen, Eiweißmoleküle und sogar das Erbgut an. Je stärker die Belastung durch Alltagsstress, Umweltgifte und eine ungesunde Lebensweise ist, desto größeren Schaden können sie anrichten. Zum Glück können Sie sich mit einem kräftigen Vitamincocktail wehren. Wissenschaftler sprechen in diesem Zusammenhang von einer antioxidativen Wirkung.

Eine starke antioxidative Kraft liegt in Vitamin E. Es schützt die Zellwände und erhält die Funktion von Muskeln und Nerven. Außerdem sorgt es dafür, dass die anderen Vitamine überhaupt richtig arbeiten können. Vitamin E steckt in Pflanzenölen, allen voran Weizenkeimöl. Vitamin C mobilisiert unsere Immunabwehr und beschleunigt die Heilung. Obst, grünes Blattgemüse, Kohl und Paprika versorgen uns mit reichlich Vitamin C – und darüber hinaus mit vielen sekundären Pflanzenstoffen. Von jetzt an machen Sie Front gegen die aggressiven Moleküle und geben den Angreifern Saures!

TIPP Tiefgekühlte Vitamine

Wer kann schon mehrmals in der Woche frisches Obst und Gemüse einkaufen? Die Alternative: Tiefkühlkost! Sie enthält immer noch mehr Vitamine als zu lang gelagerte Frischkost. Studien haben gezeigt, dass beim Einfrieren bis zu 80 Prozent des Vitamin-C-Gehalts erhalten bleiben. Bevor Sie Ihren Salat oder Spinat zwei bis drei Tage liegen lassen, entscheiden Sie sich also besser gleich für Vitamine on the rocks!

Mineralstoffe – kleine Mengen, große Wirkung

Rund um die Uhr finden im Körper gleichzeitig unzählige chemische Prozesse statt. Damit sie ungestört ablaufen, sind zahlreiche Vitalstoffe in kleinen und kleinsten Mengen erforderlich. Zu diesen Mikronährstoffen gehören neben den Vitaminen die Mineralstoffe und Spurenelemente. Anders als die drei Makronährstoffe Eiweiß, Fett, Kohlenhydrate liefern sie zu keinerlei Zeit Energie, und auch wenn sie nur rund vier Kilogramm unseres Körpergewichts ausmachen – im Gegensatz zu anderen Pfunden sollten wir sie möglichst nie verlieren. Mineralstoffe sind anorganische Elemente, die genauso klein und ebenso lebenswichtig sind wie die Vitamine. Mehr als 20 verschiedene gibt es, und jedes Teilchen hat im Körper seine eigenen wichtigen Aufgaben zu erfüllen. Mineralstoffe liefern selbst keine Nahrungsenergie, aber ohne diese Substanzen könnten wir nicht einmal mit der Wimper zucken. Ob Verdauung, Vermehrung oder Verstand – immer sind Mineralien mit im Spiel. Sie sind wichtige Bestandteile für Muskeln und Nerven, Knochen und Zähne, helfen bei der Blutbildung und dem Sauerstofftransport im Blut. Da der Körper selbst keine Mineralstoffe bilden kann, sie aber mit jedem Tropfen Körperflüssigkeit verloren gehen, müssen Sie sich täglich über die Nahrung ausreichend Nachschub beschaffen. Nur so bleibt Ihnen die volle Leistungsfähigkeit erhalten.

Sie gelten immer mehr als Schlüssel für gesundes und geistig fittes Altern. Mit Ende 50 sinkt einer Studie der Universität Potsdam zufolge die natürliche Menge an Spurenelementen wie Selen oder Zink im Körper.[56] Das drosselt die Leistung der Immunabwehr, das Gedächtnis wird schwächer, Alzheimer oder Parkinson nehmen zu. Außerdem nimmt der Schutz vor freien Radikalen ab. Bei Älteren kommt es auch oft zu einem Magnesiummangel. Der Alterungsprozess wird beschleunigt, weil sich die Telomere verkürzen. Die Zahl der Zellteilungen nimmt ab, die Zellen sterben früher, so eine Studie der Universität Berkeley.[57]

Mineralstoffe werden in Mengen- und Spurenelemente unterteilt. Entscheidend ist dabei, in welcher Menge der jeweilige Stoff in unserem Körper vorhanden ist. Von den eigentlichen Mineralstoffen oder auch »Mengenelementen« (zum Beispiel Kalzium, Magnesium) benötigen wir relativ viel, von Spurenelementen (zum Beispiel Zink und Chrom) nur wenige Mikrogramm. Trotzdem ist es in unserer mineralienfeindlichen Realität alles andere als selbstverständlich, dass wir ausreichend mit ihnen versorgt sind. Hierfür gibt es mehrere Gründe: Stress, Alkohol und einseitige Ernährung bringen die Nährstoffbilanz kräftig aus dem Lot. Sogar wenn wir mit frischen Zutaten kochen, schütten wir die Mineralien mit dem Koch- und Waschwasser direkt in den Ausguss, um anschließend lieber ein Tütensüppchen aufzutischen.

Sie müssen deshalb aber noch lange nicht die Versorgung pausenlos anhand von Tabellen kontrollieren. Was tun, damit der Körper optimal mit allen Nährstoffen versorgt wird? Die Lösung ist einfach: Wieder einmal ist Vielseitigkeit Trumpf: verschiedene frische, wenig verarbeitete Nahrungsmittel mit wechselnder Herkunft und ganz viel Gemüse. Wer den richtigen Mix aus pflanzlichen und tierischen Lebensmitteln (etwas Fisch, wenig Fleisch) hinlegt, lebt supergesund.

Befolgen Sie diese acht Tricks, um mehr Nährstoffe herauszukitzeln:

- Waschen Sie Salate und Gemüse möglichst unzerkleinert, damit die Mineralstoffe nicht ausgespült werden.
- Entfernen Sie beim Schälen von Orangen nicht die weiße Haut, denn die Haut enthält die meisten Mineralien und Vitamine.
- Beim Grillen, Garen, Dämpfen, Blanchieren und Dünsten bleiben mehr Mineralien übrig als beim Kochen. Dünsten – also im Dampf garen – ist die gesündeste Zubereitungsmethode.

- Fisch sollten Sie in Folie dünsten und möglichst nicht mit Kohl kombinieren. So bleibt der Jodgehalt hoch und die Aufnahme des Mineralstoffs ungehindert.
- Frische Kost und Tiefkühlprodukte sind bezüglich ihres Mineraliengehaltes Konserven deutlich überlegen.
- Benutzen Sie scharfe Messer. Sie beschädigen damit weniger Zellen und verringern so die Verluste.
- Verwenden Sie die während des Kochens entstehenden Flüssigkeiten weiter, um daraus später Suppen oder Soßen zu produzieren.
- Verzichten Sie auf Fertiggerichte, denn je weiter Produkte bereits verarbeitet sind, desto mehr Mineralstoffe gehen verloren. So enthalten 100 Gramm Getreide circa 30 Mikrogramm Chrom, das wichtig für die Regulierung des Blutzuckers ist. Helles Mehl Type 405 liefert dagegen nur noch etwa drei Mikrogramm.

Die wichtigsten sechs Mineralstoff-Helferlein im Überblick

Magnesium ist das Multitalent unter den Mineralstoffen. Es aktiviert über 300 Enzyme, hilft beim Energiestoffwechsel, beim Zusammenspiel von Nerven und Muskeln und schützt vor Herzerkrankungen. Die ausreichende Aufnahme sollte eigentlich kein Problem sein, denn mit Vollkornprodukten, Hülsenfrüchten und grünem Gemüse, Milch, Fisch, Bananen und Beerenfrüchten lässt sich die Grundversorgung leicht sichern. Auch magnesiumreiches Mineralwasser ist hilfreich.

Kalzium hält die Knochen in Form. Kalzium stärkt als wichtiger Baustoff die Knochen, beeinflusst aber auch Muskeln und Nerven sowie die Blutgerinnung. Mangelerscheinungen können zu Osteoporose führen. Ist zu wenig verfügbar, holt sich der Körper das Kalzium aus den Knochen, die dadurch brüchig werden. Zudem fühlen Sie sich in diesem Fall nervös und kraftlos, Ihr Kreislauf ist gestört. Deshalb sollten auf Ihrem Speisezettel reichlich Milch und Milchprodukte stehen, aber auch Sesamsamen, Beerenfrüchte, Vollkorngetreide, Trockenobst und Gemüse, vor allem Brokkoli, Lauch und Spinat.

Eisen sorgt für Ausdauer. Eisen ist für den Sauerstofftransport im Blut unerlässlich und spielt eine zentrale Rolle im gesamten Immunsystem. Ein Mangel kündigt sich durch allgemeine Appetitlosigkeit, Müdigkeit und Blutarmut an. Damit Eisen aus pflanzlichen Produkten optimal vom Körper verwertet werden kann, gehört stets Vitamin C dazu. Ein frischer Salat mit Zitronendressing, ein Glas Obstsaft oder der Obstsalat nach der Hauptmahlzeit schmecken nicht nur gut, sondern lassen Sie länger durchhalten!

Jod hält die Zellen auf Trab. Das Schilddrüsenmineral ist unerlässlich für die Zellen und die Regulation des Stoffwechsels sowie für Herz, Lunge, Nieren – und Ihre Muskeln. Ein Mangel macht müde und nervös, Leistung und Konzentration lassen nach. Gute Jodlieferanten sind Seefische, Algen, Fleisch und Milchprodukte.

Vorsicht bei Nahrungsergänzungsmitteln

Glaubt man der Werbung, reicht eine Mineralstofftablette aus, um mit voller Energie durchzustarten. Die Pharmaindustrie lockt zu diesem Zweck mit einem unüberschaubaren Angebot an Mineralstoffpräparaten in allen Dosierungen und Kombinationen. So einfach ist die Sache aber leider nicht. Die Pillenmixturen entstehen häufig ohne solide wissenschaftliche Basis. Wer dennoch wegen zu viel Stress oder einem zu hohen Kaffee- oder Alkoholkonsum einen Mineralienmangel befürchtet, sollte vorher einmal bei seinem Arzt vorbeischauen. Wer auf eigene Faust unkontrolliert Pillen schluckt, kann ernste Störungen verschleiern und bringt seinen Mineralienhaushalt eventuell nur noch mehr aus dem Gleichgewicht. Echte Mangelerscheinungen beruhen meist auf einer organischen Störung des Aufnahmevermögens. Damit verbundene Symptome erleichtern die Diagnose. Die isolierte Zufuhr eines Biostoffs kann außerdem den gesamten Stoffwechsel durcheinanderbringen. So hemmt beispielsweise Eisen die Aufnahme von Kupfer und Zink. Kalzium und Magnesium behindern sich ebenfalls gegenseitig, da sie über den gleichen Transportmechanismus in den Körper gelangen. Der menschliche Organismus funktioniert nun einmal nicht wie eine Maschine. Alles ist durch vielfältige Wechselwirkungen miteinander vernetzt. Nicht nur der jeweilige Stoff allein, sondern Ihre gesamte Lebensweise ist wichtig. Setzen Sie einfach auf den richtigen und leckeren Mix! Generell ist nämlich davon auszugehen, dass eine Umstellung der natürlichen Nahrungsaufnahme auf viel Obst und Gemüse, ein möglichst abwechslungsreicher Speisezettel sowie möglichst naturbelassene Nahrungsmittel in unseren Breitengraden eine ausreichende Versorgung gewährleisten!

Zink ist ein Multitalent für die Gesundheit. Zink ist nicht nur für den Geschmack von gutem Essen verantwortlich, auch über 300 Enzyme sind von einer optimalen Zufuhr abhängig. Fehlt dem Körper Zink, heilen Wunden schlecht, der Stoffwechsel wird gestört und das Immunsystem ist geschwächt. Achtung! Bei psychischem und körperlichem Stress wird vermehrt Zink mit dem Urin ausgeschieden. Sorgen Sie in solchen Situationen für eine ausreichende Zinkaufnahme durch Vollkorngetreide, Sojabohnen, Fisch und Schalentiere.

Selen schützt die Zellen vor oxidativem Stress. Es reguliert die Arbeit des Immunsystems und normalisiert die Schilddrüsenfunktion. Fehlt das Mineral, kann es zu schuppiger, blasser Haut, Haarausfall, Gelenkbeschwerden, Muskelschwäche, Müdigkeit und Bluthochdruck kommen. Selen steckt in Pilzen, weißen Bohnen, Kichererbsen, Zwiebeln, Paranüssen, Linsen, Makrele und Hummer.

Wie Sie Ihren Mineralstoffbedarf decken – eine Faustregel

Fünfmal am Tag eine Portion von jeweils mindestens 100 Gramm Obst oder Gemüse sichern die Grundversorgung an Mineralien und Vitaminen. Die enthaltenen sekundären Pflanzenstoffe, die Sie als Farb-, Aroma-, Geruchs-, Geschmacks- und Schutzstoffe wahrnehmen, erleichtern die Aufnahme von Vitaminen und Mineralien. Außerdem beugen diese Begleitstoffe Krebs und Herz-Kreislauf-Erkrankungen vor, stärken die Immunabwehr, hemmen Entzündungen und Bakterien, senken erhöhte Cholesterinwerte und Blutzuckerwerte. Nur eine gezielte Ergänzung hilft Ihrer Gesundheit und Fitness im Zweifelsfall wirklich! Das bedeutet, dass ein Mangel ärztlich mit einer Blutuntersuchung abgeklärt werden muss. Denken Sie auch daran: Je mehr Sport Sie treiben, umso geringer ist das Risiko einer Mangelversorgung. Warum? Weil Sie durch den erhöhten Kalorienverbrauch automatisch mehr Nährstoffe zu sich nehmen. Gefährdet sind also vorrangig nicht die Aktiven, sondern eher die Couch-Potatoes.

Lebenselixier Nummer eins: Wasser

Sie fühlen sich öfter mal schlapp und müde? Das kann eine ganz einfache Ursache haben: Sie trinken zu wenig. Wenn Sie zu wenig trinken und sich zu wenig bewegen, findet kein richtiger Austausch von Nährstoffen statt. Unser Organismus reagiert auf Schwankungen im Wasserhaushalt außerordentlich sensibel, immerhin besteht unser Körper zu 70 Prozent aus Wasser, unsere Körperzellen insgesamt zu etwa 85 Prozent und das Gehirn sogar zu 90 Prozent! Wasser transportiert wichtige Nährstoffe, hält den Stoffwechsel in Schwung und die kleinen grauen Zellen auf Trab. Wasser ist der wichtigste Grundbaustein unserer Nahrung. Ausreichende Flüssigkeitszufuhr ist entscheidend für unser Wohlbefinden, daher heißt die Devise: trinken, trinken, trinken. Wir können bis zu 30 Tage ohne Nahrung auskommen, aber nur drei Tage ohne Wasser.

Pro Tag verlieren wir rund 2,5 Liter Flüssigkeit. Einen Teil der verlorenen Flüssigkeit ersetzen wir durch Nahrung, der Rest, etwa 1,5 bis 3 Liter pro Tag, muss allerdings durch Trinken wieder aufgefüllt werden. Wenn der Körper auch nur um drei Prozent dehydriert, verlieren die Muskeln bereits zehn Prozent ihrer Leistungsfähigkeit, und die Konzentration lässt genauso nach wie die Koordination!

Warum Wasser gesund ist und fit macht

Was bislang nur wenigen bekannt ist: Wenn Sie zu wenig trinken, werden Sie leichter dick! Bei Flüssigkeitsmangel wird der Stoffwechsel automatisch um zwei bis drei Prozent gedrosselt. Die Ursache: Ohne das Transportmittel Blut, das zu 80 Prozent aus Wasser besteht, können die Zellen den Stoffwechselprozess gar nicht aufrechterhalten. Es versorgt alle Zellen und Organe mit lebensnotwendigen Vitalstoffen. Je mehr Wasser wir trinken, desto besser kann das Blut fließen und desto mehr wird unser Stoffwechsel angeregt – und die Fettsäuren können schneller aus den Zellen transportiert werden. Umgekehrt gilt allerdings genau das Gleiche: Je mehr Wasser wir trinken, umso besser. Der Stoffwechsel funktioniert und der Körper entschlackt, indem körpereigener Abfall und Schadstoffe schneller ausgeschieden und Mineralien und Spurenelemente im gesamten Körper besser verteilt werden. Das wiederum kommt sämtlichen Organen zugute, unter anderem der Haut, die dank der Feuchtigkeit von innen strahlend und frisch wirkt. So weit, so gut. Wenn Sie Durst verspüren, ist es für Ihren Flüssigkeitshaushalt allerdings bereits zu spät. Besser ist es, Sie beugen dem Durst vor und trinken in Zukunft über den Tag verteilt mindestens sechs bis acht Gläser – wenn möglich, Wasser. Denn es ist keineswegs egal, was Sie trinken.

TIPP So geht gesundes Trinken

- *Machen Sie sich zur Gewohnheit, zu jeder Mahlzeit mindestens ein Glas Wasser zu trinken.*
- *Obst und Gemüse können ebenfalls einen wichtigen Beitrag zu einem ausgeglichenen Flüssigkeitshaushalt leisten. Wassermelonen, Gurken und Tomaten haben einen besonders hohen Anteil an dem kostbaren Nass.*
- *Für mehr Geschmack und einen noch größeren gesundheitlichen Effekt geben Sie etwas Zitronensaft ins Wasser. Damit sorgen Sie dafür, dass die fettverbrennenden Enzyme besser transportiert werden und die natürliche Entschlackung des Körpers gefördert wird.*
- *Stellen Sie sich morgens die empfohlene Trinkmenge einfach schon bereit. Ideal ist es, zwei Einliterflaschen dort zu deponieren, wo Sie sich am Tag die meiste Zeit aufhalten. Am Abend sollten beide geleert sein. So haben Sie Ihr Pensum ständig vor Augen.*
- *Wenn Sie zu einer Laufrunde aufbrechen, achten Sie darauf, dass Sie nicht nur während und nach der Tour Ihre Flüssigkeitsreservoirs auffüllen, sondern bis etwa eine halbe Stunde vor dem Start bereits etwa 0,5 Liter getrunken haben.*
- *Wenn Sie Sport treiben, müssen Sie den zusätzlichen Schweißverlust ausgleichen. Also greifen Sie besser noch öfter zur Flasche! Gefüllt mit Apfelsaftschorle – das optimale Mischungsverhältnis beträgt drei Teile Wasser und einen Teil (ungesüßten) Apfelsaft – wird neben Ihrem Flüssigkeitsverlust auch Ihr Mineralstoffhaushalt wieder ausgeglichen.*

Null Kalorien bedeutet nicht gleich null Inhaltsstoffe

In Wasser sind zahlreiche Mineralien und Spurenelemente enthalten, in unterschiedlicher Konzentration. Von diesen hier profitieren Sie am meisten:

- **Chlorid:** Kurbelt die Verdauung an.
- **Eisen:** Sorgt für mehr Sauerstoff im Blut.
- **Kalium:** Verbessert die Nervenfunktionen.
- **Magnesium:** Leitet die Nervenimpulse an die Muskeln und erhöht die Konzentrationsfähigkeit und die Koordination.

- **Kalzium:** Stärkt Knochen und Zähne. Sorgt außerdem für mehr Nervenstärke.
- **Natrium:** Regelt den Wasserhaushalt.
- **Zink:** Gut für die Haut und fördert zusätzlich die Wundheilung.

Wenn Sie nun in den Supermarkt gehen, finden Sie ein reichhaltiges Angebot verschiedenster Wässer. Die genannten Inhaltsstoffe variieren ganz natürlich von Wasser zu Wasser, je nachdem, aus welcher Quelle es stammt. Doch auch die unterschiedlichen Bezeichnungen für Wasser geben einen Hinweis auf seine Qualität. Grundsätzlich wird in die folgenden Kategorien von Wasser unterschieden:

- **Natürliches Mineralwasser** wird aus unterirdischen Vorkommen geschöpft und ist von Natur aus ursprünglich rein. Das »natürliche Mineralwasser« braucht als einziges deutsches Lebensmittel eine amtliche Anerkennung. Das Reinheitsgebot wird hier bierernst genommen. Bevor das Prädikat vergeben wird, müssen erst einmal 200 Tests bestanden werden. Zusätze, abgesehen von etwas Kohlensäure, sind nicht gestattet.
- **Heilwasser** muss, aus unterirdischen Quellen stammend, vor Ort abgefüllt werden und, wie der Name schon sagt, heilende Eigenschaften haben. Es gilt daher auch nicht als Lebens-, sondern in erster Linie als Arzneimittel. Heilwasser enthält einen vorgeschriebenen Mindestgehalt an wirksamen Mineralien und darf nur in geringen Mengen getrunken werden. Tipp für Trinker: Gleich morgens ein Glas Heilwasser bringt den Organismus in Schwung und gleicht die Flüssigkeitsverluste der Nacht gesund aus.
- **Quellwasser** muss zwar ebenfalls aus einer unterirdischen Quelle sprudeln, eine Mindestmenge an Mineralien ist jedoch nicht vorgesehen. Anders als bei einem natürlichen Mineralwasser muss die ursprüngliche Reinheit nicht nachgewiesen werden. Alles in allem handelt es sich also um eine ziemlich vage Angelegenheit, was die Inhaltsstoffe betrifft.
- **Tafelwasser.** Klingt edel? Ist es aber nicht! Tatsächlich wird es industriell hergestellt. Es bedarf keiner speziellen amtlichen Anerkennung und es müssen keine ernährungsphysiologischen Wirkungsweisen nachgewiesen werden. Theoretisch darf es jeder herstellen. Obendrein müssen die Etiketten keine Hinweise auf die Inhaltsstoffe enthalten. Meistens ist es ein Mix aus Mineral- und Trinkwasser. Zusätzliche Inhaltstoffe werden, je nachdem, was gerade angesagt ist, extra hinzugefügt.

Regionale und supergesunde Superfoods

Seit einigen Jahren erobern immer neue, exotische Lebensmittel die Medien und Supermarktregale und sie alle sollen besser sein als andere. Zu diesen gehypten »Neuentdeckungen« zählen in der Regel pflanzliche Nahrungsmittel, die einen besonders hohen Gehalt an wertvollen Inhaltsstoffen oder sekundären Pflanzenstoffen haben und dadurch einen höheren gesundheitlichen Nutzen versprechen. Die sogenannten Superfoods, wie Camu-Camu, Moringa oder Maqui, liefern sicher jede Menge gesunder Nährstoffe, keine Frage. Und klar haben einige Pflanzen beispielsweise aufgrund ihrer spezifischen Inhaltsstoffe neben ihren gesundheitsfördernden obendrein auch jung haltende Eigenschaften. Allerdings handelt es sich bei diesem Titel vor allem um geschicktes Marketing, während seriöse wissenschaftliche Studien, die den herausragenden Nutzen dieser trendigen Lebensmittel bestätigen, fehlen. Der Begriff »Superfood« ist also eher eine Marketingkreation. Die gängigen Superfoods sollen super für unsere Gesundheit sein, aber vor allem sind sie teuer, weil sie oft weite Wege aus entlegenen Gegenden der Welt zu uns zurückgelegt haben und oft unter ökologisch und sozial fragwürdigen Umständen produziert werden.

Selbstverständlich gibt es auch in unseren Breiten schon immer heimische Lebensmittel mit besonders guter Nährstoffdichte, also mit vielen Vitaminen und Mineralstoffen, sekundären Pflanzenstoffen und Antioxidantien. Sie sind ebenbürtige oder sogar noch wirksamere heimische Alternativen zu den exotischen Superfoods, die eine ausgewogene Ernährung durchaus ergänzen können. Aber sie können sie nicht ersetzen und uns auch nicht allein vor Krankheiten schützen. Im Gegenteil: Manchmal entsteht der Eindruck, dass einige wenige ausgewählte Lebensmittel für eine optimale Nährstoffversorgung ausreichen und wir deswegen nicht mehr viel anderes brauchen. Das ist aber Unsinn. Wir brauchen unbedingt die Vielfalt unserer Lebensmittel! Neben den exotischen Produkten bietet unsere heimische Pflanzenwelt reichlich Superfood und sollte nicht zuletzt, weil sie regional und saisonal verfügbar ist, die führende Rolle in unserer Ernährung spielen.

Der Verjüngungsspeiseplan

Die folgenden elf Lebensmittel dürfen in einer vielfältigen Ernährung nicht fehlen. Sie unterstützen uns auf allen Ebenen und lassen uns langsamer und gesünder altern.

Kreuzblütler-Gemüse: Bei den Kreuzblütlern handelt es sich um eine Pflanzenfamilie, zu der weltweit rund 400 Gattungen mit mehr als 4000 Arten gehören. Die Liste der Gesundheitsvorteile von diesen Gemüsesorten ist endlos lang. Charakteristisch für Kreuzblütler sind die vier sogenannten Kronblätter in der Blüte, die in der Form eines Kreuzes angeordnet sind. Typisch ist der charakteristische, kohlartige und leicht scharfe Geschmack. Kreuzblütler-Gemüse sind unter anderem Brokkoli, Blumenkohl, Weißkohl, Grünkohl, Rosenkohl, Pak Choi, Chinakohl (auch Pekingkohl, Japankohl, Selleriekohl genannt), Stängelkohl, Radieschen und Steckrübe. Auch Kresse, Rauke und Raps zählen zu dieser Pflanzengattung. Sie enthalten ihre ganz eigene Zusammensetzung aus Vitaminen und Mineralstoffen. Wenn Sie diese Gemüsesorten oft variieren, haben Sie schon viel erreicht, und der Ökobilanz kommt zugute, dass die meisten Sorten auch in Deutschland wachsen und deshalb keine langen Transportwege notwendig sind! Überraschend: Dank Vitamin C bekämpfen sie freie Radikale und verjüngen das Immunsystem. Grünkohl stärkt das Immunsystem, unterstützt die Sehkraft und fördert die Darmflora. Brokkoli und andere Kohlgewächse dienen als Schutz gegen freie Radikale. Er wirkt krebshemmend, antientzündlich und schützt die Zellen. Die in dem Gemüse enthaltenen Glucosinolate aktivieren Entgiftungsenzyme und haben eine krebsvorbeugende Wirkung, da mit ihrer Hilfe krebserregende Stoffe schneller wieder aus dem Körper ausgeschieden werden. Darüber hinaus sind viele Ballaststoffe, Vitamine, Mineralien und Spurenelemente enthalten. Dazu zählen beispielsweise Folsäure und Eisen, Selen, Kalzium, Kupfer, Zink und Mangan. Dunkle Gemüsesorten enthalten mehr Antioxidantien, die Entzündungen bekämpfen, als helle Gemüsesorten. Deshalb ist Brokkoli einer der Favoriten. Ein stärkerer Entzündungshemmer als Brokkoli lässt sich kaum finden, daher ist er gut für alle Organe und Körperfunktionen. Brokkoli enthält neben Karotin und Magnesium fast doppelt so viel Vitamin C wie Blumenkohl und ist relativ reich an Kalzium. Vor allem aber stecken in dem grünen Gemüse die krebshemmenden Glucosinolate sowie der Wirkstoff Sulforaphan. Im gedünsteten Zustand bleiben am meisten Vitamine erhalten. Etwa 350 Gramm Brokkoli pro Woche reichen bereits aus, um das Risiko zu verringern, an einer Reihe von Krebsarten zu erkranken, zum Beispiel etwa um 59 Prozent bei Prostatakrebs. Er liefert uns bei etwa gleichem Kaloriengehalt rund fünfmal so viel Kalzium, 15-mal so viel Karotin, zweimal so viel Eisen wie etwa der Blumenkohl und viele B-Vitamine sowie Folsäure. Essen Sie die Stiele mit. Sie sind reich am grünen Farbstoff Chlorophyll und am Spurenelement Selen.

TIPP Die Vielseitigkeit von Kohl nutzen

Das Gemüse fördert die Stimulierung der Stammzellen in der Muskulatur und wirkt sich so positiv auf das Wachstum von Muskelfasern aus. Doch nicht nur das, in ihm stecken noch so manch andere Fähigkeiten, die ihn zu einem echten Verjüngungsprofi machen:

- *Kohl gehört zu den Kreuzblütlern, die Senfölglykoside enthalten – Verbindungen, bei denen Alkohol mit einem Schwefelatom an Zucker gebunden ist. Damit schützen sich die Pflanzen vor Fressfeinden, Bakterien und Viren. Bereits in der Antike wurden sie deshalb als Heilmittel genutzt. Beim Kochen werden diese Stoffe teilweise zerstört oder in das Kochwasser geschwemmt. Daher sollten Sie es nicht wegschütten, sondern als Basis für eine Brühe oder Gemüsesaft nehmen. Im Kühlschrank hält es einige Tage lang. Oder Sie genießen Kohlrabi, Blumenkohl oder auch Brokkoli einmal roh.*
- *Sauerkraut ist fermentierter Weißkohl, besteht zu etwa zwei Prozent aus wertvollem Eiweiß und enthält viel Kalium, Kalzium, Eisen, Jod, Mangan, Vitamin K, Folsäure und mehrere B-Vitamine. Kabis (Kopfkohl) und Salz, mehr ist fürs Fermentieren nicht nötig, um sich auch im Winter mit den Vitaminen A, B und C, vielen Mineralien sowie wertvollen Milchsäurebakterien zu versorgen. Milchsäurebakterien sind deshalb vorteilhaft, weil sie das Sauerkraut nicht nur natürlich haltbar machen, sondern zudem für eine gesunde Darmflora sorgen. Die enthaltenen Nährstoffe straffen zudem das Bindegewebe, schützen die Gefäße und unterstützen das Immunsystem. Sauerkraut lässt sich auch aus Rotkohl herstellen. Der rote Farbstoff Anthozyan hat eine stark entzündungshemmende Wirkung und wird mit einer verbesserten Hirnfunktion sowie mit einem geringeren Risiko für Krebs, Herz- und Gefäßerkrankungen in Verbindung gebracht.*
- *Sautiert (kurz gebraten und in wenig Fett geschwenkt) behält Kohl übrigens die meisten Nährstoffe.*

Nüsse: Einst als »Kalorienbomben« verschrien, wissen wir inzwischen, dass Nüsse nicht nur nicht fett machen, nein, ein, zwei Handvoll Nüsse täglich senken das Sterblichkeitsrisiko und sind kerngesund. Zudem zählen Nüsse zu den Nahrungsmitteln mit der höchsten Nährstoffdichte. Besonders schön dabei ist, dass dies für alle Nüsse zu gelten scheint. Und ja: Nüsse bestehen zu einem Großteil aus Fett, dabei handelt es sich aber um ungesättigte Fettsäuren (Seite 61), die eine Vielzahl von Stoffwechselvorgängen im Körper ankurbeln, und klar ist: Ein aktiver Stoffwechsel unterstützt das Abnehmen. Außerdem weiß man, dass Nüsse den Insulinhaushalt entlasten, dadurch die Gefahr einer Insulinresistenz verringern und somit einem Typ-2-Diabetes vorbeugen.

Nüsse sind durch ihren hohen Anteil an Proteinen und gesunden Fetten das ideale Nahrungsmittel, um Haut und Gehirn jung zu halten. Als Jungmacher gilt die enthaltene Linolsäure, die die Haut von innen mit geschmeidig haltenden Lipiden versorgt. Mandeln haben einen sehr hohen Gehalt an Vitamin E, einen Nährstoff, der die Haut dabei unterstützt, Gewebe zu reparieren, die Feuchtigkeit zu halten. Zudem soll Vitamin E vor schädlichen UV-Strahlen schützen. Schon 28 Gramm liefern 50 Prozent des täglichen Richtwerts für die Zufuhr von Vitamin E. Studien haben auch gezeigt, dass die ungesättigten Fettsäuren der Mandeln die Herzgesundheit positiv beeinflussen, Kreislaufbeschwerden vorbeugen, die Gehirnaktivität verbessern und vitalisierend wirken.[58, 59, 60, 61] Mandeln gehören also nicht nur zur Weihnachtszeit, sondern rund ums Jahr auf den Tisch.

Wertvolle Inhaltsstoffe liefern auch insbesondere Walnüsse. Sie enthalten Zink, Vitamin E und B, ungesättigte Omega-3-Fettsäuren und Biotin, auch Vitamin H genannt. Letzteres ist wichtig für den Aufbau von Haut, Haaren und Nägeln. Hochwertiges Eiweiß fördert das Gehirn und beugt gegen Gefäß- und Herzerkrankungen vor. Die ungesättigten Fettsäuren stabilisieren den Zellaufbau, wirken antientzündlich und senken den Cholesterinspiegel. Täglich eine Handvoll Nüsse zu essen, erzielt bereits diesen Anti-Aging-Effekt.

Übrigens besteht bezüglich des Fettgehalts ein Paradoxon bei der Walnuss: Obwohl sie zu 60 Prozent aus Fett bestehen, verringert der tägliche Verzehr von Walnüssen das Risiko von Übergewicht.

Haferflocken: Sie sind nicht umsonst in aller Munde. Haferflocken enthalten eine geniale Kombination aus komplexen Kohlenhydraten, Proteinen, Ballaststoffen und den Vitaminen B_1 und E, außerdem reguliert das Getreide den Blutzuckerspiegel. Haferflocken sind mit 13 Gramm Eiweiß auf 100 Gramm eine hervorragende pflanzliche Proteinquelle, die für den Aufbau und Erhalt der Muskelmasse sorgt, und dürfen gern täglich in der Müslischüssel landen. Hafer spendet mit 332 Kalorien pro 100 Gramm zwar reichlich Energie, seine langkettigen Kohlenhydrate und Ballaststoffe werden jedoch langsam vom Organismus abgebaut. Wir sind so länger satt und können unser Leistungsniveau lange aufrechterhalten, ideal für Sportler also. Aus dem milden, leicht nussig schmeckenden Getreide lassen sich zarte und kernige Flocken, Schmelzflocken, Haferkleie oder Hafermehl herstellen. Das Gute daran ist, dass sie als Vollkornprodukte die Randschichten und den Keimling des Haferkorns beinhalten und eine sehr gute Nährstoffbilanz aufweisen. Sie enthalten 15 bis 20 Prozent Eiweiß, darunter sechs der acht essenziellen Aminosäuren. Hafer hat eine hohe biologische Wertigkeit, die in Verbindung mit Milch sogar auf 100 Prozent steigt.

Besonders in Kombination mit Eiweiß und den aufquellenden Ballaststoffen halten Kohlenhydrate den Blutzuckerspiegel stabil und verhindern fiese Hungerattacken. Studien der Harvard School of Public Health dokumentieren die umfassende Wirkung der Haferflocken auf die Gesundheit: Sie senken den Blutzuckerspiegel, entlasten Leber und Bauchspeicheldrüse, regulieren den Hormonhaushalt und unterstützen aufgrund der Ballaststoffe die Verdauung.[62] Mineralstoffe und Spurenelemente wie Magnesium, Phosphor, Eisen und Zink sowie B-Vitamine fördern den Stoffwechsel, sorgen für gute Nerven, bewirken kräftiges Haar und feste Nägel und stärken das Immunsystem. Die in ihnen enthaltenen B-Vitamine, Zink, Mangan und Kupfer machen die Haut schön und beugen auf natürliche Weise Falten vor. Die löslichen und unlöslichen Ballaststoffe in diesem traditionellen Frühstücksgetreide fördern das Blutzuckermanagement und verhindern eine Insulinresistenz, die die Telomere schädigen und verkürzen kann, sie senken den Cholesterinspiegel und schützen den Darm. Zusammen mit Beeren, die die Telomere schützen, bieten Haferflocken einen zusätzlichen Schub an gesundheitsfördernden Ballaststoffen. Die Alleskönner werden aus dem vollen Korn des Hafers gewonnen und sind wahre Nährstoffbomben.

TIPP Die beste Nährstoffaufnahme

- *Werden Haferflocken über Nacht eingeweicht, reduziert sich der Phytinsäuregehalt und wir können mehr Nährstoffe aus dem Hafer aufnehmen.*
- *Grobblättrige Haferflocken und Haferkleie haben deutlich mehr Ballaststoffe als blütenzarte Haferflocken und Schmelzflocken aus Hafer.*

Spinat: Schon Popeye wusste: Spinat hält fit und macht stark. Der grüne Kinderschreck neutralisiert freie Radikale. Er ist nicht nur reich an Ballaststoffen und Antioxidantien, die die Telomere schützen und für eine gesunde Darmflora sorgen. Er steht auch an der Spitze der Liste der Folatlieferanten. Folat ist ein B-Vitamin, das für die DNA-Synthese, die Reparatur und den Stoffwechsel in der Zelle erforderlich ist. Folat ist auch für die Aufrechterhaltung eines niedrigen Homocysteinspiegels unerlässlich. Ein hoher Homocysteinspiegel kann Entzündungen verursachen und unsere Arterienauskleidung schädigen, was Herzerkrankungen begünstigt. Sein hoher Gehalt an Magnesium und anderen wertvollen Mineralien versorgt die Muskulatur und regt den Blutfluss zum Gehirn an. Außerdem unterstützt er auch die Hirnrezeptoren, die dank ihm Botschaften schneller übertragen.[63] Es besteht auch ganz offensichtlich ein Zusammenhang zwischen einem Mangel an Folat und Vitamin B_{12} sowie hohen Homocysteinwerten und einer kürzeren Telomerlänge. Weitere gute Folatquellen sind Brokkoli, Spargel, Rosenkohl, Linsen und Bohnen (Sojabohnen, Pintobohnen, schwarze Bohnen, Marinebohnen und Nierenbohnen) sowie damit angereichertes Getreide und Vollkornprodukte.

TIPP Die geballte Ladung

Spinat enthält viel Oxalsäure. Daher eignet er sich weniger gut für einen grünen Smoothie, es sei denn, Sie dämpfen ihn kurz. Das hat auch den Vorteil, dass Sie viel mehr Spinat verarbeiten können: Gedämpft schrumpft ein Riesenberg an Blättern deutlich zusammen und ergibt damit geballtes Hirnfutter.

Äpfel: Äpfel sind hervorragende Jungbrunnen. Sie verdanken ihre verjüngende Wirkung den Vitaminen, sekundären Pflanzenstoffen und Ballaststoffen.

Zahlreiche sekundäre Pflanzenstoffe wie Quercetin, Catechin und Kaempferol, allesamt starke Antioxidantien, wirken entzündungshemmend. Studien zeigen, dass der enthaltene Farbstoff Quercetin das Risiko verringert, an Diabetes Typ 2 sowie an Lungenkrebs zu erkranken. Kaempferol reduziert das Risiko, einen Schlaganfall zu erleiden, und verringert das Risiko für Allergien, Parkinson, Herzkrankheiten und Alzheimer. Es soll sogar eine krebsvorbeugende Wirkung haben. Zudem wirken alle drei Entzündungsprozessen in den Zellen, die zu Alterungsprozessen führen, entgegen. Mit Vitamin C und Vitamin E unterstützen Äpfel die Abwehr und helfen beim Erhalt vorhandener Muskulatur. Und hier ein friendly reminder: die Schale mitessen.

Pilze: Diese erdigen, leichten und vielseitigen Gewächse liefern hochwertiges Vitamin D, das die Länge der Telomere günstig beeinflusst. Eine Studie, die im *Journal of Nutrition* veröffentlicht wurde, zeigte, dass Menschen, deren Blut einen niedrigen Vitamin-D-Gehalt aufweist, kürzere Telomere hatten als Menschen, die ausreichend mit Vitamin D versorgt waren.[64] Andere gute Möglichkeiten, Vitamin D über die Nahrung zu erhalten, sind angereicherte Soja- und Nicht-Milchprodukte (Pflanzendrinks) sowie fettfreie Milchprodukte und Getreideprodukte, obwohl bei einem Mangel möglicherweise Nahrungsergänzungsmittel erforderlich sind, um einen ausreichenden Spiegel aufrechtzuerhalten.

Rote Bete: Sie wächst auf heimischen Feldern, wird immer beliebter und hat es inzwischen bei vielen Gesundheitsbewussten bis in den Smoothie geschafft. Rote Bete hat einiges zu bieten – das gilt vor allem für ihre inneren Werte. Sie versorgt den Körper mit vielen lebenswichtigen Nährstoffen, und anders als bei anderen Gemüsesorten bleibt beim Kochen der Knolle ein Großteil der Vitamine und Mineralstoffe erhalten. Davon profitiert laut einer Studie der US-amerikanischen Wake Forest University vor allem das Gehirn.[65] Den Ergebnissen zufolge verbessert bereits eine Portion Rote-Bete-Saft am Tag – kombiniert mit sportlicher Betätigung – die Plastizität (Formbarkeit) des Gehirns (siehe auch Seite 94). Verantwortlich für die positive Wirkung auf die Alterung des Hirns ist das in Roter Bete enthaltene Nitrat. Im Körper wird es in Nitrit umgewandelt, was wiederum die Bildung von Stickstoffmonoxid im Blut anregt. Dadurch erweitern sich die Blutgefäße und der Blutdruck sinkt. Ebenso wie die Muskeln wird auch das Gehirn folglich besser mit Sauerstoff versorgt.

Tomaten: Das in Tomaten reichlich vorhandene Lykopin senkt das Risiko, an Lungen-, Haut-, Magen, Blasen- und Prostatakrebs zu erkranken. Seine antioxidative Wirkung entfaltet dieses Karotinoid am besten in gegarten Tomaten(-produkten) und in der Kombination mit etwas Fett. Zudem verfügt die Tomate neben einem hohen Vitamin-C-Gehalt und reichlich B-Vitaminen über viel Eisen und Folsäure. Das Eisen der Tomate liefert Energie, die Folsäure schützt vor Arterienverkalkung. So stärkt die Tomate das gesamte Immunsystem. Greifen Sie beim Tomatenkauf zu den dunkleren, weil sie einen höheren Lykopinanteil aufweisen. Rot-schwarze Tomaten enthalten mehr Lykopin als rote Tomaten und etwa 1000-mal so viel wie gelbe Tomaten. Zwar steckt überall in der Tomate Lykopin, doch enthält die Haut drei- bis fünfmal so viel wie das Fruchtfleisch, weswegen man die Tomaten unbedingt mit der Haut verzehren oder kochen sollte. Das Kochen ist ohnehin ein wichtiger Faktor, um das Beste aus der Tomate herauszuholen, denn dadurch wird Lykopin wesentlich besser vom Körper aufgenommen und es wird mehr des Wirkstoffes aus der Tomatenzelle herausgelöst. Lykopin ist außerdem fettlöslich, was bedeutet, dass, wenn man die Tomate in Olivenöl kocht, die Menge, die der Körper aufnimmt, um das Dreifache steigt.

TIPP Das Beste aus der Tomate rausholen

Das Antioxidans Lykopin wird besonders wirksam, wenn man die Tomate erwärmt. Bei passierten Tomaten kann es sogar noch besser vom Körper aufgenommen und verarbeitet werden. Daher eignen sich Tomaten besonders gut für Suppen oder Soßen. Lassen Sie sich trotzdem nicht davon abhalten, die leckersten Tomaten, die Sie finden können, roh mit etwas Basilikum und gutem Olivenöl zu verzehren.

Und noch ein Tipp zur Aufbewahrung: Reife Tomaten liegen schwer in der Hand und sollten süßlich riechen. Lagern Sie Tomaten nicht im Kühlschrank, denn dort verlieren sie an Geschmack. Am besten halten sie sich offen in einer Schale bei 13 bis 16 Grad Celsius, sie sollten nicht direkt in der Sonne liegen. Bitte kein Obst danebenlegen, denn Tomaten verströmen ein Reifegas, das Früchte schneller reifen beziehungsweise verderben lässt.

Leinsamen: Die Samen der Flachspflanze enthalten etwa 40 Prozent Fett. Bei der Hälfte davon handelt es sich um die mehrfach ungesättigte Omega-3-Fettsäure Alpha-Linolensäure, die vom Körper nicht selbst hergestellt werden kann und mit der Nahrung zugeführt werden muss. Obwohl Leinsamen eher unscheinbar wirken, sind sie lokale Superhelden, denn außerdem stecken in den kleinen braunen Samen Lecithin sowie die Vitamine B_1, B_2 und B_6. Sie enthalten Vitamin E, Kalium, Kalzium, Eisen und Zink und punkten sogar mit einem hohen Eiweißgehalt. Sie spielen bei der Versorgung von Nerven, Haut, Haaren und der Blutbildung eine wichtige Rolle. Leinsamen sind eine heimische Alternative, die die exotischen Samen oder Früchte des Noni- oder Baobab-Baums sogar übertreffen: Sie enthalten mehr Proteine, einen höheren Gehalt an ungesättigten Fettsäuren, fördern zudem die Verdauung und sind ballaststoffreich. Sie schmecken zum Frühstück im Müsli, in Brot oder geschrotet in einem Smoothie und sind eine sehr gute Ballaststoffquelle. Zudem halten sie Sie für lange Zeit satt, weil sie aufquellen. Damit wir die gesunden Inhaltsstoffe aufnehmen können, sollte das heimische Superfood geschrotet sein. Denn seine Schale ist noch härter als die von Chiasamen. Außerdem gibt es braune und goldene Leinsamen, die sich in ihrer Zusammensetzung unterscheiden: Während die braune Sorte mehr Omega-3-Fettsäuren mitbringt, besitzt die goldene Saat einen höheren Ballaststoffgehalt und damit ein besseres Quellvermögen.

Hülsenfrüchte: Weiße, rote, schwarze Bohnen, dicke Bohnen, Sojabohnen, grüne und gelbe Erbsen, rote, gelbe und braune Linsen, Lupinen oder Erdnüsse – es scheint sie wirklich in allen Farben, Formen und Größen zu geben. Die kleinen Kraftpakete sind in Sachen Nachhaltigkeit besonders wertvoll, sie schonen mit ihrem heimischen Anbau und ihrem geringen Wasser- und CO_2-Fußabdruck Ressourcen. Dank ihrer guten Lagerfähigkeit haben Hülsenfrüchte zudem das ganze Jahr Saison und lassen sich getrocknet sehr lange aufbewahren. Außerdem sind sie sehr gesund, günstig und sättigend. Während sie in afrikanischen, asiatischen und südamerikanischen Ländern zu den Grundnahrungsmitteln zählen, ist von ihren sage und schreibe 20 000 Arten in Europa nur ein Bruchteil bekannt. In Indien oder Brasilien beispielsweise gehören Bohnen bereits in den ersten Babybrei. Ob Kuhbohne, Tellerlinse, Puy-Linse oder Wachtelbohne – bei dieser Vielzahl kommt gewiss keine Langeweile auf!

Ernährungsphysiologisch punkten die bunten Talente mit ihrem hohen Proteingehalt (siehe auch Seite 90) und sättigenden Ballaststoffanteil (siehe auch Seite 81). Hülsenfrüchte sind quasi DIE pflanzliche Proteinquelle, und das sorgt zusammen mit den vielen Ballaststoffen für eine lange Sättigung. Von allen pflanzlichen Lebensmitteln sind Hülsenfrüchte diejenigen mit dem höchsten Eiweißgehalt. In den verzehrfertigen Varianten liegt der Gehalt mit bis zu zehn Prozent nur knapp unter den etwa 13 Prozent, die Eier enthalten. Für Menschen, die vegan leben, auf Fleisch oder tierische Produkte verzichten oder weniger davon verzehren möchten, sind Hülsenfrüchte daher eine wertvolle eiweißreiche Alternative. Die Wertigkeit (Seite 89) des Eiweißes kann durch die Kombination mit Getreide noch gesteigert werden. Grundsätzlich ist es daher sinnvoll, verschiedene Lebensmittelgruppen zu kombinieren. Neben Getreide sind Nüsse und Saaten gute Ergänzungen zu Hülsenfrüchten. Sie enthalten sehr viel Eisen, das gut aufgenommen werden kann. Und ganz wichtig: eine Reihe an B-Vitaminen, unter anderem auch Folsäure. Zum Beispiel decken 100 Gramm Linsen schon den Tagesbedarf an Folsäure. Außerdem sind sie gute Vitamin- und Mineralstofflieferanten, beispielsweise für Eisen, Folat, Zink, Vitamin B_1 und Vitamin B_6.

TIPP Hülsenfrüchte richtig zubereiten

Die verschiedenen Sorten sind nicht sehr geschmacksintensiv, sodass man sie auf unterschiedliche Weisen zubereiten und würzen kann. Ihre Bekömmlichkeit hängt eng mit der Zubereitung zusammen. Mit diesen Tipps gelingt der Genuss: Vor dem Kochen einweichen lassen (das Wasser nicht weiterverwenden). Schmecken Sie mit verdauungsfördernden Kräutern wie Bohnenkraut, Fenchelsamen, Majoran, Anis oder Kümmel ab. Starten Sie Ihre Kocherfahrungen mit gelben oder roten Linsen. Geschälte Hülsenfrüchte sind bekömmlicher als ungeschälte. Beachten Sie die angegebene Kochzeit und garen Sie sie ausreichend.

Beeren: Dass Gemüse mit einer hohen antioxidativen Wirkung punktet, wissen Sie bereits. Doch wie sieht es mit Blaubeeren, Brombeeren, Erdbeeren und Himbeeren aus? Dem Human Nutrition Research Center on Aging an der Tufts University (deutsch etwa »Forschungszentrum für menschliche Ernährung beim Altern«) zufolge haben diese Früchte nach ihrem ORAC-Wert die stärkste antioxidative Wirkung (ORAC steht für *Oxygen Radical Absorbance Capacity* und bezeichnet die Wirkung als Sauerstoffradikal-Fänger). Blaubeeren etwa haben mehr Antioxidantien als 40 andere Obstsorten. Mit einer Tasse wilder Blaubeeren nehmen Sie mehr als 13 000 Antioxidantien zu sich. Die süßesten und nährstoffreichsten Fingerfoods der Natur sind der perfekte Weg, um Antioxidantien aufzunehmen, die zellschädigende freie Radikale bekämpfen und vorzeitigem Altern vorbeugen. Dabei gilt die Regel: Je dunkler die Beere, umso wirksamer ist sie. Die Vitamine A und C schützen die Zellen vor freien Radikalen. Untersuchungen zeigen, dass Menschen mit einem höheren Gehalt an Antioxidantien wie Vitamin C, E und Selen tendenziell längere Telomere haben. Dadurch schützen sie auch Ihre Herz- und Blutgefäße und können den Blutdruck senken. Sie sind außerdem sehr gesund für Gehirn und Augen. Darüber hinaus enthalten sie jede Menge Vitamin C, was das Immunsystem stärkt.

Rote und blaue Waldfrüchte sind oft untersucht worden. Sie schützen gut vor Krebs. Sowohl die Farbe als auch der Geschmack der roten Beeren und Weintrauben wird von den Polyphenolen geprägt, die laut Studien positiv auf die Darmflora wirken.[66, 67] Aus der Gruppe der Polyphenole identifizierten Forscher nun die Avenanthramide als besonders positiv. Sie können Ablagerungen in den Arterien verhindern, den Blutdruck senken und zu einem stabilen Herz-Kreislauf-System beitragen. Zudem hemmen sie Entzündungen und unterstützen das Immunsystem. Da sie in Kakao, Tee, Hülsenfrüchten, Obst und Gemüse zu finden sind, können Sie sie leicht in Ihre Mahlzeiten einbauen. Je intensiver die Farbe von Obst oder Gemüse, umso mehr Polyphenole enthalten sie in der Regel. Diese kraftvollen Antioxidantien nimmt der Körper besser auf, wenn man sie mit gesunden Fetten isst. Wählen Sie statt süßem Obst wie etwa Ananas lieber säuerliche Früchte wie schwarze und rote Johannis- oder Brombeeren.

TIPP **So schmecken Beeren am besten**

Heidelbeeren sind sehr vielseitig einsetzbar: Sie sind ein perfektes Topping für Ihre morgendlichen Haferflocken. Sie machen sich auch super in Joghurt oder als Dessert. Ein Beerensmoothie kann ein Lieferant geballter Energie sein. Und pur genießen geht natürlich auch!

Kräuter: Frische Kräuter sind eine der einfachsten Möglichkeiten, den Pflanzenkonsum zu erhöhen. Wenn Sie nicht den gesamten Bund brauchen, können Sie sie auch im Tiefkühler frisch halten. Grüne Kräuter (zum Beispiel Basilikum, Petersilie, Oregano, Thymian und Koriander) sind besonders nährstoffreich und enthalten viel Vitamin C und Vitamin K. Streuen Sie sie großzügig über Currys, Chilis, Salate und Suppen.

Die Nahrungspyramide

Eiweiße, Kohlenhydrate und Fette bilden das Grundgerüst der Ernährung. Es gibt zu diesen Makronährstoffen spannende Fakten, die bei einer Gewichtsreduktion helfen. Um gut funktionieren zu können, braucht der Körper alle drei Makronährstoffe, aber in unterschiedlichen Mengen. Laut den Empfehlungen der Deutschen Gesellschaft für Ernährung (DGE) sollte eine vollwertige Mischkost 55 bis 60 Prozent der täglichen Energiezufuhr durch Kohlenhydrate aus hochwertigen Quellen abdecken, um die 30 Prozent durch hauptsächlich pflanzenbasierte Fette und 10 bis 15 Prozent durch ausreichend Eiweiß. Es ist auch erwiesen, dass Gemüse, Getreide und Obst jeden Tag gegessen werden sollten. Essen Sie überwiegend pflanzliche Nahrungsmittel und sehen Sie tierische Produkte als Beilage und wählen Sie dabei entzündungshemmende fermentierte Formen von Eiweiß und Milchprodukten. Eier, Milch und alle weiteren Milchprodukte sollten nicht öfter als zwei- bis dreimal pro Woche auf den Tisch kommen. Für den Alltag heißt das: viele Hülsenfrüchte, Vollkornprodukte und Gemüse, etwas Fisch, kein rotes oder verarbeitetes Fleisch und sehr wenig weißes Fleisch, wenig Zucker und raffiniertes Getreide, angemessene Mengen an Nüssen und Olivenöl.

Zeit, Bilanz zu ziehen. Einen schnellen Überblick über die Food Facts gibt die Ernährungspyramide (Abbildung auf der nächsten Seite), die auf aktuellsten ernährungswissenschaftlichen Erkenntnissen basiert: Sie zeigt Ihnen einen simplen Weg auf, wie Sie sich gesund ernähren. Das Fundament bildet eine ausreichende Flüssigkeitsaufnahme von mindestens zwei Litern am Tag. Die Basis dieser Pyramide besteht aus allem, was Sie fit, satt, gesund und jung hält: Obst und Gemüse, Vollkornprodukte, Haferflocken, Hülsenfrüchte, Nüsse und Samen sowie hochwertige Pflanzenöle. Wur-

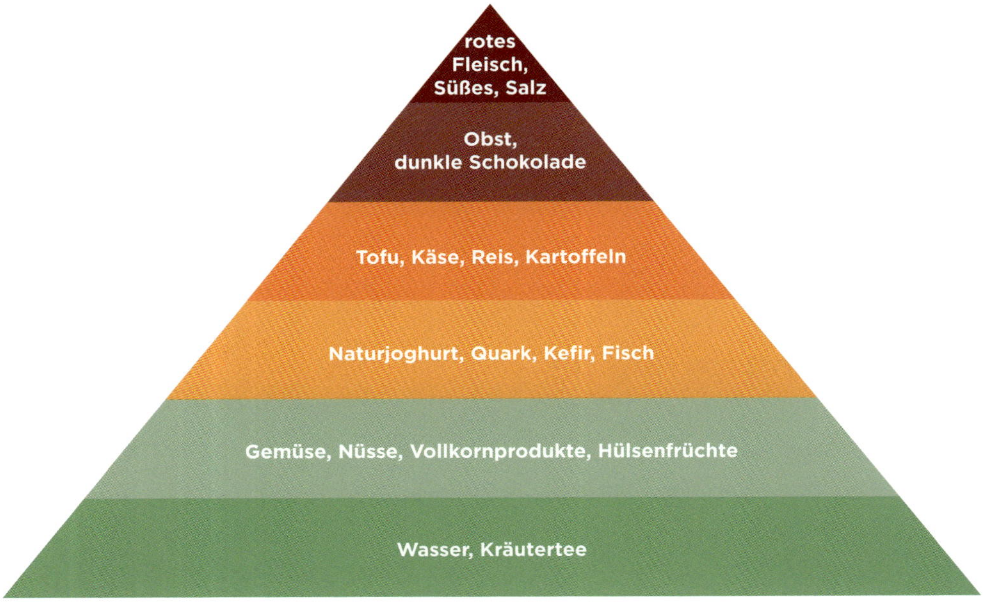

Verjüngende Ernährung ist einfacher als gedacht. So sieht eine optimale Ernährung aus.

zeln, Knollen und Blätter schützen durch ihren Gehalt an Vitaminen und bioaktiven Substanzen unter anderem vor Herz-Kreislauf- und Krebserkrankungen und sind sehr ballaststoffreich. Obst und Gemüse können also nach Herzenslust zwei- bis dreimal am Tag gegessen werden.

Meeresfrüchte, fettiger Fisch, Joghurt, Quark und Kefir folgen direkt nach der pflanzenbasierten Grundlage, eine Stufe weiter oben kommen Käse, Tofu, Kartoffeln, Reis und Hühnchen. Die drei untersten Stockwerke der Pyramide bilden die Basis einer gesunden und jung machenden Ernährung und sollten zusammen 75 Prozent der aufgenommenen Nahrungsenergie betragen. Achten Sie bei Ihrem Speiseplan auf Abwechslung, denn jedes Lebensmittel hat seine besonderen Vorzüge. Ganz oben an der Spitze stehen schließlich Süßes, Salziges und rotes Fleisch. Im Fall von Fleisch wird der Verzehr an wechselnden Tagen oder etwa ein- bis zweimal pro Woche empfohlen. Aus dieser Gruppe sollte also der geringste Teil der Energie kommen. Die Realität sieht leider meist ganz anders aus. Viele Menschen, besonders aber solche mit einem Gewichtsproblem, stellen diese Pyramide häufig auf den Kopf und laden sich gerade aus den obersten zwei Stockwerken am meisten auf den Teller.

Die gesündesten Lebensmittel	
Lebensmittelgruppe	**Lebensmittel**
(Blatt-)Gemüse	Spinat, Blattsalat wie Feldsalat, Brunnenkresse, Radicchio, Rucola, Tellerkraut, Brokkoli, Rosenkohl, Grünkohl, Blumenkohl, Tomaten, Karotten, Zucchini, Sauerkraut, Zwiebeln, Kürbis, Rettich, Lauch, Spargel, Mairübchen, Gurken, Topinambur, Pastinake, Stangensellerie, Spitzkohl, Weißkohl, Rotkohl, Fenchel, Schwarzwurzeln, Rote Bete, Rhabarber, Radieschen, Paprika, Kohlrabi, Zuckerschoten, Süßkartoffeln, Auberginen, Avocado, Oliven
Hülsenfrüchte	etwa Linsen, Bohnen, Erbsen, Kichererbsen (Hummus)
Speisepilze	Champignons, Shiitakepilze, Austernpilze
Obst/Beeren	Äpfel, Heidelbeeren, Brombeeren, Schwarze Johannisbeeren, Erdbeeren, Hagebutte, rote Weintrauben, Holunder, Sanddorn, Quitte, Sauerkirsche, Blaubeeren, Himbeeren sowie alle weiteren Beeren, Apfel, Birne, Trauben, Pflaume, Banane, Mango, Grapefruit, Pfirsich, Aprikose, Orange, Rosinen, Kokosnuss, Datteln
Kräuter und Gewürze	Petersilie, Kerbel, Basilikum, Schnittlauch, Thymian, Senf, Oregano, Bohnenkraut, Pfefferminze, Meerrettich, Ingwer
Nüsse	Walnusskerne, Haselnusskerne, Mandeln, Erdnüsse, Cashewnüsse, Pistazien, Pekannüsse, Paranüsse, Macadamianüsse
Samen	Leinsamen, Hanfsamen, Brennnesselsamen, Flohsamen, Sonnenblumenkerne, Kürbiskerne, Pinienkerne, Chiasamen
Körnerfrüchte	Buchweizen, Hafer, Gerste, Hirse, Hafergrütze, Haferflocken, Weizenkeime, Einkorn, Dinkel, Roggen, Bulgur, Gerste, Quinoa, Amarant, Couscous
Milchprodukte	Joghurt, Kefir, Quark, Schafskäse, Ziegenkäse, Skyr, Dickmilch, Sauerrahmbutter
Fisch	Lachs, Hering, Makrele, Forelle, Sardellen, Muscheln, Krabben, Garnelen, Austern

In der Tabelle auf Seite 119 finden Sie die pflanzlichen Lebensmittel mit hohem Verjüngungspotenzial, die besonders empfehlenswert sind. Die einheimischen Nährstoffbooster sind jeweils zuerst genannt. Fast alle Gemüse sind gesund. Aber einige sind besonders nahrhaft, enthalten mehr Nährstoffe als andere oder sind einfach praktisch aufzubewahren. Ebenfalls weit vorn stehen Gemüse- und Obstsorten, die als wirksame Entzündungshemmer bekannt sind. Wenn Sie Entzündungen – auch gerade mithilfe geeigneter Nahrungsmittel – senken, wirkt sich das positiv auf den gesamten Körper aus.

Mentale Stärke dank gesunder Ernährung

Es ist zwar ein einfaches Ernährungskonzept, das auf klaren intuitiven Leitlinien basiert, jedoch wird es erst durch Umsetzung und Interpretation lebendig. Probieren Sie Neues aus, das Ihr Leben bereichert. Lassen Sie sich inspirieren, werden Sie neugierig auf Produkte, die Sie vielleicht noch nicht kennen! Wenn Sie beginnen, die ersten Hinweise umzusetzen und sich von frischen und unverarbeiteten Lebensmitteln wie Gemüse, Obst, Hülsenfrüchten und Nüssen in ihrer ganzen Vielfalt zu ernähren, dann werden Sie in den ersten Wochen bereits einen angenehmen Energieschub bemerken. Sie werden spüren, wie jede Mahlzeit Ihrem Körper guttut und Ihnen lang andauernde Energie gibt. Dieser Effekt wird durch den hohen Anteil an komplexen langkettigen Kohlenhydraten, den richtigen Eiweißanteil sowie Ballaststoffe herbeigeführt. Das typische Mittagstief und Heißhungerattacken bleiben aus. Sie sind optimal mit Energie bis zur nächsten Mahlzeit versorgt. Erlauben Sie, dass sich Ihnen eine ganz neue Welt eröffnet, und probieren Sie regelmäßig etwas anderes aus. Es macht Spaß, Neues zu entdecken!

Es überrascht wohl kaum, dass Verhaltensweisen, die gewohnheitsmäßig ablaufen sollen, kaum Aufwand erfordern dürfen. Je leichter einem das Unterfangen fällt, desto weniger Motivation müssen wir dafür aufbringen. Sobald es schwer wird, steigt die Wahrscheinlichkeit des Scheiterns.

Neue Gewohnheiten Schritt für Schritt etablieren

Verknüpfen Sie die neue Verhaltensweise mit etwas, was Sie auf jeden Fall tun. Dann wird es wahrscheinlicher, dass Sie dranbleiben und sie zur neuen Gewohnheit wird und sie sich in Ihren Tagesablauf einfügt. Nehmen Sie sich beispielsweise die Zeit, sich neue Ernährungsgewohnheiten zuzulegen, indem Sie Schritt für Schritt vorgehen. Planen Sie dann ein, zwei Stunden ein, um ein neues Gericht auszuprobieren, oder kochen Sie etwas auf Vorrat, wie Pesto oder Hummus. Knüpfen Sie schon an bekannte Gewohnheiten an. Dieser Trick ist ungemein hilfreich, um neue Aktivitäten zu etablieren. Prüfen Sie Ihren Alltag: Wo können Sie eine Portion Gesundheit integrieren? Was passiert, wenn Sie von der Arbeit nach Hause kommen? Oder wenn Sie die Kinder in die Schule gebracht haben? Denken Sie daran zu genießen: den Prozess, das Essen und die guten Dinge, die Ihre neuen Gewohnheiten mit sich bringen. Indem Sie sich auf das Positive konzentrieren, bekommen Sie Lust weiterzumachen. Ehe Sie sichs versehen, haben Sie so Ihre Ernährung grundlegend umgestellt, was von heute auf morgen nicht möglich gewesen wäre. Setzen Sie Ihr neues Wissen um und leben Sie so Stück für Stück gesünder. Nehmen Sie sich für jede Woche ein bis zwei Dinge vor, die Sie konsequent und strikt umsetzen: Essen Sie diese Woche zu mindestens zwei Mahlzeiten Lebensmittel, die viele Probiotika enthalten, wie Kefir, Joghurt, Kimchi, Kombucha und Miso. Entfalten Sie Ihre neuen Talente beim Kochen. Kosten Sie neue Lebensmittel beim Einkaufen, probieren Sie immer mehr der vorgestellten Rezepte aus, bestellen Sie sich eine saisonale Biokiste und so weiter. Machen Sie sich auf eine spannende Entdeckungsreise. Der Weg ist das Ziel. Schlendern Sie über einen Wochenmarkt und lassen Sie sich immer wieder neu inspirieren.

SMART EATING – ESSEN IM BIORHYTHMUS

Seit Jahrhunderten streben Menschen nach einem langen Leben. Der Wissenschaft zufolge gibt es dafür einen sehr starken Faktor: die richtige Ernährung. Im Gegensatz zu Genen oder bestimmten Lebensumständen lässt diese sich beeinflussen. Dabei geht es zunehmend nicht nur darum, was in welcher Menge und Qualität auf den Teller kommt, sondern auch um das Wann. Wie es scheint, ist an der alten Volksweisheit also etwas Wahres dran. Je nach Uhrzeit sind wir ein biochemisch anderer Mensch. Forscher untersuchten, wie der zirkadiane Rhythmus – unsere innere Uhr – mit unserem Stoffwechsel zusammenhängt und der Körper tageszeitenabhängig auf Nahrung reagiert. Die Hormone Adrenalin, Serotonin und Co fordern in den ersten beiden Stunden nach dem Schlafen Futter, und dieses Verlangen sollten Sie nicht übergehen, denn jede Zelle braucht ausreichend Energie, um richtig zu funktionieren. Studien belegen, dass wir morgens empfindlicher auf Insulin reagieren, also weniger Insulin zur Kontrolle des Blutzuckerspiegels benötigen.[68] Insulin treibt die Zuckermoleküle, die wir aus der Nahrung verdaut haben und die in unseren Blutkreislauf gelangen, vom Blut in unsere Körperzellen hinein. Außerdem speichert Insulin Fett (siehe Seite 68). Abends nimmt die Insulinsensitivität ab, sodass mehr Insulin zur Senkung des Blutzuckers erforderlich ist. Je später es wird, desto weniger reagieren unsere Zellen also auf das Hormon Insulin. Wirft man einen Blick auf die Forschungsbefunde insgesamt, kann man resümierend sagen, dass es sich als günstig erweist, die meisten Kalorien in der ersten Tageshälfte zu sich zu nehmen – bis, grob gesagt, ungefähr 15 Uhr. Am frühen Morgen zum Beispiel ist die Leber ganz und gar auf Essen eingestellt, sie erwartet geradezu genetisch, dass der Mensch etwas isst, im Gegensatz zu spätabends oder nachts. Forscher, die die Ergebnisse verschiedener Metaanalysen auswerteten, kamen zu dem Ergebnis, dass Personen, die selten frühstückten, im Gegensatz zu denjenigen, die regelmäßig morgens aßen, häufiger unter Übergewicht litten. Es zeigte sich ein um elf Prozent höheres Risiko für Schwergewichtigkeit, wenn die Menschen an drei oder vier Tagen in der Woche die morgendliche Mahlzeit ausfallen ließen. Dies gilt unabhängig vom Alter, Geschlecht oder Status.

Leider lassen viele das Frühstück ausfallen, essen mittags nur eine Kleinigkeit und gönnen sich dafür ein üppiges Abendessen und danach diverse Knabbereien. Wer am Abend viel isst, hat morgens keinen Hunger und lässt wieder das Frühstück ausfallen, und der Ablauf beginnt von vorn. Deshalb spielt das Timing unserer Ernährung durchaus eine Rolle.

Energiereich in den Tag starten

Es ist gesünder für unseren Körper, wenn wir am Morgen mehr essen und die Portionen über den Tag hinweg immer kleiner werden. Leider weicht im Alltag oft aufgrund von Zeitdruck, mangelndem Appetit oder Muse ein vollwertiges herzhaftes Frühstück jedoch dem schnellen Snack oder einem süßen, ungesunden »Teilchen« auf die Hand aus der Bäckerei. Dabei spielt gerade die erste Mahlzeit des Tages eine besondere Rolle für einen guten Start in den Tag. Denn: Mit dem Frühstück legen Sie die Energiegrundlage für den restlichen Tag, es fördert die Konzentration und bringt den Stoffwechsel in Schwung. Aufgrund der erhöhten Insulinempfindlichkeit am frühen Morgen verkraftet unser Körper Kohlenhydrate zu diesem Zeitpunkt am besten. Wenn Sie auf Fruchtsäfte und andere schnell verdauliche Kohlenhydrate stehen: Am frühen Morgen wäre also der beste Moment für einen frisch ausgepressten Orangensaft. Wer ausgewogen frühstückt und gleich morgens mit reichlich Eiweiß in den Tag startet, wird zudem eher auf ungesunde Snacks zwischendurch verzichten, da der Blutzuckerspiegel konstant bleibt und Heißhungerattacken eher unwahrscheinlich sind. Andersherum zeigen Studien, dass bei einer zu geringen Kalorienaufnahme am Morgen sich tagsüber öfter ein Hungergefühl einstellt, oft auch in Kombination mit einem gesteigerten Verlangen nach Süßigkeiten.[69] Daher kommt es morgens darauf an, mit komplexen Kohlenhydraten und gesunden Fetten Energie zu tanken. Machen Sie es sich zur Gewohnheit, jeden Tag Kerne, Samen und Nüsse ins Müsli, zum Porridge oder aufs Brot zu streuen. Neben viel Protein enthalten sie auch wertvolle Omega-3-Fettsäuren.

Ein gesundes Frühstück enthält Vollkornprodukte, gesunde Fette, Vitamine und Mineralstoffe. Komplexe Kohlenhydrate gibt es aus Haferflocken oder Vollkorngetreide, Proteine aus pflanzlichen Quellen wie Dinkel, Buchweizen oder ebenfalls aus Haferflocken oder aus Naturjoghurt oder Magerquark. Der enthält besonders viel Eiweiß und macht dadurch lange satt. Zudem eignet er sich als Basis für ein süßes oder lecker gewürzt herzhaftes Frühstück. Es ist sinnvoll, nicht bis zum Ende des Tages zu warten, um seinen Bedarf an Proteinen zu decken, denn um Eiweiß zu verdauen, braucht der Körper relativ viel Zeit.

Hochwertige Fette finden sich in Samen, Körnern oder ungesalzenen Nüssen. Setzen Sie auf Vitamine und Mineralstoffe aus zuckerarmen Obstsorten wie Beeren oder aus leicht verdaulichen Gemüsesorten wie Tomaten oder Karotten oder greifen Sie zu einer Vitamin-C-reichen roten, gelben oder orangefarbenen Paprikaschote. Überhaupt ist das Beste, um die Glukosekurve flach zu halten, ein herzhaftes Frühstück. In vielen Ländern ist das absolut üblich. In Japan gibt es häufig Salat, im Mittelmeerraum Fleisch, Gemüse und Käse. Nehmen

Sie ruhig bereits morgens Ballaststoffe zu sich, etwas Spinat im Rührei oder Avocadostreifen auf dem Brot. Wird schon morgens Gemüse in die Ernährung integriert, erreichen Sie die empfohlene Tagesration von 500 Gramm leichter. Salatblätter, Tomaten oder Zucchinischeiben auf das Vollkornbrot oder etwas Fenchel werten ein Frühstück schnell auf. Klar dürfen auch Bio-Eier nicht fehlen. Sie enthalten gut verwertbare Proteine und die Vitamine A, E, K, B und Mineralstoffe. Pur enthalten Eier fast keine Kohlenhydrate, entsprechend wird kein Insulin ausgeschüttet. Und das Süße kommt zum Schluss. Der Zucker verursacht eine geringere Glukosespitze, wenn wir ihn nach der Mahlzeit zu uns nehmen. Wenn wir Süßes essen wollen, dann also am Ende einer Mahlzeit. Essen Sie am besten Obst, wenn die Lust nach Süßem über Sie kommt, denn hier sind die Glukose- und Fruktosemengen klein und werden von Ballaststoffen begleitet. Schneiden Sie Apfelstücke ins Porridge und süßen Sie den Joghurt mit Beeren. Trinken Sie am Morgen ausreichend, idealerweise stilles Wasser, am besten lauwarm, oder ungesüßten Tee, da der Körper über Nacht viel Flüssigkeit verliert. Erinnern Sie sich an den Tipp mit dem Zitronenwasser (Seite 78)?

Mittags Fokus auf Vitalstoffe

Mittags erwischt es jeden von uns: das Mittagstief! Leistungsfähigkeit und Konzentration sind im Keller – der perfekte Zeitpunkt für eine längere Pause. Gönnen Sie sich mit einem bunten, abwechslungsreichen Essen nicht nur einen Nachschub an Energie, sondern auch möglichst viele Vitalstoffe aus Obst, Gemüse und Salat. Die holen Sie aus dem Mittagstief heraus und helfen Ihnen über den Rest des Tages. Je bunter das Essen aussieht, desto besser. Große Salate, Gemüsebowls oder eine frische Gemüsesuppe bieten sich an und lassen sich gut vor der Arbeit zubereiten, wenn Sie nicht auswärts essen möchten. Täglich eine kleine Portion zu Mittag, dann wird Rohkost meistens besser verdaut als abends. Wichtig bei rohen Lebensmitteln ist: gut kauen! Der Mund ist der Vorverdauungsapparat unseres Körpers.

Vollkornnudeln eignen sich ebenfalls gut als Mittagessen, als kleine Beilage auch abends. Sie bestehen in erster Linie aus Kohlenhydraten. Aufgrund ihrer Struktur jedoch werden sie vom Körper etwas langsamer abgebaut und verdaut. Die Zuckermoleküle werden nur nach und nach an die Blutbahn abgegeben, was wiederum eine nicht ganz so starke Insulinantwort provoziert wie helle Pastasorten.

Achtung vor Snacks am Nachmittag

Bestes Beispiel ist Süßes am Nachmittag: Heißhunger entsteht, wenn der Blutzuckerspiegel unter den normalen Wert von 80 Milligramm Glukose pro 100 Milliliter Blut sinkt. Die Folge sind Kopfschmerzen, Aggressivität und Lust auf Süßes. Häufige Folge: Noch etwas Süßes oder nachmittags zum Kaffee ein Stück Kuchen – das ist doch etwas Schönes! Unser Stoffwechsel teilt unsere Leidenschaften diesbezüglich leider nicht! Schokoladen- und Kuchenorgien, die den Blutzuckerspiegel abrupt ansteigen lassen, führen unweigerlich zu einem hohen Insulinausstoß, und der Blutzuckerspiegel sinkt weiter rapide. Zuerst fühlt man sich durch den Zuckerstoß zwar munter, wird aber schnell müde und schlapp und es kommt erneut zu Hungergefühlen. Der Körper muss sich plötzlich mit großen Zuckermengen beschäftigen, obwohl er anderes zu tun hat. Damit ist ein Teufelskreis in Gang gesetzt, der zu Überernährung führt. Der nächste Griff in die Kekstüte ist programmiert. Aber jeden Nachmittag ein Stück Kuchen – schlimmstenfalls auch noch neben der Arbeit am Computer – ist nur eine schlechte Angewohnheit und kein Genuss. Das gilt übrigens auch für alle zucker- und milchhaltigen Getränke von Smoothies über Limos bis zu Cappuccino und Latte macchiato. Das bringt Ihnen statt mehr Wohlbefinden nur mehr Gewicht.

Nach einer normal großen Mahlzeit schüttet der Körper das Sättigungshormon Leptin aus. Neben den anderen Sättigungssignalen wie dem vom vollen Magen sorgt dieses dafür, dass wir uns erst nach vier bis fünf Stunden wieder hungrig fühlen. Wenn wir genau auf diese Signale hören, kann unser Stoffwechsel auf Hochtouren arbeiten. Zwischenmahlzeiten bringen ihn nur durcheinander – so ähnlich, als würden Sie ständig bei Ihrer Hauptaufgabe gestört. Spüren Sie in sich hinein: Brauchen Sie wirklich Kuchen oder eigentlich nur eine Pause? Viel besser wäre es, in einer solchen Situation frisches Obst zu essen, das neben rasch verfügbarer Energie auch Vitamine und Mineralstoffe liefert. Außerdem ist der im Obst enthaltene Zucker weniger hoch konzentriert und führt so nicht zu einem schnellen Anstieg des Blutzuckerspiegels wie bei Süßigkeiten.

Essen Sie gezielt nur drei Mahlzeiten. Taucht trotzdem Heißhunger auf, hilft zum Beispiel Zähneputzen oder langsam ein großes Glas Wasser zu trinken, denn oft wird der aufkommende Durst zwischen den Mahlzeiten als Hunger fehlinterpretiert. Probieren Sie einmal Wasser oder Tee zu trinken, anstatt zu naschen. Überlegen Sie: Habe ich jetzt wirklich Hunger? Oder doch nur Appetit oder das Bedürfnis nach Ablenkung oder Belohnung?

Abends die Regeneration unterstützen

Je später der Tag, desto kleiner sollten die Mahlzeiten ausfallen. Abends fährt der Energiestoffwechsel runter und der Baustoffwechsel hoch. Ihr Organismus braucht jetzt also statt Energie vor allem Eiweiß, damit er nachts die Zellen reparieren und umbauen kann. Kombinieren Sie beim Abendessen leicht verdauliche Proteine, etwa aus Fisch, mit Vitalstoffen aus zum Beispiel gedünstetem Gemüse. Dann hat der Körper nachts alles, was er benötigt. Auch Hülsenfrüchte, Eier, Milch- und Sojaprodukte passen wunderbar. Ein eiweißreiches Abendessen hat noch einen Vorteil: Es macht lange satt.

TIPP **Essen Sie bei Tageslicht**

Um den natürlichen Rhythmus des Stoffwechsels bestmöglich zu unterstützen, ist es sinnvoll, den größten Anteil der Nahrung bei Tageslicht zuzuführen, da der Körper und die hilfreichen Bakterien im Darm (Seite 120) einen bestimmten Rhythmus haben.

Vor oder nach dem Sport essen?

Wer schon einmal mit vollem Magen trainiert hat, weiß, dass das ziemlich unangenehm ist. Deswegen ist für viele Sportler das Essen vor dem Training ein No-Go. Wenn Sie später am Tag Sport treiben, sollte die letzte umfangreiche, schwere Mahlzeit bereits mindestens drei bis vier Stunden zurückliegen, weil die Verarbeitung so lange dauert. Wenn Ihr Organismus noch mit der Verdauung beschäftigt ist, sind Sie nicht voll leistungsfähig. Besser sind daher an Sporttagen leichte Mahlzeiten. Nach dem Sport hat Ihr Körper Bedarf an Makronährstoffen für den gewünschten Muskelaufbau. Unterstützen Sie ihn in den ersten zwei Stunden nach dem Training und kombinieren Sie dafür Proteine mit Kohlenhydraten. Die Proteine liefern Baustoffe für die Muskeln und die Kohlenhydrate Energie für den Umbauprozess.

Falls Sie Kraftsport treiben, ist eine Zufuhr von 15 bis 20 Gramm Proteinen in der ersten Stunde nach dem Training sinnvoll. Gerade in dieser Zeit ist Ihr Körper besonders sensitiv für das Muskelwachstum und nutzt intensiv die Nährstoffe zu seiner Regeneration.

Sicher lecker, aber keine vollwertige Alternative zu Gemüse, Obst oder anderen unverarbeiteten Snacks sind Proteinriegel. Generell gilt: Extraproteinpulver benötigen Hobbysportler nicht, da genügend Proteine über die normale Ernährung aufgenommen werden. Selbst bei Leistungssportlern reicht meistens eine ausgewogene Ernährung, um den Bedarf zu decken. Zudem stecken in diesen Produkten oft zuckerreiche Stoffe wie Glukosesirup oder Koffein. Eine Banane, ein Vollkornbrot oder ein Joghurt stillen ebenfalls den Hunger nach dem Sport.

Schlemmen ist erlaubt – aber bewusst

Neben der Auswahl der Lebensmittel spielt auch das Essen als Vorgang eine Rolle für die Gesundheit. Freuen Sie sich auf Ihr Essen, setzen Sie sich dafür hin und nehmen Sie sich ausreichend Zeit. Aufgrund der vielen widersprüchlichen Informationen zum Thema Ernährung konzentrieren wir uns meist darauf, was wir essen, was wir uns buchstäblich in den Mund stecken. Mit der Folge, dass wir ganz vergessen haben, dass das Wie genauso wichtig ist, das Wo und das Wann. Ungesunde, mit Übergewicht zusammenhängende Angewohnheiten wie sich zu überfressen und Frustessen haben auch etwas mit fehlender Achtsamkeit zu tun. Wer achtsam isst, tut sich leichter, weniger zu essen.

Im Reich der Sinne

Sinnlichkeit und Gesundheit sind untrennbar miteinander verbunden. Die etwa 70 000 Mahlzeiten, die Sie bis zum 70. Lebensjahr zu sich nehmen, sollten viel mehr als nur reine Nahrungsaufnahme sein. Essen ist Balsam für den Körper, beugt Krankheiten vor, schenkt Lebensfreude und Energie. Leider sorgt die tägliche Hektik oft genug dafür, dass unser Sinn für gesunde und abwechslungsreiche Nahrung mit der Zeit verkümmert. Und nicht nur das, mittlerweile sind über 70 Prozent der von uns verbrauchten Lebensmittel durch industrielle Prozesse in der einen oder anderen Form verändert. Emulgatoren, Farb- und Aromastoffe, Konservierungsstoffe, Binde- und Verdickungsmittel oder Geschmacksverstärker lassen zwar Lebensmittel gut aussehen und machen sie lange haltbar. Unsere Geschmacksnerven verlieren durch den Einheitsbrei aus dem Supermarktregal jedoch bei jedem Bissen mehr das Gespür für feine Nuancen. Die Freude am Essen ist irgendwo zwischen dem Super-Fruchtjoghurt und dem Tomatenketchup verloren gegangen. Was tun?!

Brechen Sie auf zu einer sinnlichen Entdeckungsreise!

Aus mehreren Studien geht hervor, dass unser Körper eigentlich genau weiß, was er braucht.[70, 71, 72] Über instinktive Regulationsmechanismen können wir die Nahrungsaufnahme deshalb so steuern, dass wir quasi automatisch »richtig« essen und trinken und damit vernünftiger leben. Dieses Phänomen nennt der Mediziner *somatische Intelligenz*. Nehmen Sie sich deshalb mal die Zeit, um auf Ihre inneren Signale zu hören. Sie sollten es sich wert sein, schließlich ist Ihr Körper kein Müllschlucker!

Lernen Sie wieder Ihren Körper zu verstehen

Genießen mit allen Sinnen fördert die Artenvielfalt der Darmbakterien, stärkt die Immunabwehr und mindert so niedriggradige Entzündungen im Körper. Achtsames Essen ist quasi ein Jungmacher de luxe. Wer bewusst genießt, isst langsamer und ist nicht nur schneller satt, sondern auch zufriedener. Beobachten Sie sich einmal selbst. Wie würden Sie Ihr Essverhalten beschreiben? Auf diese Weise können Sie Ihre persönlichen Essfallen entlarven! Essen mit Genuss bedeutet viel mehr als Kauen und Hinunterschlucken.

Sich Zeit für das Essen zu nehmen, bedeutet nicht nur, ein besseres Gespür für die Nahrungsmenge zu bekommen, die Sie benötigen, sondern hilft Ihnen auch dabei, die tatsächliche Sprache Ihres Körpers wieder zu verstehen. Auf Ihren Körper zu hören ist der einzige Weg, dahinterzukommen, wie viel er wirklich braucht. Leider ist diese Fähigkeit vielen Menschen abhandengekommen. Die Fähigkeit, zu begreifen, was der Körper Ihnen mitteilen möchte, ist auch wichtig, um zu verstehen, worauf er gut und worauf er weniger gut reagiert. Tatsächlich sind Hektik, Eile und Stress die größten Feinde des Genusses, und zwar nicht nur beim Essen, sondern auch sonst im Leben.

Aufhören, wenn es genug ist

Nach dem Essen sollten wir uns angenehm gesättigt, aber nicht vollgestopft fühlen. Das Sättigungsgefühl stellt sich meist erst etwa 20 Minuten nach dem Essen ein, weshalb langsam essen geboten ist. Außerdem gilt: Nur dann essen, wenn Sie hungrig sind! Das klingt profan, ist aber äußerst effektiv. Viele Menschen müssen erst wieder lernen, ihre Bedürfnisse wahrzunehmen. Doch auf diese Weise lernen Sie sowohl Hunger- als auch Sättigungsgefühl wieder kennen. Sobald Ihr Körper Ihnen signalisiert, wann er hungrig und wann er satt ist, und Sie ihm die entsprechende gute Nahrung geben, werden Sie zu einem starken Team. In der Summe geht es darum, eine Beziehung zu Ihrem Essen zu entwickeln, um es weder herunterzuschlingen noch wegzuwerfen oder zu dämonisieren. Sie konsumieren es ansonsten nur als Brennstoff und sehen das Essen niemals als das, was es eigentlich ist: als einen Teil von Ihnen.

Genießen mit Verstand

Wenn Sie nur ein paar Grundregeln beachten, können Sie mit gutem Gefühl und genussvoll essen:

- **Beobachten Sie Ihre Essgeschwindigkeit:** Drosseln Sie dazu zunächst Ihr gewohntes Alltagstempo. Lassen Sie sich Zeit für Ihre Mahlzeiten, um dem Essen so viel Geschmack wie möglich abzugewinnen. Wer genießt, der wird auch schneller satt und isst deutlich weniger als beim gedankenlosen Herunterschlingen. Und was gibt es Schöneres, als der eigenen Gesundheit etwas Gutes zu tun und dabei mehr Lebensfreude zu gewinnen?! Kauen Sie jeden Bissen gründlich, denn dadurch laufen die Verdauungsreflexe einfacher ab. Schon im Speichel fangen Enzyme an, die Nahrung aufzuschließen. Fette schmelzen, alle Nährstoffe werden zerkleinert und eingespeichelt. Gleichzeitig kommt die Verdauungsleistung auf Touren, Magen-, Gallen- und Bauchspeicheldrüsensäfte werden angeregt. Die erfreuliche Konsequenz: Wer langsam isst, wird in dieser Zeit satt, ohne große Mengen verzehrt zu haben. Mehrere Studien haben nachgewiesen, dass Schnellessen deutlich mit Übergewicht und Fettleibigkeit assoziiert ist. Schlinger weisen demnach ein doppelt so hohes Risiko für Übergewicht auf wie Langsamesser. Also: Kauen Sie bitte jeden Bissen mindestens zwei- bis dreimal mehr und versuchen Sie generell, langsamer zu essen. Wenn Sie sich nicht sicher sind, fragen Sie andere, wie sie Ihr Esstempo einschätzen. Außerdem: Wer hastig isst, hat auch geschmacklich weniger vom Essen. Genuss lohnt sich! Wer sich das gründliche und langsame Kauen nicht angewöhnen kann, der sollte es einmal mit Musik beim Essen probieren. Langsame Rhythmen können helfen, die Geschwindigkeit der Kaubewegungen zu drosseln.

- **Kosten Sie die Vorfreude:** Planen Sie Ihre Mahlzeiten fest in den Tagesablauf ein und freuen Sie sich darauf. Nehmen Sie sich Zeit für die Auswahl, Zubereitung und das Verspeisen des Essens.
- **Genießer zelebrieren jede Mahlzeit:** Setzen Sie sich zum Essen gemütlich an den Tisch, schaffen Sie sich so oft wie möglich eine Wohlfühlatmosphäre: ein schönes Gedeck, Kerzenlicht, frische Blumen auf dem Tisch – Handy, Laptop und Fernseher bleiben aus. Legen Sie zwischendurch immer wieder mal das Besteck aus der Hand und lehnen Sie sich entspannt zurück. Vertauschen Sie doch mal Messer und Gabel miteinander, um Tempo aus der Mahlzeit zu nehmen! Kleiner Nebeneffekt: Sie essen nicht nur mit mehr Bedacht, sondern verbessern auch noch Ihre Koordination.
- **Trainieren Sie Ihre Sinne:** Wählen Sie Lebensmittel bewusst aus und machen Sie diese zu Lustobjekten, die Ihre Geschmacksnerven mit neuen Reizen stimulieren. Greifen Sie zu frischen Kräutern oder exotischen Gewürzen. Experimentieren Sie damit! Bereiten Sie Ihre Speisen möglichst frisch zu – sooft es eben geht – und schnuppern Sie während des Kochens immer mal wieder genau hin. Nehmen Sie beim Essen aktiv die Farben, Gerüche und Texturen des Essens wahr.
- **Essen Sie konzentriert:** Speisen, die Sie im Stehen oder Gehen verzehren, werden oft von unserem Hirn gar nicht als vollwertige Mahlzeiten wahrgenommen. Gleiches gilt übrigens für das Essen vor dem Fernseher oder während des Zeitunglesens, wodurch unsere Wahrnehmung anderweitig beansprucht ist. Die traurige Konsequenz: Beim schnellen Imbiss nebenbei verlieren wir die Kontrolle über die Menge und die Qualität des Essens. Meiden Sie deshalb möglichst alle störenden Einflüsse beim Essen. Schauen Sie sich jeden Löffel und jede Gabel genau an, nehmen Sie sich Zeit, das Essen zu genießen. Kauen Sie langsam und gründlich. Nach und nach werden Sie feststellen, dass Sie nicht nur bedarfsgerechte Portionen essen, sondern dass das, was auf Ihren Teller kommt, auch gesünder ist.
- **Nur essen, wenn Sie wirklich Hunger haben:** Manchmal essen wir, weil es »jetzt Zeit ist«, also aus Gewohnheit, manchmal aus Frust oder als Ablen-

kungsmanöver von ungeliebten Aufgaben, manchmal aus Höflichkeit oder weil dort gerade etwas griffbereit steht. Stellen Sie sich deshalb auf den Prüfstand: Fragen Sie sich vor dem Essen nach Ihrer Motivation. Sie werden lernen, auf Ihr Hungergefühl zu achten – und die eine oder andere unnötige Kalorienaufnahme einzusparen!

- **Öfter mal was Neues:** Probieren Sie immer wieder neue Rezepte aus, um Ihren Gaumen angenehm zu überraschen. Genießen Sie dabei das Essen von der Zubereitung bis zum Tafeln mit allen Sinnen. Wer bei den Vorbereitungen ab und zu auf Teamarbeit setzt, erfährt sicher auch die eine oder andere interessante geschmackliche Überraschung. Willkommener Nebeneffekt: Beim gemeinsamen Kochen geraten Alltagsprobleme oft in den Hintergrund und das Essen wird zur Entspannung.
- **Die Mär vom leeren Teller:** Wenn Sie zu den Kindern gehörten, die ihren Teller immer schön leer essen mussten, dann sollten Sie sich spätestens jetzt von diesem vermeintlichen Erziehungsideal lösen. Ansonsten werden Sie auch weiterhin mit dem Essen erst dann aufhören können, wenn nichts mehr auf dem Teller liegt – egal, ob Sie satt sind oder nicht. Vertrauen Sie Ihrem Sättigungsgefühl, auch wenn es schwierig ist, Gewohnheiten zu brechen. Mit der Zeit lernen Sie wieder zu spüren, wann der Hunger gestillt ist. Reste sind übrigens nicht verantwortlich für Regen am nächsten Tag!

Den Gürtel enger schnallen

Harter Fakt: Je übergewichtiger wir sind, desto kürzer leben wir. Laut DGE sind in Deutschland 48 Prozent der Menschen übergewichtig. Dagegen sind nur vier Prozent der Japaner übergewichtig, was mitunter darin resultiert, dass die japanische Bevölkerung die höchste Lebenserwartung weltweit hat. Laut Statistik werden wir leider mit zunehmendem Alter immer schwerer. Im Vergleich dazu sind es am Ende des Berufslebens schon 65 Prozent. Doch die Gewichtszunahme im mittleren Alter ist keine unabänderliche Tatsache. Muskelmasse und die Erhaltung der Kraft sind wesentliche Faktoren, um dieses Schicksal abzuwenden und darüber hinaus eine hohe Lebensqualität zu sichern. Einer in der US-Fachzeitschrift *The Journals of Gerontology* veröffentlichten Studie zufolge ist das Risiko eines vorzeitigen Todes bei Männern mit höherer Muskelkraft nur halb so hoch.[73] Schlank und stark bleiben bedeutet auch jung bleiben.

Autophagie und Spermidin

In sämtlichen Zellen finden wir es. Wir produzieren es selbst, nehmen es mit der Nahrung auf (Sojabohnen, Pilze) und unsere Darmbakterien produzieren es auch. Das Gesundwunder Spermidin wurde tatsächlich zunächst aus der männlichen Samenflüssigkeit isoliert und hat einen Effekt, der das Fasten in der Zelle nachahmt, also die *Autophagie* – das körpereigene Recyclingprogramm – ankurbelt. Der Begriff kommt aus dem Griechischen und bedeutet so viel wie »sich selbst fressen«. Die Autophagie ist wichtig für die Aufrechterhaltung des inneren Gleichgewichts der Zellen, was wiederum eine wesentliche Vorausetzung für das gesunde Funktionieren der Zellen darstellt. Spermidin initiiert den Reinigungsprozess in den Zellen, auch ohne dass wir fasten. Der körpereigene Stoff transportiert ab, was unser Organismus nicht mehr braucht, fördert so die Zellerneuerung und kann die gesunde Lebensspanne verlängern. Krankheitserreger, nicht mehr funktionstüchtige Zellbestandteile können somit unseren Körper nicht mehr daran hindern, seine Arbeit zu verrichten. Man könnte es als natürlichen Jungbrunnen bezeichnen. Die Autophagie sorgt dafür, dass nicht mehr benötigte Zellreste in unseren Muskeln, Hautgeweben und Körperteilen abgebaut und wiederverwendet werden, damit unsere Organe optimal arbeiten können. All dies wirkt Alterungsprozessen präventiv entgegen, da sich der oxidative Stress reduziert. Funktioniert die Autophagie nicht, können Nährstoffe innerhalb der Zellen nicht mehr zirkulieren, die Funktion unserer Organe ist verlangsamt.

Leider nehmen unsere Autophagiekapazitäten etwa ab dem 35. Lebensjahr ab. Die unschöne Folge: ein langsamerer Stoffwechsel, der sich durch mehr Körperfett, häufigere Gelenkschmerzen, weniger feste Haut, ein langsamer arbeitendes Gehirn bemerkbar macht. Später drohen Demenz, Atherosklerose und Diabetes. Durch gezieltes Essen spermidinhaltiger Nahrungsmittel können wir gegensteuern, die Autophagie wieder steigern und unter anderem den Alterungsprozess unseres Stoffwechsels verlangsamen.

Einige Forscher konnten eine geringere Sterblichkeit bei Menschen mit einer hohen Spermidinzufuhr feststellen und bei denen, die 100 Jahre oder älter wurden, eine sehr hohe Konzentration Spermidin im Blut nachweisen.[74, 75, 76, 77] Außerdem konnte eine verminderte Telomerverkürzung im Herzgewebe belegt werden.

Die besten Quellen, um einem Spermidinmangel vorzubeugen, sind:

- Weizenkeime (24,3 Milligramm pro 100 Gramm)
- getrocknete Sojabohnen (20,7 Milligramm pro 100 Gramm)
- Cheddar-Käse (19,9 Milligramm pro 100 Gramm)

Auch in Kürbiskernen, Pilzen, Erbsen, Nüssen, Vollkornprodukten und schwarzem Tee befindet sich Spermidin. Der empfohlene Richtwert in der täglichen Nahrung liegt bei zwölf Milligramm.

TIPP **Gemüse hat Priorität**

Das Erste, was man bei jeder Mahlzeit essen sollte, ist das Gemüse, erst dann die verarbeiteten Lebensmittel. So folgt die Verdauung einem kohärenten Prozess, bei dem die Magensäfte im zweiten Teil des Prozesses, bei verarbeiteten Nahrungsmitteln, stärker wirken, was mehr Zeit erfordert. Ganz am Ende stehen die Lebensmittel mit hohem Zuckergehalt. Fügen Sie also zu jeder Mahlzeit eine grüne, pflanzliche, bestenfalls vegetarische Vorspeise hinzu, das sorgt quasi nebenbei für mehr Frische im Menü und bringt so mehr Ballaststoffe zurück ins Spiel.

KURZ FASTEN – LÄNGER LEBEN

In einem Beitrag im Fachblatt *Cell* fassen die US-amerikanischen Alternsforschenden Prof. Valter Longo und Prof. Rozalyn Anderson den wissenschaftlichen Kenntnisstand zum Thema Fasten zusammen.[78] Das Duo berichtet, dass man die Energiezufuhr begrenzen und öfter mal fasten sollte, um Krankheitsrisiken zu minimieren und die Lebenserwartung zu steigern. Als wäre das nicht genug, stößt Fasten auch einen Selbstheilungsprozess des Körpers an. Bereits von sich aus fachen Fettzellen und Umweltfaktoren kleine permanente Entzündungsherde an. Fasten kann diese Prozesse hemmen und so helfen, schneller zu regenerieren. Es gilt, eher zu wenig Energie aufzunehmen als zu viel. Im Grunde ist dieses Phänomen leicht zu erklären: Je mehr ein System gefordert ist, desto mehr verschleißt es.

Dadurch, dass Sie regelmäßig eine gewisse Zeit lang nichts essen, wird Ihnen nicht nur bewusst, dass Sie mehr Energie haben, sondern auch, dass Ihnen das Abnehmen leichter fällt. Immer mehr wissenschaftliche Studien belegen, dass Grasen zwar für Kühe ideal ist, für Menschen jedoch weniger.[79] Um mit dem Intervallfasten oder intermittierenden Fasten Erfolg zu haben, brauchen Sie lediglich ein wenig an der Ernährungsuhr drehen. Der Clou dabei: Sie verzichten nur für 14 bis 16 Stunden oder an einzelnen Tagen auf Nahrung.

Esspausen halten jung

Schon im alten Griechenland empfahl Hippokrates das Fasten zum Wohle der Gesundheit. Heute bestätigen aktuelle Studien aus aller Welt einhellig: Während des Fastens laufen Anti-Aging-Prozesse auf Hochtouren, Herz- und Hirngesundheit profitieren durch die Verzichtsstrategie immens. Während des Fastens kurbelt der Körper eine Reihe biochemischer Prozesse an, in deren Verlauf unter anderem entzündungshemmende Stoffe ausgeschüttet werden und gleichzeitig weniger Botenstoffe entstehen, die Entzündungen überhaupt erst auslösen könnten. Fasten senkt das Risiko, an Krebs, Arthrose, Demenz, Diabetes, Herzinfarkt und allem, was sich sonst Volkskrankheit nennt, zu erkranken. Zudem stärkt es das Immunsystem, wirkt stimmungsaufhellend, lindert Depressionen, fördert die Hirnfunktion, die Konzentration und den Bewegungsdrang. Für die Wissenschaft steht fest: Wir sind dafür gemacht, auch einmal Hunger zu spüren. Die permanente Verfügbarkeit und das Überangebot von Kalorien sind eine Entwicklung unserer Zeit, während in unserem Körper noch die Prozesse unserer urzeitlichen Genetik ablaufen, und in dieser Zeit dürfte bei wenig erfolgreicher Jagd die ein oder andere Mahlzeit ausgefallen sein.

Leider praktizieren wir heute meist das Gegenteil. Nicht selten snacken wir nämlich über den ganzen Tag hinweg. Oft heißt das: die letzte Mahlzeit abends um 22 Uhr und morgens um 7 Uhr bereits wieder die erste. Essen auch Sie alle zwei Stunden etwas? Das liegt vermutlich daran, dass Ihr Körper ständig Glukose verbrennt. Er braucht dann immer wieder Nachschub. Das Problem am ständigen Snacken ist unter anderem, dass der Körper nur noch unzureichend auf die Insulinausschüttungen reagiert. Das Bauchspeicheldrüsenhormon hat die Aufgabe, den Zucker im Blut in die Körperzellen einzuschleusen. Sie haben bereits gelernt:

Je später es am Tag wird, desto weniger gut spricht der Körper auf das Insulin an. Spätes und dauerndes Essen über einen längeren Zeitraum führt zu erhöhten Blutzuckerwerten, einer Insulinresistenz und schließlich Typ-2-Diabetes.

Nahrungsverzicht nach der Uhr

Das Geheimnis beim Intervallfasten sind die langen Esspausen. Die entlasten den Stoffwechsel und regulieren den Blutzuckerspiegel. Es gibt verschiedene Esspausenintervalle, die Sie optimal auf Ihre Bedürfnisse anpassen können. Ein beliebtes Fastenintervall aus der Reihe des *Time testricted eating* (»zeitlich begrenztes Essen«) ist die 16:8-Methode. Dabei gilt die Regel: Jeden Tag für 16 Stunden auf die Nahrungsaufnahme zu verzichten, innerhalb der verbleibenden 8 Stunden darf gegessen werden. Wer zum Beispiel um 19 Uhr die letzte Mahlzeit zu sich genommen hat, darf am nächsten Morgen erst um 11 Uhr wieder essen. Sie können die Essenszeiten flexibel gestalten und je nach Vorliebe in die Morgen-, Nachmittags- oder Abendstunden legen. Maßgeblich für den Effekt ist die Fastenphase. Allerdings gilt auch für das Intervallfasten: Wer in den Abendstunden isst, sollte auf kohlenhydratarme Mahlzeiten zurückgreifen. Wenn sich zwischendurch einmal der Hunger meldet, heißt es stark bleiben. Nach kurzer Zeit wird Ihnen das intermittierende Fasten schnell vor Augen führen, wie wenig Nahrung Ihr Körper eigentlich braucht, um sich gesättigt zu fühlen. Sie werden Hungergefühl und Appetit ganz neu wahrnehmen. Während der Fastenstunden dürfen Sie Flüssigkeiten wie Wasser, Tee oder Gemüsebrühe zu sich nehmen. Die 16:8-Methode ist damit eine der nachhaltigsten, alltagstauglichsten und am besten dauerhaft umsetzbaren Formen des Intervallfastens.

WIE UNS STRESS ALT MACHEN KANN UND WARUM WIR IHN TROTZDEM BRAUCHEN

Stress löst meist negative Assoziationen aus. Dabei kann Stress uns auch im positiven Sinne pushen. Schließlich ist Stress eine Überlebensreaktion, die unseren Vorfahren in brenzligen Situationen geholfen hat, mit heiler Haut davonzukommen. Der Stressreflex ist fest in unserem genetischen Programm verankert und setzt bei Bedarf ein uraltes Überlebensprogramm in Gang: Alle Organe sind in Alarmbereitschaft, der Körper wird vorbereitet, schnell zu reagieren. Die Stresshormone Cortisol und Noradrenalin werden ausgeschüttet. Letzteres aktiviert Herz und Kreislauf, alle lebenswichtigen Organe – Herz, Hirn und Muskeln – werden stärker mit Blut versorgt. Atemfrequenz und Herzschlag nehmen zu, gleichzeitig erhöht sich der Blutdruck. Damit steigen auch Aufmerksamkeit und Konzentrationsfähigkeit. Unser ganzer Organismus schreit nach Action! Alles ist bereit für körperliche und geistige Höchstleistungen. Stress hat uns auf diese Weise erfolgreich schon durch manche Prüfung getrieben und auch in harten Zeiten am Laufen gehalten. Andere, in solchen Momenten weniger wichtige Körperregionen wie etwa die Geschlechtsorgane werden dafür weniger durchblutet, die Produktion der Geschlechtshormone gedrosselt. Fein dosierte, kurzfristige Stressintervalle sind eine Art Training für jede Funktionseinheit des Körpers. Stress ist also primär etwas Gutes.

DIE NEGATIVE SEITE: STRESS MACHT ALT

Wichtig ist, dass Anspannung und Entspannung im Gleichgewicht bleiben. Wer es schafft, die Energie in Handlungen umzusetzen, der kann viel erreichen und wird anschließend mit einem angenehmen Gefühl der Entspannung belohnt. Positiver Stress, auch *Eustress* (die griechische Vorsilbe *eu* bedeutet »gut«, »schön«) genannt, setzt eine geradezu beflügelnde Power frei. Das Prinzip dahinter: Das Stresshormon Adrenalin und die sogenannten Glückshormone, die Endorphine, die nach überstandener Aufregung ins Blut ausgeschüttet werden, sorgen für Hochgefühle. Kein Wunder, dass man da leicht zum Adrenalinjunkie wird! Als Dauerzustand macht jede Art von Stress jedoch krank. Zu viel ist zu viel. Das Dauerstresshormon Cortisol wirkt als Alt- und Krankmacher. Dieser Disstress (die griechische Vorsilbe *dis* bedeutet »schlecht«) gilt als einer der stärksten Auslöser vorzeitigen Alterns überhaupt. Eine hohe psychische Belastung und viele Sorgen verschleißen die Telomere. Bluthochdruck, Diabetes, erhöhte Cholesterinwerte, die Gefäße verstopfen, entwickeln sich. Es kommt zu Osteoporose, Immunschwäche, Hautproblemen. Kurze Belastungssituationen können zwar unseren Chromosomenschutz schädigen, ist der Stress dann allerdings vorbei, setzen Selbstreparaturmechanismen ein, die die Schäden beheben. Wenn Sie Ihre Gene allerdings etwa durch lange Episoden psychischer Belastung darauf programmieren, dass Sie Stress erwarten, viel Stress empfinden oder Sie sich nur langsam und schlecht davon erholen, kann ein Übermaß an Stresshormonen buchstäblich giftig für Ihr System sein. Hohe Glukokortikoidwerte verkürzen die Telomere, was einige Zellen in den zombieähnlichen Zustand der Seneszenz versetzt (in dem die Zelle weder lebendig noch tot ist) und wodurch Entzündungen begünstigende chemische Botenstoffe freigesetzt werden können.

Das Stresshormon Cortisol schädigt auf lange Sicht auch die Gehirnzellen. Statt leistungsfähiger werden Sie schlapper, unkonzentrierter und gereizter. Kopfschmerzen, Erschöpfung und Schlafprobleme sind körperliche Auswirkungen, Resignation, Ärger, Wut und Depressionen können psychische Folgen sein. Für den Fall, dass Ihre Stressreize ständig unbeantwortet bleiben, lagert Ihr Körper zu allem Übel auch noch die zur Energiebereitstellung freigesetzten, aber nicht verbrauchten Stoffe als Fett an den Zellwänden ab, wie das New York Medical College herausgefunden hat.[80] Wer oft gehetzt ist, sich permanent heillos überfordert fühlt, zum Aufputschen zu Kaffee, Zigaretten und Süßigkeiten greift und die Anspannung zu allem Überfluss noch mit in den Urlaub schleppt, der ist eindeutig gefährdet. In einem solchen Körper steht alles auf Sturm. Das Gleiche gilt für Menschen, die mit ihren Gedanken oft woanders sind als bei dem, was sie gerade tun. Einer Untersuchung der University of California zufolge haben sie durchweg kürzere Telomere in allen wichtigen Immunzellen.[81] Die gute Nachricht: Als besonders wirksames Training hat sich in Studien Achtsamkeitstraining erwiesen.[82, 83] Wer für einen Zeitraum von drei Monaten regelmäßig seine Entspannung und Widerstandskraft gleichermaßen trainiert, hat einen 30 Prozent höheren Telomerasespiegel.

Das Stresslevel senken

Nach einem stressigen Tag gibt Ihr Gehirn den Zellen den Befehl, bestimmte Hormone auszuschütten. Durch eine große Ladung an Adrenalin und Cortisol wird Ihrem Körper gesagt, dass er seine Energie zurückgewinnen muss, obwohl sie vielleicht gar nicht verbraucht wurde. Das kann dazu führen, dass Sie großen Hunger verspüren, der erst dann verschwindet, wenn Sie sich entspannt haben. In solchen Momenten sind Junkfood und fettiges oder süßes Essen besonders reizvoll. Zusätzlich verringert Stress auch die Produktion von Testosteron, dem muskelbildenden Hormon, wodurch Sie weniger Kalorien verbrennen und Muskelmasse abbauen. Interessant ist in diesem Zusammenhang zu verstehen, wie das Nervensystem unseren Körper steuert. Das vegetative Nervensystem arbeitet autonom (selbstständig) und wird durch den sogenannten Sympathikus und den Parasympathikus gesteuert. Das sympathische Nervensystem wirkt aktivierend. Es setzt Energie frei und bereitet unseren Körper auf kurzfristige Höchstleistungen vor. Auslöser sind hierfür die Stresshormone Adrenalin, Noradrenalin und Cortisol.

Auf Dauer machen Leistungsdruck, Hektik und Aufregung allerdings krank. Unser Stresssystem wird durch sie quasi ausgeleiert. Die Mechanismen im Körper, die sonst dem Gehirn zurückmelden, wenn wieder Ruhe im Körper einkehren kann, sind gestört. Sie wurden zu oft ausgelöst und arbeiten nun ohne Pause. Die Stresshormone Adrenalin und Cortisol, die uns zu Höchstleistungen aufputschen sollen, werden weiter ausgeschüttet, auch wenn zeitweise einmal Ruhe einkehrt.

Das parasympathische Nervensystem kann uns zurück in einen Zustand der Ruhe und Erholung versetzen. Man kann lernen, den Parasympathikus zu stimulieren und so Stress gezielt abzubauen oder erst gar nicht entstehen lassen. Neben den folgenden Tipps eigenen sich hierfür auch die Atemübungen ab Seite 146.

TIPP So senken Sie Ihr Stressniveau

- **Zeit für sich:** *Ziehen Sie sich jeden Tag für eine halbe Stunde bewusst zurück. So kann Ihr Körper seinen Vorrat an »Psychogenen« auffrischen – das sind Enzyme und Hormone, die für die Übermittlung fröhlich stimmender Nervensignale zuständig sind, aber sie brauchen Ruhe, um sich entwickeln zu können.*
- **Abwechslung muss sein:** *Sorgen Sie für ein Gleichgewicht zwischen An- und Entspannung. Auch wenn der Job noch so anstrengend war, lassen Sie sich nicht einfach auf die Couch fallen, um den Rest des Abends vor dem Fernseher zu liegen – zumindest nicht jeden Tag. Unternehmen Sie lieber noch etwas. Wenn Sie das 8-Minuten-Workout bereits hinter sich haben, verabreden Sie sich zu einem entspannenden Saunaabend oder gehen Sie in eine Bar – gerade unter Leuten zu sein nimmt dem Stress die Spitze. Denken Sie wieder an sich und vereinbaren Sie möglichst regelmäßig solche Wohlfühl- und Fun-Termine.*
- **Verwandeln Sie Stress in Power:** *Ein gestresster Körper steckt voller Tatendrang. Auch wenn Sie glauben, dass kein Funken Energie mehr für Sport übrig geblieben ist – Ihr Körper will vor allem bei Stress die angestauten Energien loswerden. Ein Grund mehr für Ihr tägliches Workout, denn die Stresshormone Adrenalin, Noradrenalin und Cortisol werden so in Windeseile abgebaut.*
- **Essen gegen Chaos:** *Auch in Stresszeiten ist eine gesunde Ernährung eines der besten Gegenmittel. Sorgen Sie vor allem für ausreichende Mengen der Vitamine B_1 und B_6. Vitamin B_1 ist beispielsweise in Haferflocken, Vitamin B_6 in Bananen enthalten. Achten Sie auch darauf, genügend Magnesium, zum Beispiel durch Kürbis- oder Sonnenblumenkerne, aufzunehmen. Und auf Alkohol und Nikotin sollten Sie in Stressphasen sowieso weitestgehend verzichten. Auch wenn Sie nach deren Genuss eine kurzfristige Erleichterung spüren, belasten Sie damit Ihren Körper zusätzlich und müssen später dafür Buße tun.*

- **Packen Sie's an:** *Schlagen Sie in einer Stresssituation nicht die Hände über dem Kopf zusammen, sondern packen Sie zu, und zwar immer schön der Reihe nach. Arbeiten Sie Ihre Aufgaben Schritt für Schritt nach ihrer Priorität ab. Schon während des Ordnens der Tätigkeiten nach Dringlichkeit werden Sie merken, wie der Stress allmählich nachlässt. Indem Sie die »Zornesfalten« zwischen den Augen mit dem Daumen oder Zeigefinger ausstreichen, können Sie akuten Stress wegstreicheln. Nach einer knappen Minute lösen sich Verkrampfungen der Stirnmuskulatur und der Kopf wird wieder frei.*
- **Wägen Sie ab:** *Denn zu viel Einsatz lohnt sich nicht immer. Wer im Büro sein Bett aufschlägt, erntet für seinen Einsatz nicht unbedingt die verdiente Anerkennung. Das kann auf Dauer ganz schön frustrieren. Bürden Sie sich also nicht zu viel auf. Denken Sie immer daran: Es ist Ihr Leben, und deshalb ist es von enormer Bedeutung, dass Sie nicht aus den Augen verlieren, was Ihnen eigentlich wichtig ist. Vielleicht reiben Sie sich ja gerade für etwas auf, was Ihnen im Grunde nichts bedeutet. Schaffen Sie sich regelmäßig Ruhezeiten, in denen Sie wieder zu sich und Ihren Zielen finden.*
- **Stellen Sie sich die Wertfrage:** *Läuft etwas wieder einmal nicht nach Plan und Sie sind kurz vor dem Verzweifeln? Aber ist die Sache es tatsächlich wert, sich aufzuregen? Erinnern Sie sich an vergangene Situationen, die Ihren Adrenalinspiegel in die Höhe gepeitscht haben. War die Aufregung in der Retrospektive angemessen? Vielleicht sieht ja alles auf einmal ganz anders aus.*
- **Verbessern Sie Ihr Timing:** *Kalkulieren Sie immer etwas mehr Zeit für geplante Aktivitäten ein, als Sie voraussichtlich benötigen. So gelingt es Ihnen, sich Ruhepausen zu schaffen, in denen Sie neue Kräfte sammeln können. Wenn Ihr Terminkalender eh schon aus allen Nähten platzt, beginnen Sie den Tag lieber eine halbe Stunde früher. Dafür können Sie sich zwischendurch eher mal eine kleine Auszeit zum Durchatmen gönnen.*
- **Endlich Feierabend:** *Jetzt nur nicht auf den letzten Metern hektisch werden. Lassen Sie sich für den Heimweg ruhig ein wenig Zeit. Schalten Sie ab und stellen Sie sich bildlich vor, wie die beruflichen Verpflichtungen Schritt für Schritt von Ihnen abfallen.*
- **Raus aus den Klamotten:** *Nach einem anstrengenden Tag im Office endlich zu Hause angekommen, sollten Sie rasch die Arbeitskleidung an den Nagel hängen. Der Übergang in die Freizeit fällt so wesentlich leichter.*
- **Lieben Sie:** *Sex entspannt ungemein. Beim Orgasmus wird das Eiweiß Oxytocin von der Hirnanhangsdrüse ausgeschüttet – das bekämpft Stress und macht locker.*

- **Denken Sie positiv:** *Auf die innere Bremse zu treten, stoppt den Lebensmut. Streichen Sie Negatives nach dem Schema »Das schaff ich nie« ab jetzt aus Ihrem Repertoire. Geist und Körper sind eng miteinander vernetzt. Ihre Gedanken steuern die Ausschüttung von Hormonen, die Stoffwechselaktivität, die Funktionen der Organe, Muskeln und Nerven. Optimal: Nutzen Sie Ihre psychische Energie für Ihr tägliches Workout – Attacke!*

In der Ruhe liegt die Kraft – besonders für einen gesunden Körper

Gönnen Sie sich aktiv eine Auszeit, in der Sie sich Zeit für sich nehmen. Reservieren Sie täglich fünf bis zehn Minuten für etwas, das gut für Körper und Seele ist – egal ob Spazierengehen, Yoga, Meditation, Musikhören, Hauptsache, Sie fühlen sich wohl dabei. Weiterhin sollten Sie nicht den Blick auf das Wesentliche verlieren. Fragen Sie sich: Wie wichtig ist das wirklich? Hat das auf lange Sicht irgendeine Bedeutung? Wenn nicht, sollten Sie nicht zu viel Zeit und Energie damit verschwenden.

Wenn Sie Stress empfinden, reagieren Sie wahrscheinlich mit einer der fünf Standardverhaltensweisen auf Stress:

- sich Sorgen machen,
- wütend werden,
- den Mut verlieren und sich besiegt fühlen,
- es persönlich nehmen,
- die Suche nach einer Ersatzbefriedigung wie Pizza, Donuts oder Sex.

Diese fünf Bewältigungsmethoden entstehen ganz natürlich, sie sind »Werkseinstellungen« in Körper und Geist. Wenn Sie Ihren Standardmechanismus kennen, brauchen Sie sich nicht von ihm definieren zu lassen und sein Opfer zu werden. Ziehen Sie den Kopf aus der Schlinge. Statt sich noch unglücklicher zu machen durch den Versuch, eben nicht so zu sein – ängstlich, wütend, übersättigt von einer Tafel Schokolade –, akzeptieren Sie das Verhalten als Ihre angeborene Programmierung. Die Akzeptanz birgt ein Geheimnis: Wer sich von stressartigen Situationen distanziert und sie entspannt von außen betrachtet, kann die Stresskaskade stoppen.

Tief atmen und die Selbstheilungskräfte anregen

Einatmen, ausatmen und wieder einatmen. Etwa 18-mal in der Minute, durchschnittlich 20 000-mal am Tag und rund 500 000-mal im Jahr. Ganz automatisch, ohne darüber nachzudenken. Klappt eigentlich immer, sogar im Schlaf. Na ja, das stimmt nicht ganz. Hektik, Leistungsdruck oder Bewegungsmangel führen zu einer flachen, hastigen und kurzen Atmung, bei der die Muskeln verkrampfen. Dieser Spannungszustand wird an das Gehirn übermittelt mit der Konsequenz, dass Ihre seelische und körperliche Anspannung weiter steigen. Wer seiner Stressatmung die Oberhand lässt, wird irgendwann Störungen im Gesamtorganismus entwickeln, weil durch die Atmung unter anderem auch der Säure-Basen-Haushalt reguliert wird. Häufig kommt die Luft unter diesen Umständen nur in den obersten Teil der Lunge, anstatt auch die letzten Kapillaren richtig durchzulüften. Dadurch nimmt die Zufuhr an Sauerstoff ab, der Kohlendioxidanteil im Blut zu – die Leistungsfähigkeit sinkt und Sie fühlen sich müde und schlapp. Meistens bleibt beim Ausatmen zu viel Restluft in der Lunge, weil die Ausatmung zu kurz ist. Vor allem das untere Viertel der Lunge bleibt noch mit verbrauchter, kohlendioxidreicher Luft gefüllt. Entsprechend weniger Sauerstoff kann aufgenommen und als Kohlendioxid aus dem Blut abgegeben werden. Dadurch wird das Blut sauer, der pH-Wert sinkt. Nun beginnt ein Teufelskreis, denn: Das Atemzentrum registriert den erniedrigten pH-Wert und den geringen Sauerstoffgehalt und schickt den Befehl, vermehrt zu atmen. Der Atem wird schneller und – da wir wahrscheinlich am Schreibtisch sitzen und keinen Dauerlauf machen – flacher. Je flacher der Atem ist, desto mehr Restluft bleibt in der Lunge. Bei einem ganz flachen Atem schließlich findet kaum noch ein Gasaustausch statt, die Luft wird nur noch in den Atemwegen hin und her transportiert.

Lebensenergie aus der Luft

Der Atem ist eine unserer wichtigsten Energiequellen, denn er versorgt den Körper mit lebenswichtigem Sauerstoff. Wer tief und bewusst atmet, lebt entspannter, vitaler und gesünder. Gleichzeitig ist der Atem der Anker für tiefe seelische Ruhe und kann körperliche und seelische Blockaden lösen. Auch Schlafprobleme, Erschöpfung oder Konzentrationsschwäche können sich durch den gelösten und tiefen Atem verbessern. Wer seinen Atem stärkt, stärkt seine körperliche und seelische Kraft.

Je älter wir werden und je mehr der Alltag uns abverlangt, desto öfter verfallen wir in eine reine Brustatmung – im Babyalter atmen wir immer in den Bauch. Obendrein verbringen wir zu viele Stunden im Sitzen. Unser Zwerchfell, verantwortlich für die Bauchatmung, wird eingeengt, die Beweglichkeit des Brustkorbs lässt nach. Richtig aufatmen können Sie, wenn sich Ihr Bauch beim Einatmen ausdehnt. Dann hat das Zwerchfell genügend Raum, sich nach unten auszudehnen. Tief Luft holen: Ihr Sauerstofftank füllt sich vollständig und jede einzelne Körperzelle wird mit dem frischen Powerstoff überflutet.

Bei einer optimalen Atmung haben Sie das gute Gefühl, dass die Luft beim Einatmen mühelos fließt und Ihren ganzen Körper angenehm ausfüllt. Spüren Sie beim Ausatmen eine wohltuende Leichtigkeit? Dann sind Sie bereits auf dem Weg zur sogenannten Vollatmung. Ganz bewusst nutzen Sie dabei im Alltag Bauch und Brustkorb, um Ihren Körper optimal mit Sauerstoff zu versorgen. Noch nicht ganz? Die Atemübungen ab Seite 145 unterstützen Sie dabei.

Richtig atmen kann Körper und Geist gesunden lassen

Aber wieso hängen Atmung und persönliches Wohlbefinden so eng miteinander zusammen? Was passiert beim Luftholen überhaupt? Eingeatmete Luft fließt am Kehlkopf und den Stimmbändern vorbei in die Lunge. Anschließend wandert der Sauerstoff in die Lungenbläschen, weiter in die Lungenkapillaren, um schließlich ins Blut überzugehen. Das mit Sauerstoff angereicherte Blut gelangt in die linke Herzkammer und wird von dort aus in den gesamten Körper gepumpt. In den Körperzellen angekommen, wirkt der Sauerstoff als Brennstoff. Nur mit seiner Hilfe können die Nährstoffe, über die Sie schon so viel gelesen haben, aus der Nahrung verbrannt und damit in Energie umgewandelt werden. Die Energie, die dabei entsteht, beeinflusst Ihre Körpertemperatur, Ihre Leistung, Ihr gesamtes Leben. Doch dieser ganz besondere Stoff leistet noch eine Menge mehr für unseren Körper: Jeder Atemzug regt die Selbstheilungskräfte an.

Die sogenannte Vollatmung wirkt wie eine natürliche Frischzellenkur, sie verbessert das Immunsystem, transportiert Abfallprodukte schneller ab, hilft gegen Durchblutungsstörungen und Migräne. Sie baut Stresshormone ab, senkt den Blutdruck, reguliert den Blutzuckerspiegel und aktiviert die Produktion von Abwehrzellen. Beim Ausatmen scheiden Sie dagegen überflüssiges Kohlendioxid und andere mit der Luft eingeatmete Gase und Staubpartikel aus. Oft denken wir an tiefes Einatmen, vernachlässigen aber das Ausatmen. Dieses ist jedoch wichtig, um beim nächsten Atemzug wieder genügend frischen Sauerstoff aufnehmen zu können. Achten Sie darauf, kräftig auszuatmen, damit auch wirklich keine verbrauchte Luft in Ihren Lungen zurückbleibt.

Tiefes Durchatmen aktiviert Wohlfühlbotenstoffe in unserem Gehirn, die sogenannten Endorphine. Es ist kein Wunder, dass Gesundheitslehren wie Tai-Chi oder Yoga die Kraft des Atmens seit Jahrhunderten nutzen, um neue Lebensenergie zu schöpfen. Klinken Sie sich ab und zu bewusst in diese Vitalfunktion ein. Dafür genügt die einfache Frage »Wie atme ich eigentlich?«. Das schenkt Ihnen nicht nur einen kurzen Moment der Achtsamkeit und stoppt den gedanklichen Autopiloten, es versetzt uns auch in die Lage, aus eigener Kraft gesünder zu atmen. Die folgenden Techniken helfen Ihnen, auch ohne Yogastunde neue Vitalität zu tanken – gesund und garantiert kostenlos. Am besten versuchen Sie es sofort!

Das Gedankenkarussell stoppen

Im Atem finden sich Hektik, unterdrückte Gefühle, Leistungsdruck und die Schnelllebigkeit unserer Zeit wieder. Wer gestresst ist, atmet entsprechend, nämlich kurz, hastig oder gar abgehackt. Der Atemstrom verkümmert zu einem Rinnsal, das den Körper nur noch mit dem Nötigsten versorgt. Bauen Sie eine der vorgeschlagenen Atemübungen als kleines Entspannungsritual in Ihren Alltag ein. So wird es Ihnen nach und nach leichter fallen, sich körperlich, seelisch und geistig zu entspannen. Wer tief Luft holt, vermag den sogenannten Vagusnerv zu stimulieren. Dieser Nerv verläuft vom Hirnstamm bis in den Bauch und regelt die Tätigkeit vieler Organe und einiger Muskeln. Eine verstärkte Stresswahrnehmung etwa führt zu einem verminderten Vagotonus (oder Reagibilität); das bedeutet, dass der Vagusnerv seine Aufgaben nicht mehr vollständig erfüllt. Der Vagusnerv ist der wichtigste Nerv des parasympathischen Nervensystems. Geht es dem Vagusnerv nicht gut, sind Sie nicht gesund und altern mit höherer Wahrscheinlichkeit schneller. *Vagus* heißt »Wanderer«; der Nerv wandert in Ihrem ganzen Körper umher, von Gehirn, Ohren, Zunge, Hals, Herz, Lunge über Magen, Darm, Leber, Bauchspeicheldrüse, Gallenblase, Nieren und Milz bis hin zu den Fortpflanzungsorganen. Ein verminderter Vagotonus ist mit vielfältigen Problemen verknüpft. Wird die Atmung langsamer, senden Lunge,

Zwerchfell und Bronchien dagegen über den Vagusnerv eine Botschaft ans Gehirn: Entspannung. Das Denkorgan leitet die Signale weiter und regelt Körperfunktionen wie Herzschlag oder den Blutdruck herunter. Nur zehn Minuten Meditation täglich können Ihren Schlaf deutlich verbessern und das nervige Gedankenkarussell anhalten.

TIPP Die entspannende Bauchatmung

Das Beste daran ist: Sie haben sie immer und überall dabei! Bewusstes Bauchatmen wirkt in manchen Situationen nach drei Minuten, ein anderes Mal bereits nach 30 Sekunden. Manchmal hilft es sogar schon, einmal tief durchzuatmen und mit der Ausatmung bewusst alle Anspannung loszulassen. Als Blitzentspannungsmethode ist die Atementspannung überall einsetzbar: in der kurzen Pause zwischen Terminen, wenn Sie im Stau stecken oder vor einer Prüfung.

Mehr Ruhe und Energie

Die Atmung, die Ihnen innere Ruhe und Wohlbefinden bringt, ist die Bauchatmung! In die Bauchatmung versetzen Sie sich, indem Sie durch die Nase atmen. Die Vorteile der Bauchatmung: Sie entspannen sich, Ihr Körper und Ihr Geist werden ruhiger. Beachten Sie beim Atmen immer den natürlichen Rhythmus. Der natürliche Atemrhythmus besteht aus einem Dreier-Takt: einatmen – ausatmen – Atempause. Menschen, die unter Stress stehen, vergessen oft den dritten Takt, die Atempause. Das Ergebnis können Verspannungen sein, die den Stress erhöhen. Durch bewusstes Einhalten der Atempause kehren Kraft und Ruhe zurück. In diesem Zustand fällt es Ihnen wieder leicht, Ruhe zu bewahren und Ihre Vorsätze einzuhalten. Die folgenden Übungen helfen Ihnen dabei.

»No-Mind«-Übung – der Atem als Achtsamkeitsanker

Diese Übung lässt sich in jeder Alltagssituation durchführen, etwa in der U-Bahn: Beobachten Sie Ihren Verstand wie ein Außenstehender: Was denken Sie gerade? Denken Sie schon wieder an die Zukunft? Stopp! Was passiert gerade in diesem Augenblick? Halten Sie einen Moment inne. Schließen Sie die Augen. Beobachten Sie Ihren Atem, den ruhigen Rhythmus, und werden Sie sich des Gefühls von Gegenwärtigkeit bewusst. »Ich atme Luft, ich spüre meinen Körper, meine Muskeln.« Schon sind Sie im Hier und Jetzt angekommen. Sie werden sensibel für das Erleben Ihres Körpers.

Stress und Sorgen entstehen häufig in Rückschau auf eine Situation oder wenn wir an die Zukunft denken. Bleiben Sie deshalb im Jetzt. Konzentrieren Sie sich auf Ihren Atem, fühlen Sie Ihren Körper und fragen Sie sich: Habe ich in diesem Moment wirklich Grund, mir Sorgen zu machen? Schätzen Sie jeden Augenblick, jede Empfindung – im nächsten Moment ist sie Vergangenheit. Üben Sie dies bewusst.

Immer wenn Sie merken, dass Sie mit einer Erinnerung oder Zukunftsfantasie beschäftigt sind, oder wenn Sie in einer Emotion feststecken, schauen Sie diese Gedanken und Gefühle vorurteilsfrei an. Danach kehren Sie zum Atem zurück. Der Atem ist Ihr Anker, der immer wieder hilft, aus grübelnden Gedanken, festgefahrenen Gefühlen oder körperlicher Anspannung auszusteigen, gegenwärtig zu sein. Je regelmäßiger Sie diese kleine Meditation üben, desto besser gelingt Ihnen das auch im Alltag – beim Zähneputzen, Autofahren und natürlich auch bei der Atementspannung. Unsere Atmung hilft uns, immer wieder zur Achtsamkeit zurückzukehren. Er ist bei der Meditation das, worauf Sie Ihre Aufmerksamkeit lenken. Er ist immer bei uns, und er vereinigt Körper und Geist.

Luft holen gegen Stress

1. Legen Sie sich auf den Rücken, die Hände ruhen neben dem Körper. Schließen Sie die Augen. Atmen Sie jetzt bewusst dreimal tief ein und aus. Zählen Sie in Gedanken beim Ein- und Ausatmen jeweils bis fünf. Gehen Sie anschließend in die Beobachterposition, indem Sie Ihrer Atmung folgen.
2. Legen Sie nach zwei Minuten beide Hände auf dem Brustkorb ab und atmen Sie ganz bewusst weiter, sodass sich der Brustkorb in die Hände hinein hebt.
3. Haben Sie nun ein Gefühl für Ihre Brustatmung bekommen? Dann legen Sie jetzt die Hände auf dem Unterbauch, etwas unterhalb des Bauchnabels, ab. Atmen Sie tief in den Bauch hinein.
4. Lassen Sie die rechte Hand auf dem Unterbauch liegen und platzieren Sie die linke auf dem Brustkorb. Atmen Sie in dieser Position langsam und gleichmäßig für etwa fünf Minuten in beide Hände hinein. Fühlen Sie, wie sich die Luft gleichmäßig auf Brust und Bauch verteilt, und entspannen Sie sich.

Hinweise:

- Die Luft sollte am besten durch die Nase eingesogen werden, dann ist sie sauberer, wärmer und feuchter, wenn sie durch die Atemwege strömt und in der Lunge ankommt.
- Atmen Sie abends 15 Minuten derart kontrolliert, um sich nach der Arbeit zu entspannen und schneller einzuschlafen. Atmung und vegetatives Nervensystem reagieren wechselseitig unmittelbar aufeinander. Schnelles Atmen aktiviert Körper und Geist, langsames Atmen beruhigt.

Sauerstoff tanken

1. Setzen Sie sich bequem in den Schneidersitz oder auf die Fersen. Richten Sie die Wirbelsäule auf und legen Sie den linken Handrücken auf das linke Knie. Der Bauch ist entspannt.
2. Winkeln Sie nun Zeige- und Mittelfinger der rechten Hand an. Strecken Sie den Daumen und die übrigen Finger. Legen Sie jetzt den rechten Daumen an den rechten Nasenflügel und den Ringfinger an den linken.

3. Verschließen Sie nun das linke Nasenloch und atmen Sie ganz langsam durch das rechte ein. Kurze Atempause. Verschließen Sie dann das rechte Nasenloch und atmen links aus. Atmen Sie im Wechsel auf diese Weise weiter.

Hinweis: Zu Beginn sollten Sie dabei in Gedanken bis vier, später bis sechs zählen, wenn es für Sie angenehm ist. Verbringen Sie idealerweise zwei bis drei Minuten in dieser Übung.

Energie atmen

1. Stellen Sie sich aufrecht hin. Die Knie sind leicht gebeugt. Gehen Sie jetzt in Gedanken Ihren Körper von Kopf bis Fuß bewusst durch.
2. Atmen Sie zweimal ganz tief ein. Heben Sie beim dritten Mal die gestreckten Arme langsam über den Kopf, die Handinnenflächen zeigen dabei zueinander. Halten Sie die Position so lange, wie Sie den Atem anhalten können. Senken Sie die Arme mit dem Ausatmen langsam nach unten. Wiederholen Sie die Bewegung im Atemrhythmus fünfmal, und Sie werden wieder fit für den Arbeitstag.

Mehr Ruhe und den Körper erkunden

1. Setzen oder legen Sie sich hin. Schließen Sie die Augen und achten Sie darauf, dass Kopf, Nacken und Wirbelsäule eine Linie bilden. Beginnen Sie, tief und energiereich zu atmen und Ihren ganzen Körper zu spüren. Mit jedem Atemzug können Sie sämtliche Teile Ihres Körpers mit Sauerstoff versorgen. Ihr Blut kann ruhig strömen, der Bauchraum entspannt sich. Es geht darum, zu beobachten, was ist, und es anzunehmen, so wie es ist.
2. Lenken Sie Ihre Wahrnehmung auf Ihren Atem. Vielleicht können Sie wahrnehmen, wie sich Ihre Bauchdecke mit dem Einatmen hebt und mit dem Ausatmen wieder senkt. Nehmen Sie wahr, wie sich Einatmen und Ausatmen abwechseln.
3. Lenken Sie Ihre Aufmerksamkeit nun zu den Zehen Ihres linken Fußes und beobachten, was Sie in den Zehen spüren. Vielleicht die Temperatur, ein Kribbeln, die Stellung der Gelenke. Dann widmen Sie sich Ihrer Fußsohle,

der Ferse, dem linken Knöchel. Und während Sie auch in diese Körperteile bewusst ein- und wieder ausatmen, nehmen Sie alle Empfindungen wahr, derer Sie sich dort gerade bewusst werden.

4. Lenken Sie Ihre Aufmerksamkeit auf diese Weise durch jeden Teil Ihres Körpers. Atmen Sie ein und aus, nehmen Sie wahr, was Sie empfinden. Sobald Sie merken, dass ablenkende Gedanken auftauchen, holen Sie Ihre Aufmerksamkeit zum Atem und zu der Körperregion zurück. Tasten Sie sich innerlich durch den gesamten Körper und nehmen Sie sich etwa zehn Minuten Zeit dafür.

Meditation für kleine Alltagspausen

Die innere Sammlung und Versenkung der Meditation wird eingeleitet, indem Sie sich auf eine Sinnesempfindung konzentrieren. Bewusstes Atmen und konzentriertes Entspannen verändern die Blutversorgung im Gehirn und führen zu einer gesteigerten Aufmerksamkeit. Die Ausschüttung von Stresshormonen wird gedrosselt.

1. Suchen Sie sich einen ruhigen Platz aus, an dem Sie in der nächsten Zeit nicht gestört werden. In dem Raum sollte es dämmerig sein, machen Sie deshalb das Licht aus oder ziehen Sie die Vorhänge etwas vor. Je weniger Ablenkung Sie haben, umso besser können Sie sich konzentrieren. Schließen Sie die Augen und versuchen Sie, gewissermaßen nach innen zu schauen. Suchen Sie sich ein Wort oder einen Satz, das oder der Ihnen etwas bedeutet beziehungsweise Ihnen einfach gefällt.
2. Sagen Sie sich dieses Wort bei jedem Ausatmen in Gedanken vor. Atmen Sie tief und gleichmäßig. Achten Sie dabei darauf, wie der Atem durch Ihren Körper fließt. Durch diese angenehme Monotonie wird das Alltägliche von Ihnen abrücken.

IM SCHLAF DIE ZELLEN VERJÜNGEN

Ebenso wichtig wie Training und Bewegung sind die Ruhepausen, vor allem ein gesunder Schlaf. Schlaf ist das natürlichste und wirksamste Mittel, um Körper, Seele und Geist die wichtige Erholung zu verschaffen. Die Zellteilung und -erneuerung ist nachts doppelt so aktiv wie tagsüber. Je länger wir schlafen, desto länger sind auch unsere Telomere. Umgekehrt gilt: Wer zu wenig schläft, altert schneller. Im Schlaf laufen hochkomplexe Regenerations- und Reinigungsprozesse zeitgleich bei kompletter Inaktivität ab.

Seien Sie ehrlich: Haben Sie die letzte Nacht gut geschlafen? Sind Sie, gleich nachdem das Licht ausgeknipst war, in einen wohligen Schlummer versunken? Oder war selbst 30 Minuten nach dem Zubettgehen kein Schlaf in Sicht? Häufen sich solche unruhigen Nachtstunden, hindert Sie bald allein die Angst, schon wieder nicht einschlafen zu können, am Einschlafen. Wer mit dem netten Sandmann länger auf Kriegsfuß steht, dessen Körper beginnt allmählich, ein Schlafdefizit aufzubauen, das sich auch durch das Ausschlafen am Wochenende nicht mehr kompensieren lässt. Für immer mehr Menschen ist die gesunde Nachtruhe leider keine Selbstverständlichkeit, jeder Dritte leidet bereits unter Schlafstörungen oder chronisch schlechter Schlafqualität *(Insomnie)*. Hektisches Leben, Koffein, aufreibende Schreibtischjobs, künstliches Licht in der Nacht und die allgegenwärtige Zeit vor dem Bildschirm tragen zu weniger Schlaf und mehr Alterung bei. Wenn Sie Ihre innere Uhr durcheinanderbringen, laufen Ihre Zellen Sturm. Ihre innere Uhr ist ein in fast allen Zellen vorhandenes molekulares Zeiterfassungssystem, das stark von Genetik und Umwelt, aber insbesondere vom Schlaf beeinflusst wird.

GUTER SCHLAF ALS TRAUMHAFTES VERJÜNGUNGSREZEPT

Eine ausreichende Nachtruhe ist für die körperliche und geistige Fitness genauso wichtig wie Essen, Trinken oder Bewegung. Das Glück, so sagt eine alte Weisheit, ist eine Frage des guten Schlafs. Stimmt genau, denn während wir selig träumen, steuern Hormone und Enzyme Wachstum und Reparaturvorgänge im Körper. Kraftreserven werden aufgefüllt, beschädigte Zellen im Gewebe repariert. Schlafen wir zu wenig, werden auch weniger neue Zellen produziert. Im Schlaf erholt sich das Immunsystem von den Strapazen des vergangenen Tages. Schlaf ist wie eine talentierte Reinigungskraft, die zu Ihnen nach Hause kommt, während Sie weg sind, die alles aufräumt und für innere Ruhe, saubere Oberflächen und gefaltete Bettlaken sorgt. Mit einem Wort: ein Neustart für die körperliche Ordnung. Zusätzlich zum Aufräumen wirkt die während des Schlafs stattfindende Wiederherstellung in jedem Lebensbereich Wunder. Eine Untersuchung der Universität Chicago hat zudem gezeigt, dass Wenig-Schläfer mit der Zeit zunehmen.[84] Schon nach sechs Tagen mit nur vier Stunden Erholung pro Nacht geraten lebenswichtige Stoffwechselvorgänge aus der Bahn. Die fatale Folge: Der Zuckerstoffwechsel wird gestört, der Körper legt mehr Fettdepots an. Aber auch tagsüber trägt Schlafmangel seinen Teil dazu bei, dass die Pfunde uns überlisten, wenn wir nicht wirklich hellwach sind. Wer sich schlapp und antriebslos fühlt, glaubt nämlich, dass es ihm an Energie fehlt. Und die einfachste Methode, die Energiespeicher aufzufüllen, ist ... ganz genau: zu essen.

SCHLAFEN FÜR EIN STARKES IMMUNSYSTEM

An unseren natürlichen Biorhythmus angepasst, sollten wir müde werden, wenn die Dunkelheit einbricht, weil unser Körper dann ein Dunkelhormon, das Melatonin, bildet. Dieses ist wesentlich an der Beseitigung von schädlichen Radikalen beteiligt, die im Stoffwechsel entstehen (Seite 18). Wer schlecht schläft, produziert deshalb weniger Melatonin und hat in der Folge auch weniger Schutz vor den die Telomere schädigenden Radikalen. Doch nicht nur das: Der Körper erzeugt weniger Cortisol, ein Hormon, das nachts am aktivsten ist und unter anderem die sogenannten Killerzellen steuert, die gegen entartete, bösartige Zellen vorgehen. Wissenschaftlich ist nachgewiesen, dass unregelmäßiger Schlaf das Abwehrsystem unseres Körpers einschränkt. Um jene Schäden zu reparieren, die tagsüber an unseren Zellen entstanden sind, braucht unser Körper diese Erholungsphase. Wenn sie fehlt, dann funktioniert der Wechsel zwischen Ruhe und Aktivität nicht mehr, der uns jung erhält.

Wie viel Schlaf ist nötig?

Auf diese Frage gibt es keine allgemein gültige Antwort. Viele kommen gut mit sechs Stunden Schlaf aus, andere benötigen zehn Stunden, um richtig ausgeschlafen zu sein. Jeder Mensch sollte also zunächst seine individuelle Schlafdauer finden. Diese optimale Nachtruhe kann ebenso gut bei fünf Stunden liegen wie bei zehn. Zur Orientierung: Die meisten Menschen wachen sieben bis acht Stunden nach dem Zubettgehen auf. Wer mehr als sechs Stunden pro Nacht schläft, erhöht so seinen Immunschutz um stolze 400 Prozent, zeigt eine Studie der University of California in San Francisco.[85] In dieser Zeit werden sogenannte *Zytokine* freigesetzt. Das sind Signalstoffe, die dabei helfen, Entzündungen zu bekämpfen, und passenderweise auch noch müde machen – in diesem Sinne: Schlaf ist die beste Medizin.

Eine Untersuchung des renommierten Centers for Disease Control and Prevention in Atlanta, Georgia, belegt die essenzielle Wechselbeziehung zwischen einer sieben- bis achtstündigen Nachtruhe und Hormonen: Melatonin fürs Schlafen, Serotonin fürs Glücklichsein, Somatropin für Muskelaufbau, Fettabbau und Durchblutung, Leptin fürs Sättigungsgefühl, dazu Endorphine fürs Entspannen. Nach Auffassung von Charles Czeisler, Schlafexperte an der Harvard Medical School, haben Menschen, die fünf Jahre lang in Folge weniger als fünf Stunden pro Nacht schlafen, ein um 300 Prozent erhöhtes Risiko für Arterienverkalkung.[86, 87] Arterienverkalkung ist zwar schwer rückgängig zu machen, doch mit nur einigen Wochen erholsamem Schlaf können Sie Ihren Blutdruck senken und Ihre zelleigenen Reparaturmechanismen verbessern, was indirekt helfen kann. Und das ist nicht der einzige Nachteil des Schlafmangels. Bei Menschen, die nicht genügend schlafen, sind im Essverhalten zwei wichtige Sättigungshormone im Ungleichgewicht: Ghrelin und Leptin. Wenn Sie nachts fünf Stunden oder weniger schlafen, schütten Sie mehr Ghrelin aus, das Sie zum Essen auffordert, und weniger Leptin, das ein Sättigungsgefühl vermittelt. Mit anderen Worten: Wer weniger schläft, hat mehr Hunger und das Sättigungsgefühl tritt später ein. Außerdem wirken sich Ghrelin und Leptin wiederum auf weitere Hormone aus, so auch auf Melatonin als wichtiges Anti-Aging-Hormon.

Reparatur, Regeneration und Erholung im Schlaf

Es kommt nicht allein auf die Dauer an – sechs Stunden fester Schlaf können morgens aktiver machen als neun Stunden unruhiges Lakenwälzen. Die Quantität, also die Schlafdauer, ist zwar wichtig, doch die Qualität ist es ebenso. Denn erst im Tiefschlaf finden die wichtigen Stoffwechselvorgänge statt, die unseren Körper am stärksten regenerieren. In dieser Zeit wird das Wachstumshormon ausgeschüttet, das bei Erwachsenen die körperliche Regeneration unterstützt. Diese Phasen finden überwiegend in den ersten vier Schlafstunden statt. Wie erholsam Ihr Schlaf tatsächlich war, können Sie ganz leicht daran erkennen, wie ausgeruht Sie sich am nächsten Tag fühlen. Das muss nicht unbedingt gleich beim ersten Weckerklingeln zu spüren sein, aber grundsätzlich sollten Sie sich fit für die anstehenden Aufgaben fühlen. Es gibt zwei Formen von Schlaf: den REM-Schlaf (*rapid eye movement*, »rasche Augenbewegung« und den Non-REM-Schlaf oder NREM-Schlaf (*non rapid eye movement*, »keine rasche Augenbewegung«. Der Non-REM-Schlaf ist weiter unterteilt in die Stadien 1, 2, 3 und 4, die ein Spektrum relativer Schlaftiefe angeben. In dieser Woche – und für den Rest Ihres Lebens – sollten Sie den langsamwelligen Schlaf (Tiefschlaf, Stadium 3) verbessern und ausdehnen, denn dabei sinkt Ihre Herzfrequenz, Organe, Muskeln und Knochen regenerieren sich, Energie- und Willenskraftreserven werden wieder aufgefüllt und Ihr Immunsystem stellt sich neu ein. Den REM-Schlaf benötigen Sie für die emotionale Regeneration, den Non-REM-Schlaf oder Tiefschlaf für die körperliche Regeneration. Alle Schlafphasen sind wichtig. Am erholsamsten schlafen Sie, wenn Ihr Schlaf alle Stadien umfasst, die in 90- bis 120-Minuten-Zyklen während der Nacht ablaufen.

Keine Schlafschulden ansammeln

Schlaf ist wesentlich, um die Alterung zu verlangsamen, denn in dieser Zeit erledigt Ihr Körper seine Ausbesserungsarbeiten. So führt nicht nur Schlafmangel, sondern auch eine schlechte Schlafqualität zu einer schnelleren Alterung. Übrigens: (Langfristig) verpasster Schlaf unter der Woche lässt sich nicht am Wochenende nachholen. Wer fünf Tage lang bloß vier Stunden schläft, hat eine Schlafschuld von etwa 20 Stunden, das lässt sich an einem Wochenende nicht aufholen.

Keinen Kummer mit dem Schlummer

Schlaf kommt einem Allheilmittel gleich, wie Sie feststellen werden. Der Dalai Lama behauptet, Schlaf sei die beste Meditation. Eignen Sie sich die Kunst des Schlafes an und Sie werden merken: Sie bringen Ihre Hormone leichter ins Gleichgewicht und auch die Willenskraft auf, um gute Entscheidungen zu treffen und letztlich Ihre Gesundheitsspanne zu verlängern. Messen Sie deshalb der Bettzeit ebenso viel Bedeutung bei wie Ihrer Ernährung und sorgen Sie jetzt für die richtige Menge an Schlaf. Eine gute Nachricht für alle, die sich nachts hin und her wälzen: Mit einigen kleinen Tricks lässt sich der Schlaf leicht herbeilocken. Wenn Sie schlecht schlafen, dann lesen Sie diese Tipps konzentriert. Dann noch zweimal zur Erinnerung in den nächsten Tagen. Versuchen Sie, in der kommenden Woche den einen oder anderen für Sie passenden Vorschlag umzusetzen!

- **Finden Sie Ihren Rhythmus:** Nehmen Sie sich eine feste Zubettgehzeit vor und halten Sie sich an den selbst gewählten Zapfenstreich, auch wenn im Fernsehen noch ein spannender Streifen läuft. Oder noch besser: Verbannen Sie das Gerät gleich ganz aus dem Schlafzimmer. Der Körper mag Routine – er möchte wissen, wann es Zeit ist, aufzustehen oder ins Bett zu gehen. So stellt sich bald Ihr persönlicher Schlaf-wach-Rhythmus ein. Besonders am Wochenende bleiben die meisten quasi automatisch länger auf und schlafen dafür morgens länger. Damit bringen Sie aber Ihren Schlafrhythmus durcheinander und erholen sich weit weniger als gewünscht. Oft ist es gesünder, einfach die normalen Schlafgewohnheiten beizubehalten. Gelingt es, mehr Regelmäßigkeit in das Leben zu bringen, nimmt die Schlafqualität erheblich zu. Stellen Sie sich auch abends einen Wecker, der Sie daran erinnert, zeitig ins Bett zu gehen.

- **Kein Nickerchen bei Schlafstörungen:** Grundsätzlich ist nichts gegen einen Mittagsschlaf einzuwenden, schließlich hat der Mensch zwei Müdigkeitsgipfel: einen zur Nachtzeit und einen weiteren am frühen Nachmittag. Allerdings muss berücksichtigt werden, dass durch den Mittagsschlaf bereits ein Teil des Schlafbedarfs gedeckt ist. Wer Schlafprobleme hat, verzichtet in Zukunft also besser auf einen Mittagsschlaf.
- **Handy aus:** Bildschirmen und nächtlichem Kunstlicht sollten Sie drei Stunden vor Ihrer Bettzeit nur noch eingeschränkt ausgesetzt sein. Schalten Sie mindestens eine Stunde, bevor Sie ins Bett gehen, Fernseher, Computer, Telefone und Tablets aus. Das heißt: nicht mehr im Schlafzimmer fernsehen oder beim Fernsehen einschlafen. Denn das blaue Licht dieser Geräte hemmt die Ausschüttung des Schlafhormons Melatonin, das eigentlich dafür sorgen sollte, dass Sie müde werden. Außerdem gilt: keine elektronischen Geräte im Schlafzimmer. Falls das nicht möglich ist, halten Sie sich eine Stunde vor Ihrer Bettzeit mindestens 1,5 Meter von elektronischen Geräten entfernt. Legen Sie sie in ein anderes Zimmer und lassen Sie sie dort. Greifen Sie stattdessen lieber zu einem Buch.
- **Nicht von der Sportmatte ins Bett:** Unternehmen Sie besser keine größeren sportlichen Anstrengungen mehr, bevor Sie Ihr Nachtlager aufschlagen. Ihr Kreislauf wird sonst zur falschen Zeit angekurbelt. Zwischen Workout und Schlummerstunde sollten mindestens drei Stunden vergangen sein. Diese Zeit braucht der Körper, um wieder herunterzukommen, denn Sport schüttet Tageshormone wie zum Beispiel Endorphine aus. Idealerweise fällt dann das Schlafengehen mit der Entspannungsphase nach dem Training zusammen. Grundsätzlich gilt aber: Sport und Bewegung sind nicht nur wichtig, um fit zu bleiben, sondern auch bedeutsam für eine wohlige Erschöpfung und einen guten Schlaf.
- **Gehen Sie spazieren:** Viele Menschen unterschätzen die Vorteile eines 20- bis 45-minütigen Spaziergangs. Zu Unrecht, denn regelmäßiges Spazierengehen senkt den Stresspegel und ist eine der besten Maßnahmen zur Stabilisierung des Cortisolspiegels. Bereits 15 bis 20 Minuten an der frischen Luft reichen aus, damit Sie schneller in den Tiefschlaf kommen.
- **Schlafen Sie miteinander:** Die Redewendung kommt nicht von ungefähr. Schließlich servieren uns die Hormone nach einem aufregenden Liebesspiel zwischen den Laken einen der wirksamsten Schlafcocktails überhaupt. Das freigesetzte Hormon Oxytocin löst Stress und Ängste.

- **Kein Kaffee ab 14 Uhr:** Laut einer Studie der Harvard Medical School sollten Sie ab dieser Zeit auf koffeinhaltige Getränke verzichten, um am Abend richtig entspannen zu können. Die Wachmacher stehen in Verdacht, den Neurotransmitter Adenosin, ein Botenstoff im Gehirn und körpereigener Müdemacher, zu hemmen. Auch der nächtliche Harndrang steigt, wenn Sie tagsüber Kaffee trinken. Wer mehrmals aufwacht, um zur Toilette zu gehen, schläft schlecht.
- **Meiden Sie Stressoren:** Aus evolutionären Gründen sind Menschen so ausgerichtet, dass sie wach bleiben, wenn sie eine Bedrohung spüren. Die Reaktion zeigen wir auch heute noch, nur dass die Bedrohung in Form einer E-Mail oder eines Streits vorliegt. Sie müssen Ihr Hirn und Ihr Nervensystem davon überzeugen, dass Sie in Sicherheit sind und dass es okay ist einzuschlafen. Bereiten Sie sich also mit einer entspannten Tätigkeit auf eine angenehme Nacht vor. E-Mails, wichtige oder emotionsgeladene Gespräche, Telefonate, Korrespondenzen sind dagegen vor dem Schlafengehen tabu. Lassen Sie Ihren Geist zur Ruhe kommen, indem Sie einen klaren Schlussstrich unter den Tag ziehen.
- **Werden Sie Schriftsteller:** Um Ihr Unterbewusstsein von dem üblichen Alltagsballast zu befreien, setzen Sie sich gegen Abend noch einmal an den Schreibtisch – aber nur, um kleine und große Sorgen zu Papier zu bringen. Wer sich den Kummer von der Seele schreibt, entlastet das Unterbewusstsein und kann über Nacht eher abschalten.
- **Atmen Sie sich müde:** Legen Sie sich für die perfekte Nachtruhe hin, legen Sie eine Hand flach auf den Bauch und atmen Sie ruhig ein und aus. Legen Sie die Hände dann so auf die Brust, dass sich die Fingerspitzen nicht berühren. Beobachten Sie, wie der Atem fließt. Lassen Sie die Hände zum Schluss langsam bis zum Bauchnabel gleiten und atmen Sie noch ein paar Minuten lang tief und gleichmäßig in den Bauch.
- Wenn Sie einmal dennoch grübelnd wach liegen, schauen Sie nicht mit dem selbstquälerischen Gedanken »Ich muss unbedingt schlafen, sonst bin ich morgen todmüde« auf die Uhr, sondern gehen Sie in einen anderen Raum und beschäftigen Sie sich bei gedämpftem Licht mit etwas Monotonem (aber bitte nicht mit Ihrem Smartphone – das blaue Licht bewirkt den gegenteiligen Effekt und macht wach).

TIPP So klappt's mit dem Einschlafen

- *Ein abendliches Bad entspannt die Muskeln und wirkt wohltuend beruhigend. Angenehm entspannt steigt die Bereitschaft zum Schlafen von allein. Ideal ist es, etwa zwei Stunden vor dem Schlafengehen in eine warme Wanne zu steigen. Wenn Sie zu kalten Füßen neigen, schlüpfen Sie am besten gleich nach dem Abtrocknen in ein Paar dicke Socken.*
- *Schlaffördernd wirken ein bis zwei Gläser Sauerkirschsaft, sie enthalten das Ruhehormon Melatonin.*
- *Auch eine warme Milch mit Honig kann als Betthupferl dienen. Die Wirksamkeit des bekannten Schlummertrunks ist in der Zwischenzeit auch wissenschaftlich belegt: Der leckere Mix sorgt dafür, dass größere Mengen des Schlafhormons Serotonin ins Gehirn gelangen.*

So wie man sich bettet

Durchschnittlich 24 Jahre unseres Lebens verbringen wir im Land der Träume. Grund genug, für einen optimalen Reisekomfort zu sorgen. Ihr Bett sollte besser an einer warmen Innenwand als an einer kälteren Außenwand stehen. Perfektionisten achten darauf, das Bett in Nord-Süd-Richtung auszurichten. Der Schutz vor Durchzug ist dagegen für alle Schläfer selbstverständlich. Prima Raumklima herrscht bei einer Zimmertemperatur zwischen 15 und 18 Grad Celsius. Achtung: Je höher die Raumtemperatur und je niedriger die Luftfeuchtigkeit ist, desto schneller trocknen unsere Atemwege aus.[88] Außerdem sollte Ihr Schlafzimmer konstant dunkel oder zumindest abgedunkelt sein, denn nur im Dunkeln kann das Schlafhormon Melatonin ausgeschüttet werden.

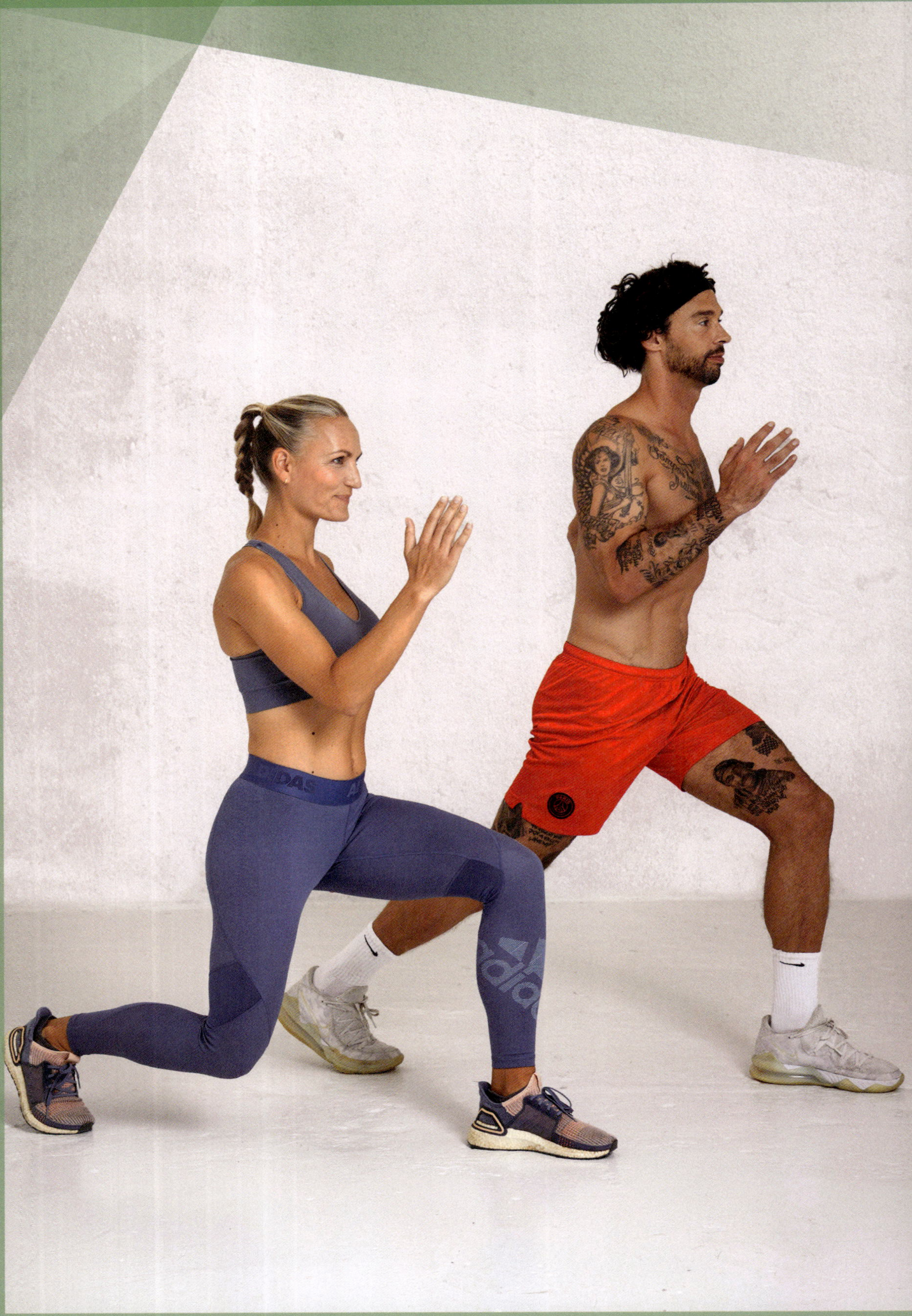

IN 8 WOCHEN ZU EINEM VERJÜNGENDEN LEBENSSTIL

3

SCHRITT FÜR SCHRITT ZU LONGEVITY

Ab sofort können Sie ein gesünderes Leben beginnen: mit mehr Fitness, besseren Essgewohnheiten und mehr Entspannung. Der 8-Wochen-Plan hilft Ihnen, ab jetzt das Richtige zu tun. Entscheidend ist, dass alle Bereiche berücksichtigt werden, denn sie bedingen sich gegenseitig und verstärken einander: In ihrem Zusammenspiel sind sie unschlagbar, um uns ein langes, gesundes Leben zu schenken. Dies wurde jetzt auch durch eine breit angelegte Studie der Harvard T.H. Chan School of Public Health bestätigt.[89, 90] Innerhalb dieser Studie untersuchten die Forscher Daten von rund 73 000 Frauen und fast 40 000 Männern, um herauszufinden, ob eine gesunde Ernährung und Bewegung das Leben nicht nur hinsichtlich der Lebenserwartung verlängern können, sondern auch, ob diese Lebenszeit frei von chronischen Krankheiten wie Krebs, Herz-Kreislauf-Erkrankungen und Diabetes ist. Und tatsächlich: Diese Studie liefert Beweise dafür, dass ein gesunder Lebensstil, der die genannten Faktoren berücksichtigt, unsere Lebensjahre ohne Krankheiten erheblich – und zwar um bis zu zehn Jahre – verlängern kann.

Alt werden können Sie später

Fangen Sie heute erst einmal damit an, jünger zu werden. Eine gesunde Ernährung hat nicht nur großen Einfluss auf die körperliche Fitness, sie entscheidet auch darüber, wie erholsam der Schlaf ist, der sich wiederum auf Ihren Stresslevel beziehungsweise Ihre Entspannung auswirkt. Die vier Säulen der Gesundheit spielen immer zusammen. In ihrer Synergie baut sich etwas auf, was größer ist als die Summe der einzelnen Teile. Und das ist eine Erkenntnis, die gleichermaßen neu und zukunftsweisend ist. Wer zu viele Defizite in einem Bereich hat, zieht damit den anderen auch nach unten, gelangt also in eine »Abwärtsspirale«. Kümmern Sie sich jedoch um gesündere Gewohnheiten in jedem der drei Bereiche, gelangen Sie in eine positive »Aufwärtsspirale«. Dies ist eines der Ziele des 8-Wochen-Plans. Wenn Sie merken, dass eine der Maßnahmen bei Ihnen anschlägt, bleiben Sie dabei – wenn nicht, gehen Sie zur nächsten weiter. Wichtig ist immer, die eigene individuelle Verträglichkeit zu beachten! Wir sind biologisch individuell. Selbst wenn wir uns gleich ernähren und dasselbe Sportprogramm absolvieren, wird kein Körper exakt so aussehen wie der einer anderen Person. Wir sind alle anders gebaut, schütten eine andere Menge an Hormonen aus und unser Lebensstil ist ebenfalls individuell. Deswegen lautet die Aufgabe: Finden Sie die richtigen Maßnahmen und die passende Dosis für sich. Arbeiten Sie mit Ihrem individuellen 8-Wochen-Programm auf Ihr großes Ziel, einen neuen, verjüngenden Lebensstil, hin. Wenn Sie die Tipps und Workouts regelmäßig und konsequent in Ihren Alltag integrieren, können Sie sich auf die entsprechenden Leistungsfortschritte verlassen. Alle Ratschläge und Hinweise – auch die zur Ernährung – sollten Ihnen außerdem so viel Freiheit bieten, dass Sie an besonderen Anlässen, Einladungen oder Restaurantbesuchen weiterhin möglichst einschränkungsfrei teilnehmen können. Und im Idealfall mögen Sie die eine oder andere Empfehlung so gern, dass Sie sie dauerhaft beibehalten oder sogar in der Familie oder im Freundeskreis weiterempfehlen – dann hat sich die Investition in dieses Buch bereits gelohnt.

Aktivität und Beständigkeit

Die Workouts sind von zentraler Bedeutung, wenn es darum geht, genau die Prozesse in Ihrem Organismus zu aktivieren, die Sie jung halten und sogar verjüngen. Das regelmäßige Training hilft außerdem, in Zukunft länger gesünder zu leben, denn es werden dabei unter anderem genau die Hirnareale aktiviert, die besonders wichtig sind, um alte Gewohnheiten zu durchbrechen: die Systeme fürs Lernen, für das Gedächtnis und die Verhaltenskontrolle. Im Gehirn entstehen so neue Verknüpfungen zwischen den Neuronen – Sie bleiben nicht nur körperlich, sondern auch geistig fit. Laut Experten ist darum jede Minute, die Sie sich bewegen, wertvoll und essenziell für einen ganzheitlich gesunden Lebensstil.

Sicher ist es nicht einfach, alte Gewohnheiten sofort abzulegen. Mit der richtigen Einstellung können sie aber durch neue, bessere Routinen ersetzt werden. Wenn Sie sie in viele kleine Schritte zerlegen, wird der Anfang deutlich leichter. Einen Aspekt gilt es dabei zu beachten: Neuronale Strukturen wachsen nicht über Nacht. Das dauert nachgewiesenermaßen etwa vier Wochen, wie Verhaltensforscher herausgefunden haben. So lange braucht das Gehirn also, um ein neues Verhaltensmuster zu lernen.

Es hat wenig Sinn, von heute auf morgen alte Lebensgewohnheiten umkrempeln zu wollen – starre Vorsätze sind fast immer zum Scheitern verurteilt. Ihr Körper lässt sich eben nur ungern zu etwas zwingen. Deshalb arbeiten wir mit schnellen, kleinen Erfolgen, die Sie motivieren. Die klare Struktur des 8-Wochen-Programms sorgt dafür, dass Sie stets den nächsten Schritt sehen, der vor Ihnen liegt. Aus einem schmalen Trampelpfad wird schließlich ein neuer Lebensweg. Es fällt dann ganz leicht. Warum acht Wochen? Nach dieser Zeit hat sich der Körper dem moderaten Training angepasst und das erste Fundament ist gelegt. Und bereits nach den ersten Wochen fühlt sich der Körper straffer und energiegeladener.

Aller Anfang kann auch leicht sein

Vergessen Sie nicht: Schwierig, weil ungewohnt ist allenfalls die Anfangsphase. Die ersten drei bis vier Wochen, in denen Sie ein wenig Disziplin und Energie aufbringen müssen, werden zu den lohnendsten Investitionen in Ihrem Leben zählen – bis Sie die ersten Erfahrungen gemacht haben, wie wohltuend und genussvoll gesunde Ernährung und regelmäßiges Training sein können. Dazu müssen Sie nicht Ihr ganzes Leben umkrempeln, damit Sie sich effektiv verjüngen. Vielmehr sind es die vielen kleinen Veränderungen, die einen großen Unterschied machen. Schließlich ist Ihr Glückskonto prall gefüllt und beim Blick in den Spiegel werden Sie feststellen: Es hat sich nicht nur gelohnt, sondern war eigentlich auch ganz leicht!

Insbesondere unsere Muskeln verjüngen uns, regen den Fettabbau an und beeinflussen das Immunsystem. Ihr Training verbessert zusätzlich die Zellkraft gegen Krankheiten. Klar ist außerdem: In jedem Alter lässt sich die Leistung steigern, zum Teil sogar erheblich. Das Muskelwachstum kann auch jenseits der 50 noch über 80 Prozent betragen. Eine Trainingseinheit, die in nur etwa 20 bis 30 Minuten sämtliche Muskelgruppen des Körpers trainiert und definiert, reicht dafür zunächst völlig aus. Einfacher lässt sich das Altern kaum austricksen. Verrechnet man beispielsweise den Kraftverlust pro Jahr mit einem Kraftgewinn durch Ihr Workout von 30 bis 40 Prozent, dann ergibt das eine Verjüngung von 10 bis 20 Jahren. Das schlägt jedes bisher bekannte Anti-Aging-Mittel um Längen!

Start in ein bewegtes Leben – so funktioniert's

- Den Selbsttest zur Ermittlung Ihres Fitnessalters haben Sie bereits kennengelernt und vielleicht auch schon durchgeführt (Kapitel 2, ab Seite 36). Das Ergebnis verrät Ihnen außerdem, auf welchem Niveau Sie sich bei den Workouts optimal belasten.
- Routine ohne Langeweile ist der Schlüssel zu echter Fitness. In zwei Stufen beziehungsweise Zirkeln von jeweils vier Wochen bauen Sie jeweils ein neues, »jüngeres« Fitnessniveau auf. Sie trainieren die verschiedenen Bereiche Muskelkraft, Muskelausdauer, Koordination und Balance. Die Workouts sind so konzipiert, dass Sie Ihre Leistungen langsam steigern. Das 8-Wochen-Programm wächst mit Ihren Fähigkeiten. Zum krönenden Abschluss können Sie noch einen dritten Zirkel (ab Seite 275) absolvieren, bei dem alle Kräfte und Fähigkeiten mobilisiert werden sollen, die Sie sich vorher erfolgreich erarbeitet haben. Dieser Zusatzzirkel ist optional.
- Protokollieren Sie acht Wochen lang in einem einfachen Ankreuzplan (Mustervorlage »Wochencheck« auf Seite 164) Ihr Fitness-, Ess- und Entspannungsverhalten. Dank des Ampelprinzips sehen Sie auf den ersten Blick, in welchem Bereich Sie schon gut dabei sind oder wo Sie sich noch weiter verbessern können. Sobald Sie Ihr Workout gemeistert, ausreichend leckeres Gemüse verzehrt oder sich eine Entspannungseinheit gegönnt haben, kreuzen Sie in Ihrem Wochenplan in der entsprechenden Zeile jeweils ein Feld an. Am Ende jeder Woche ziehen Sie Bilanz. Wo sind Sie auf Verjüngungskurs? Wo können Sie noch nachbessern (gelb) und wo besteht grundsätzlich Handlungsbedarf (rot)? In der nachfolgenden Legende erfahren Sie, was die Symbole bedeuten und was Sie für ein Kreuz tun müssen. Basierend auf den vier Säulen Ernährung, Bewegung, Entspannung und Schlaf bietet Ihnen dieser Plan kleine Aktivposten für jeden Tag. Wer die Informationen und Hinweise beherzigt, wird schnell mit mehr Vitalität belohnt.
- Lassen Sie die Erfolge der vergangenen Tage nach jeder der zwei Trainingsphasen mithilfe eines kurzen Selbstchecks noch einmal Revue passieren. Belohnen Sie sich abschließend mit einer Kleinigkeit Ihrer Wahl. Hier können Sie sehen, inwieweit Sie die Angst vor dem Alter bereits durch eine kluge Lebensführung ersetzt haben. Es bedarf tatsächlich nur ein paar täglicher Gewohnheiten, die Sie vor dem Altern schützen und nebenbei auch noch Ihr Leben bereichern.

Wochencheck

		Tag 1	Tag 2	Tag 3	Tag 4	Tag 5	Tag 6	Tag 7
Aktivität	Training							
	Bewegung							
Ernährung	Süßigkeiten und Softdrinks							
	Obst und Gemüse							
	Ernährungsgewohnheiten							
	Trinken							
Ruhe	Schlaf							
	Entspannung							
	Pausen							

Alles passt: Ziel ist es, beim Sport, Essen und während der Entspannung im grünen Bereich zu sein. Die grünen Felder zeigen Ihnen, wie viele Aktivitäten Sie für einen gesunden und verjüngenden Lebensstil brauchen. Für jede Aktivität reicht ein Kreuz.

Noch okay: Hier müssen Sie aufpassen und noch etwas zulegen. Gut zu wissen: Die Breite der Felder sagt nichts über die Dauer oder Gewichtung aus.

Achtung: Die roten Felder zeigen, wann es noch zu wenig ist – oder, im Fall der Süßigkeiten, zu viel. Richten Sie eine besondere Aufmerksamkeit auf diese Aktivität.

Training: Hier ist das Longevity-Training (ab Seite 183) gemeint. Ein guter Anfang ist es, wenn Sie mit mindestens einer Einheit begonnen haben (gelbes Feld). Kein Workout bedeutet auch kein Kreuz. Wer zu häufig trainiert, gönnt seinem Körper nicht ausreichend Regeneration, daher kommen Sie bei mehr als fünf Einheiten in den gelben Bereich.

Bewegung: Mit dem Fahrrad oder zu Fuß zur Arbeit (mindestens zehn Minuten) oder acht Etagen Treppensteigen bringen Ihnen je ein angekreuztes Feld. Eine Einheit Ihrer Lieblingssportart bringen Ihnen sogar zwei Kreuze. Sie kommen erst nach zwei Kreuzen aus dem roten in den noch ausbaufähigen gelben Bereich. Auf dem richtigen Weg sind Sie, wenn Sie fünfmal das Kreuzchen setzen konnten.

Süßigkeiten und Softdrinks: Hier sind kleine Sünden erlaubt, aber trotzdem zählt jeder Bissen. Vier Kreuzchen pro Woche sind gerade noch okay. Danach wird es rot.

Obst und Gemüse: Fünf Portionen frisches Gemüse oder Obst pro Tag lautet die Empfehlung. Bei drei Portionen (Kreuzen) landen Sie bereits im gelben Bereich. Legen Sie den Schwerpunkt auf Gemüse – drei Portionen und zwei Portionen Obst sind gut.

Ernährungsgewohnheiten: Für jede selbst zubereitete frische Mahlzeit gibt es ein Kreuzchen am Tag. Wenn Sie mindestens fünfmal in der Woche zu »ehrlichen« naturbelassenen Lebensmitteln greifen, befinden Sie sich im grünen Bereich. Sollte es Ihnen nur drei- bis viermal gelingen, steht die Ampel auf Gelb, bei weniger wird es Rot.

Trinken: 1,5 bis 2 Liter pro Tag sollten es sein. Am besten sind Mineralwasser, Früchte- oder Kräutertees. Für jeden getrunkenen Liter gibt es ein Kreuz. Achten Sie in auf eine ausgewogene tägliche Verteilung. Ab dem neunten Feld steht die Ampel auf gelb und ab zehn Kreuzchen sind Sie bereits im grünen Bereich.

Schlaf: Mit sieben bis acht Stunden Schlaf pro Nacht geben Sie Ihrem Körper die notwendige Regeneration. Für jede wohltuende Bettruhe gibt es ein Kreuzchen. Mehr als fünf Nächte pro Woche sollten es schon sein.

Entspannung: Kreuzen Sie für jede Erholungsphase ab circa einer Stunde ein Feld an. Es zählen alle Aktivitäten, die Ihnen Freude machen und die Sie nicht als stressig empfingen. Die Empfehlung ist hier mindestens einmal pro Tag, also siebenmal in der Woche.

Pausen: Legen Sie kurze Pausen von je 10 bis 15 Minuten ein. Diese sollten zum Abschalten genutzt werden – Handy- und TV-Zeit zählen nicht. Mindestens dreimal pro Tag Pause machen, also 21-mal pro Woche. Nach zwei Einheiten der Selbstfürsorge pro Tag kommen Sie in den gelben, nach drei weiteren in den grünen Bereich.

TRAINING IST DAS A UND O FÜR LONGEVITY

Eins ist klar: Ohne Sport tut sich nichts! Natürlich greifen alle Lifestyle-Komponenten ineinander und beeinflussen sich gegenseitig, aber die gesündeste Ernährung ist nur halb so effektiv, wenn die Muskulatur und das Herz-Kreislauf-System nicht trainiert und somit aktiv sind. Denn vor allem in den Muskeln finden Prozesse statt, die sich auf die Zellalterung auswirken. Optimalerweise verbindet man dabei Kraft- und Cardiotraining, um den gestamten Organismus gleichermaßen zu beanspruchen und den Stoffwechsel grundlegend anzukurbeln. Denn wer regelmäßig Sport treibt, seinen Puls hochtreibt und die Muskulatur intensiv beantsprucht, hat auch einen höheren Grundverbrauch (es werden auch im Ruhezustand mehr Kalorien verbrannt als bei gänzlich unsportlichen Menschen). HIIT und funktionelles Training bieten hierfür die optimalen Trainingsmethoden.

HIIT: kurz, knackig, jünger

Niemand verlangt von Ihnen, dass Sie ab morgen einen Großteil Ihrer Freizeit im Fitnessstudio verbringen. Es ist wichtiger, beim Training ins Schwitzen zu kommen, als besonders lange zu trainieren. Je intensiver Sie trainieren, desto kürzer fällt das Training aus. Auf diese Weise können Sie auf einem Niveau trainieren, das Sie bei einem herkömmlichen Training nie durchhalten könnten. Intensität und Dauer verhalten sich also umgekehrt proportional zueinander. Steigt die Dauer, sinkt die Intensität. Deswegen fokussieren wir uns hier auf HIT: HIT bedeutet *High-Intensity-Training*. Mit diesem intensiven Intervalltraining lassen sich in kurzer Zeit besonders effektiv viele gesundheitlich wirkungsvolle Trainingseffekte erzielen. Bei HIT handelt es sich um eine Weiterentwicklung des Intervalltrainings. Die Trainingsintensität ist der ausschlaggebende Faktor beim HIT-Training. Ziel ist es, den Muskel möglichst hoch zu belasten. Daher erfolgt der Anpassungsreiz mit einer hochintensiven, aber kurzen Belastung.

Weiter gesteigert wird diese Trainingsvariante durch das HIIT (*High-Intensity-Intervall-Training* oder auf Deutsch hochintensives Intervalltraining). Das zweite

»i« steht für »Intervall« und damit für den Cardio-Arteil innerhalb des hochintensiven Trainings. HIIT eignet sich ebenso gut für Frauen wie für Männer. Zwischen den Übungen werden zusätzlich kleine pulstreibende Einheiten eingebaut, um den Kreislauf noch weiter zu fordern. Dabei geht es um Schnelligkeit. Sie strengen sich in mehreren Intervallen kurz, aber gewaltig an. Jede Art von Bewegung ist gut, aber intensives Training hält Ihre Zellkraftwerke, die Mitochondrien, in besonders guter Verfassung. Wenn wir außer Atem geraten, regen wir ihre Tätigkeit an. Einer in der US-Fachzeitschrift *Cell Metabolism* vorgestellten Untersuchung zufolge führt dies zu einer erhöhten Proteinsynthese für Mitochondrien in den Zellen.[91]

Das Tolle an diesem Training ist die Doppelstrategie: Damit sich das Ganze gleich zweifach lohnt, wird bei diesem Training auch Ihr Puls ordentlich in die Höhe gehen. Im Zuge der Beanspruchung steigt Ihre Herzfrequenz für längere Zeit um 15 Schläge mehr als beim Laufen mit 60 bis 70 Prozent Ihrer maximalen Herzfrequenz überdurchschnittlich stark an. Dieser Trainingseffekt ist vergleichbar mit dem eines Ausdauertrainings und erhöht den Nutzen des funktionellen Trainings zusätzlich. Sie trainieren kurz, intensiv und somit sehr effektiv.

Trainieren Sie zunächst einmal, dann maximal zweimal nach dieser Methode.

Fit wie noch nie

HIIT-Training zeigt eine enorme Wirkung auf zellulärer Ebene, insbesondere auf unsere Zellkraftwerke, die Mitochondrien. Sie sind entscheidend für unsere Energiebereitstellung und somit für unsere körperliche Leistungsfähigkeit. Es ist wissenschaftlich abgesichert, dass sich die Mitochondrienkapazität durch HIIT um bis zu 69 Prozent steigern lässt. Gleichzeitig stoppt das Training auch den Funktionsverlust bei der mitochondrialen Energieproduktion bei den bereits bestehenden Mikrokraftwerken, sodass auch im Alter der Brennstoff nicht knapp wird und wir nicht auf Sparflamme leben müssen. Unser Körper funktioniert gut mit Intervalltraining, weil er im Grunde darauf eingestellt ist. Höhlenmenschen bewegten sich tendenziell immer in Intervallen; ein schneller Lauf zum Fluss, um Wasser zu holen, einen Eimer zurück zum Stamm tragen, eine kurze Strecke mit einem kranken Kleinkind zur Wohnstatt eines Nachbarn joggen, um Hilfe zu suchen. Die positiven Wirkungen des Trainings auf die ansonsten stattfindende Zellalterung sind einer der positivsten Faktoren überhaupt und so massiv, dass es kein Medikament gibt, mit dem etwas Vergleichbares zu erreichen wäre, und das nebenwirkungsfrei und kostengünstig. Mit wenigen Übungen trainieren Sie Muskeln, Ausdauer, Beweglichkeit und Koordination.

Die Vorteile von intensivem Intervalltraining

Hart, aber smart: Zahlreiche Studien haben bewiesen, dass der Wechsel von intensiver körperlicher Anstrengung und kurzen Pausen bei intensivem Intervalltraining den Stoffwechsel auch lange nach dem Ende der Einheit weiter auf Hochtouren laufen lässt. Wie das sein kann? Die Anstrengung während des Workouts erhöht den Bedarf an Sauerstoff in den Muskeln, um die nötige Energie zu produzieren. Der Körper benötigt während einer HIIT-Einheit mehr Sauerstoff, als die Atmung bereitstellt. Es entsteht ein Sauerstoffdefizit, Schulden sozusagen. Diese »Sauerstoffschuld« muss später, in der anschließenden Ruhephase, zurückgezahlt werden. Diese »Rückzahlung« und Regulierung des Körpers auf Normalniveau kostet auch nach dem Training noch Energie. Der Stoffwechsel ist also auch während der Regeneration noch gefordert. Er verbrennt auch dann noch Kalorien. Dieser Vorgang heißt Nachbrenneffekt – *Excess Post Exercise Oxygen Consumption*, kurz EPOC. Bei intensiven Intervalleinheiten ist dieser Effekt bis zu dreimal höher als bei Ausdauereinheiten mit gleichbleibenden Belastungen. Echt smart eben.

Nachgerechnet: Die Woche hat 168 Stunden, davon verbringen wir circa sieben Stunden pro Tag im Bett. Es bleiben also noch 119 Stunden. Zieht man eine Arbeitszeit von 40 bis zu 60 Stunden ab, so bleiben etwa 79 bis 59 Stunden für sonstige Tätigkeiten übrig. Glücklicherweise kostet Sie das HIIT-Workout nur 20 Minuten (Aufwärmen und Cool-Down mit inbegriffen). Das Ganze nur zwei- bis dreimal die Woche. Das macht bloß 1,25 Prozent des Freizeitbudgets und nur etwa 0,5 Prozent der Gesamtwochenstunden für Ihr Anti-Aging-Programm aus. Ein so kurzes Workout, das Sie darüber hinaus überall ausführen können, findet wirklich in jedem Terminkalender Platz.

Individueller geht's nicht: Jeder Mensch hat seine eigene biologische Uhr. Je nachdem, ob Sie eine Lerche oder Eule sind, erreichen Sie Ihr persönliches Leistungshoch frühmorgens oder erst später am Tag. Mit den flexiblen HIIT-Zirkeln können Sie leicht herausfinden, wann für Sie die beste Zeit fürs Training ist. So können Sie in Zukunft entspannt und effektiv nach Ihrem Rhythmus trainieren. Verlassen Sie sich auf Ihre innere Stimme und trainieren Sie dann, wenn es Ihnen am meisten Spaß macht.

Das Tabata-Workout

Der japanische Wissenschaftler Dr. Izumi Tabata hat die Effekte von moderatem Ausdauertraining und hochintensivem Intervalltraining untersucht. Das Resultat: Das Intervalltraining bietet enorme Vorteile, sofern dabei möglichst große Muskelgruppen beansprucht werden. Aktivieren Sie fürs Training den Timer auf Ihrem Smartphone oder Tablet.

Functional Training – funktioniert wirklich

Jedes der für Sie konzipierten Workouts fordert Ihre Muskeln mit jeder einzelnen Übung zum Teamwork auf, indem ganze Muskelketten gefordert werden. Functional Training unterscheidet sich wesentlich vom konventionellen Krafttraining, indem es ebenso wie ein Eigengewichts-Workout auf komplexe Bewegungsabläufe setzt, die mehrere Gelenke umfassen, und den Körper nicht in Einzelteile zerlegt, denn isolierte Muskelaktivität gibt es im Leben und Sport so gut wie nie. Beim Functional Training dagegen ähnelt das Workout natürlichen Bewegungsabläufen. Sie trainieren Bewegungen, keine Körperteile. Es geht nicht darum, einzelne Muskeln zu trainieren, sondern deren Zusammenspiel zu verbessern. Dabei arbeiten immer unterschiedlichste Muskeln fein dosiert zusammen. Je besser die Muskeln im Team (in der Kette) arbeiten, desto ökonomischer und kraftvoller wird die Bewegung ausgeführt. Das klingt zwar sehr logisch, ist aber auf keinen Fall selbstverständlich. Heute bringen Bewegungsmangel und einseitige Tätigkeiten im Alltag das Muskelgleichgewicht ordentlich durcheinander. Zwar werden dabei zum Teil bekannte Trainingsklassiker wiederverwendet, dennoch unterscheidet sich dieser Ansatz, der das isolierte Training eines Muskels vermeidet und stattdessen auf eine kontinuierliche Belastungssteigerung durch komplexere Übungen sowie einen hohen Gleichgewichts- und Stabilitätsanteil setzt, deutlich von den althergebrachten

Workout-Methoden. Das Ziel sind keine Show-Muskeln, sondern ein funktionell ausgeprägter Muskelapparat, auf den Sie sich in jeder Situation verlassen können. Kurz: Functional Training bereitet Ihren Körper optimal auf die Wirklichkeit vor. Der Trick dabei ist: Mit dem vorgestellten Bodyweight-Training führen Sie die Übungen aus, für die Ihr Körper geschaffen ist, und genießen somit quasi automatisch alle Vorteile des funktionellen Trainings – ein Rund-um-sorglos-Programm eben.

Perfektes Muskel-Teamwork

Im Fokus stehen Bewegungen, die mehrere Gelenke umfassen. Dabei arbeiten jeweils unterschiedlichste Muskeln fein dosiert zusammen. Je mehr Muskeln Sie im Training fordern, desto besser sind letztlich die positiven Effekte auf Ihre Gesundheit. Im Wesentlichen basiert das Programm auf Bewegungen gegen die Schwerkraft, wie das Beugen beziehungsweise Strecken der Knie und Hüften im Stehen für den Unterkörper und Zieh- und Druckbewegungen für den Oberkörper. Deshalb kommen auch bewährte Übungen wie Kniebeuge und Liegestütz zum Einsatz. Je besser die Muskeln im Team zusammenarbeiten, desto ökonomischer und kraftvoller können Sie eine bestimmte Bewegung ausführen. Durch dieses Zusammenspiel wird die Koordination geschult und gleichzeitig wird die rumpfstabilisierende Muskulatur, die sogenannten Core-Muskeln, so gut wie immer mittrainiert. Es stabilisiert mit seinen dynamischen und statischen Komponenten gleichzeitig die Gelenke, was essenziell für eine sichere Bewegungsausführung ist.

Eine gute Figur vor dem Spiegel ist etwas Schönes – mindestens genauso wichtig ist echte Fitness für alle physischen Herausforderungen des Alltags. Schließlich kennt unser Körper keine einzelnen Muskeln, er kennt nur Bewegungen. Sie lernen, Ihr Körpergewicht in unterschiedlichen Bewegungswinkeln zu halten und auszubalancieren. Sie werden gleichzeitig stabiler und beweglicher, Ihr Körper kann effektiver mit alltäglichen Belastungen umgehen. Der große Vorteil von funktionellem Training ist, dass es alle Konditionsfaktoren gleichermaßen verbessert: Kraft, Beweglichkeit, Ausdauer, Schnelligkeit und Koordination. Die Workouts des 8-Wochen-Programms sind somit eine All-in-one-Lösung für Ihre Fitness.

Übungen, die zum Erfolg führen

Auch die Feinmotorik, die Abstimmung zwischen den Muskelgruppen, wird präziser. Ein wichtiger Punkt dabei ist, die meisten Alltagstätigkeiten in einer aufrechten Körperposition auszuführen. Um diese abzusichern, sollten die einzelnen Muskeln Ihres Rumpfes stark und aufeinander abgestimmt sein. Im Alter – als Folge eines häufig inaktiven Alltags – hat diese Fähigkeit, den eigenen Körper in verschiedenen Achsen abzusichern, meistens stark abgenommen.

Sie können den koordinativen Anspruch, den Körper mithilfe einer gekräftigten Rumpfmuskulatur zu koordinieren und zu stabilisieren, gezielt verbessern. In Zukunft fallen Ihnen zielgerichtete Bewegungen auch unter Zeitdruck leichter – egal ob beim Tennisspielen oder Treppensteigen. Die Gefahr von Fehlbewegungen wird minimiert. Das schützt vor Verletzungen, Verspannungen und Schmerzen, und es macht Sie selbstbewusster und optimistischer. Sie werden Übungen lernen, deren Transfer auf Alltagsbewegungen hin leicht ist und die Ihnen einen hohen Leistungsgewinn versprechen. Auf diese Weise wird Ihr Körper alltagsfit: Die Wasserkästen tragen sich leichter und ohne nachfolgende Verspannungen. Bei der Schreibtischarbeit bewahren Sie eine gute Haltung und beim Volleyballmatch am Feierabend bewegen Sie sich geschmeidig wie eine Katze. Kurz: Dieses Fitnesstraining stärkt Ihren Körper optimal für die Anforderungen des Alltags.

Die Bedeutsamkeit des Core-Trainings

Core heißt »Kern«, damit ist die tief liegende Muskulatur des Rumpfes gemeint. Der Rumpf ist die Basis für kraftvolle und sichere Bewegungen der Beine oder des Oberkörpers. Nur wenn das Körperzentrum eine starke Basis darstellt, gelingen Bewegungen im Alltag beschwerdefrei und effektiv.

Starke Muskeln ohne Hanteln, Geräte und Studio

Ein weiterer Clou an diesem Programm: Die Übungen werden auf kleinstem Raum ausgeführt. Dadurch sind sie überall machbar und absolut alltagstauglich – zu Hause, im Feriendomizil oder am Strand. Ohne lange Anfahrten und ohne großes

Equipment. Ganz nebenbei sparen Sie so eine Menge Zeit und Geld – Anfahrten und Parkplatzsuche fallen ebenso weg wie Mitgliedsgebühren oder teures Trainingsequipment. Und vor allem: Je unkomplizierter ein Training ist, desto größer ist die Wahrscheinlichkeit, dass es zu einem festen Bestandteil Ihres Lebens wird.

Ihr Training in Zahlen

Orientieren Sie sich für Ihr persönliches Workout an der Skala von eins bis zehn. Hier liegt der Fokus auf den Intensitäten von eins bis sechs. Wählen Sie die für Sie optimale subjektive Belastungsintensität:

1 = sehr leicht: Sie nehmen die Belastung andeutungsweise wahr.

2 = leicht: Sie nehmen die Belastung wahr, sind jedoch noch weit von Ihrer Leistungsgrenze entfernt.

3 = etwas anstrengend: Sie spüren die Intensität deutlich, verfügen aber noch über eine große Belastungsreserve.

4 = anstrengend: Sie reizen Ihre Kräfte weiter aus, beenden aber das Training/den Satz so, dass noch einige Wiederholungen möglich sind.

5 = schwer: Sie beenden das Training/den Satz kurz vor der Erschöpfung. Ihr Kraftpotenzial ist bereits weitgehend erschöpft.

6 = sehr schwer: Sie setzen Ihr Training/den Satz bis zur Erschöpfung fort.

Hier ist systematisches Ausprobieren angesagt. Wer beispielsweise auf Stufe 4 trainiert und etwa acht bis zwölf Wiederholungen anpeilt, sollte die letzte Belastung als mittelschwer empfinden, also noch einige Wiederholungen in Reserve haben. Nach ein bis zwei Testdurchgängen haben Sie die richtige Intensität gefunden. Bei höherer Intensität ist der Bewertungsmaßstab immer die letzte technisch einwandfrei durchgeführte Wiederholung.

Vorteil dieser Methode: Sie können Ihr Training auf jeder Ebene stetig an Ihr aktuelles Leistungsniveau anpassen, indem Sie es anhand der Skala bewerten. Liegt die Belastung über mehrere Einheiten hinweg unterhalb der gewünschten Stufe, variieren Sie die Übung entsprechend, erhöhen das Tempo oder die Belastungsdauer. Umgekehrt sollten Sie natürlich die Intensität bei Formschwankungen kurzfristig reduzieren. Auch bei höherer Intensität gilt: Der Bewertungsmaßstab ist immer die letzte technisch einwandfrei durchgeführte Wiederholung.

IHR 8-WOCHEN-TRAININGSPROGRAMM

In Kapitel 4 ab Seite 183 finden Sie höchst effiziente Übungen, mit denen Sie alle Muskelgruppen optimal in Form bringen. Mit zunehmendem Alter verändern sich die Unterschiede der individuellen Leistungsfähigkeit. So können beim Älterwerden häufig gesundheitliche Einschränkungen dazu führen, dass nicht alle Bewegungen ausgeführt werden können oder sollten. Das Training muss daher besonders kontrolliert und individuell variabel – durch Angabe von Alternativen – erfolgen. Aus diesem Grund können Sie im Praxisteil aus einer Vielzahl von Übungen auswählen, sodass Sie auch mit körperlichen Einschränkungen problemlos trainieren können. Die Übungen, die Sie nicht uneingeschränkt ausführen können, ersetzen Sie durch Varianten (mit »V« ausgezeichnet). Für jede Bewegung finden Sie eine Einsteiger- oder Basisvariante, die Ihnen den Anfang leicht macht. Daneben gibt es Steigerungen, die zum Teil noch anstrengender sind. Genial einfach! Für die erfahrenen Fitnesssportler gibt es zusätzlich zu jeder Übung einen kleinen »Bonus«, der für noch mehr Power sorgt. Je nach Ihrem individuellen Leistungsniveau suchen Sie sich die Übungen mit den entsprechenden Ausführungsvarianten heraus, die den passenden Schwierigkeitsgrad für Sie haben und die für Sie machbar sind.

Für wen ist dieses Training geeignet?

Ganz klar: für alle! Ob Sie 30, 40 oder 60 Jahre alt sind, ob Sie ein Sportler, Bewegungsmuffel, Fitnessenthusiast oder Späteinsteiger sind – von dem vielseitigen Ansatz der ausgewählten Übungen kann jeder profitieren. Dabei macht es keinen Unterschied, ob Sie mehrere Jahre keinen Sport betrieben oder noch nie richtig trainiert haben. Das hat sogar den Vorteil, dass Ihre Anfangserfolge vergleichsweise groß sein werden. Sportwissenschaftliche Studien bestätigen: Wer sich bislang wenig gefordert hat und selbst nur mit einem kleinen Pensum einsteigt, profitiert enorm. Denn am unteren Ende der Aktivitätsskala verläuft die Dosis-Wirkungs-Kurve steil: Schon geringe Investitionen versprechen eine beachtliche (Gesundheits-)Rendite. Selbst im fortgeschrittenen Alter sind wir noch imstande, unsere Kraftwerte in nur drei Monaten um bis zu 150 Prozent zu verbessern. Sogar dann, wenn Sie noch nie in Ihrem Leben trainiert haben.

Freuen Sie sich auf die ersten spürbaren Fortschritte, denn sie werden es Ihnen leicht machen, das Programm durchzuhalten und sogar nach und nach das Level zu steigern.

Der Plan: Effektiv, effizient und schnell

Um Gewöhnungseffekte zu verhindern, gliedert sich das 8-Wochen-Programm in mehrere Stufen. Das fordert Ihren Körper zusätzlich und fördert dadurch das Muskelwachstum und die Beweglichkeit immer noch ein bisschen mehr. Das Programm verfolgt aber auch noch einen anderen Zweck, als nur die Eintönigkeit beim Workout zu verhindern. Schließlich können Sie nur, wenn Sie Ihren Körper immer wieder vor neue Herausforderungen stellen, Ihre Leistung kontinuierlich verbessern. Und genau daher wird es mit jeder Stufe auch ein bisschen komplexer und schwieriger. Doch keine Sorge! Egal, auf welchem Fitnesslevel Sie starten: Ihre Kraft, Koordination und Balance verbessern sich ziemlich schnell, sodass Sie schon bald für neue sportliche Herausforderungen bereit sind.

Das Gesetz der Homöostase

Es besagt, dass der Organismus sein Leistungsvermögen an die Anforderungen seiner Umwelt anpasst, um das dynamische Gleichgewicht zu erhalten. Dabei spielt das Prinzip der Superkompensation (Mehrausgleich) eine zentrale Rolle, das das Zusammenspiel von Belastung, Anpassung und die Störung des biologischen Gleichgewichts beschreibt. Sobald der Organismus einen entsprechenden Belastungsreiz erhält, versucht er nicht nur das Ausgangsniveau wiederherzustellen, sondern entwickelt seine Leistungsfähigkeit über den bisherigen Zustand hinaus und passt sich den erhöhten Anforderungen an. Der Körper sorgt quasi vor, damit er für zukünftige und wahrscheinlich größere Aufgaben besser gewappnet ist. Bei Untrainierten geht diese Anpassung mit großen Schritten vorwärts.

Das Prinzip der Überforderung

Jedes Training bedeutet also zunächst eine gezielte Ermüdung der Muskulatur. Um der Anforderung beim nächsten Training besser gewachsen zu sein, passt sich der Körper wie folgt an: Die »Schäden« werden in der Regenerationsphase repariert und die Muskulatur wird über das ursprüngliche Leistungsniveau hinaus aufgebaut. Auf die erhöhten Anforderungen der Trainingseinheiten des 8-Wochen-Programms reagiert Ihr Körper also prompt: Er nimmt quasi künftige Belastungen vorweg und passt sich ihnen an, indem er die Leistungsfähigkeit seiner Muskeln erhöht. Mehr noch: Ihre Muskeln überkompensieren die zeitweise Schwäche. Sie bauen in den Ruhephasen zusätzliches Muskelgewebe auf, um beim kommenden Training mehr Kraft entfalten zu können. Dabei nimmt nicht die Anzahl der Muskelfasern zu – die ist genetisch festgelegt. Vielmehr gewinnt der gesamte Muskel an Umfang, indem mehr Eiweißmolekülfäden in die Fasern eingelagert werden. Ein weiterer positiver Effekt: Durch diese Anpassungsreaktionen verkürzt sich die Regenerationsphase, wodurch die Trainingsreize häufiger erfolgen können. Umgekehrt gilt: Werden Ihre Muskeln nicht weiter regelmäßig beansprucht, werden sie unaufhaltsam wieder abgebaut. Unfair? Wohl kaum, eher ökonomisch, denn Ihr Körper leistet immer nur das, was Sie von ihm fordern. Wollen Sie Ihre Power weiter steigern, dann müssen Sie Ihre Muskeln vor immer größere Herausforderungen stellen. Haben Ihre Muskelfasern erst einmal ein bestimmtes Niveau erreicht, dann lassen sie sich nur noch durch höhere Trainingsreize zum Wachstum bewegen. Weil sich der Muskel so rasch anpasst, ist es wichtig, ihn mit immer neuen Reizen zu versorgen. Darum ist konstantes und abwechslungsreiches Training besonders wichtig. Lassen Sie Ihre Muskeln nicht träge werden.

Muss das Training so anstrengend sein? Ein wichtiges Ziel des 8-Wochen-Programms ist es, mehr Muskelkraft aufzubauen. Um dies zu erreichen, müssen die Muskeln beim Üben immer etwas mehr leisten, als sie zurzeit mühelos können. Egal, auf welchem Leistungsniveau Sie sich gerade befinden, diese Gesetzmäßigkeit gilt für alle Sportler: Bringen Sie Ihren Körper aus dem Gleichgewicht! Übrigens: Obwohl dieses Trainingsprinzip vorrangig mit Krafttraining in Verbindung gebracht wird, können Sie es auch genauso gut auf alle anderen Trainingsformen wie Laufen oder Radfahren anwenden.

Muskelwachstum und Pausen

Das Prinzip der progressiven Belastungssteigerung beinhaltet, dass Sie die Intensität des Trainings schrittweise erhöhen, damit Sie Ihre Leistungsfähigkeit weiter verbessern können. Bei einem durchdachten Trainingskonzept bilden so Belastung und Erholung eine Einheit. In der möglichst genauen Bestimmung des Zeitraums der Superkompensation besteht eine der wichtigsten Aufgaben der Trainingsplanung. Bei optimaler Verteilung und Häufigkeit der Trainingseinheiten sind die Pausen weder zu lang noch zu kurz. Versuchen Sie den neuen Trainingsreiz am Punkt des größten Mehrausgleichs zu setzen. Trainingsprozesse verlaufen auf jedem Leistungsniveau stets nach denselben Zyklen von Belastung, Ermüdung, Erholung und Anpassung, gleichgültig, ob Sie an Olympischen Spielen oder Kreismeisterschaften teilnehmen wollen. Allem Ehrgeiz zum Trotz: Wenn Sie sich kraft- und lustlos fühlen, gönnen Sie sich lieber einen weiteren Tag Pause. Es kommt häufig vor, dass Trainierende ihrem Körper zu viel zumuten. Erst wenn Sie die Füße hochlegen oder ins Bett gehen, kommt es zu den Anpassungseffekten. Gut erholt erbringen Sie beim nächsten Mal garantiert persönliche Bestleistungen!

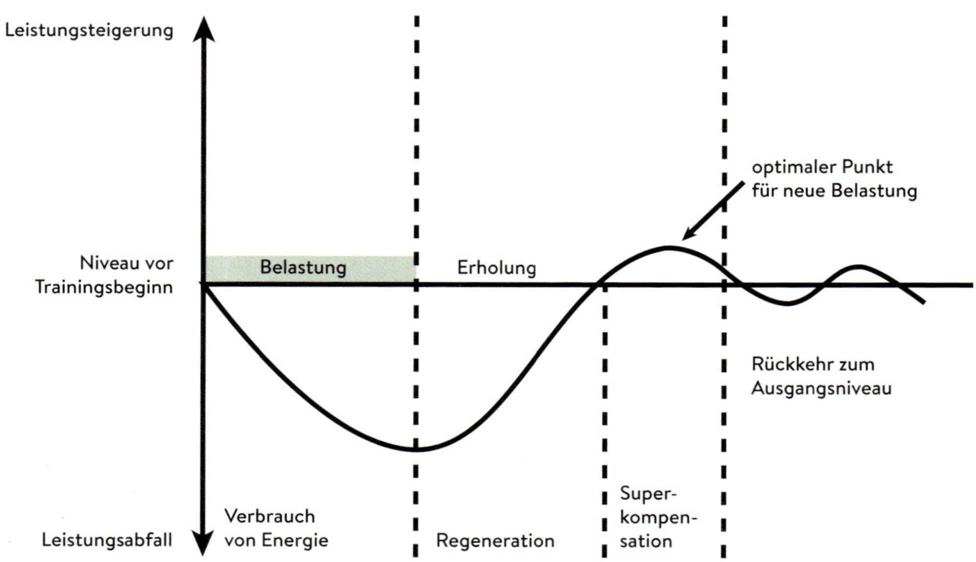

Die Leistungskurve zeigt, wie sich die Muskulatur nach dem Training aufbaut, um der neuen Herausforderung gewachsen zu sein.

Gönnen Sie sich nach einer harten Trainingseinheit auch in Zukunft eine Pause von etwa 48 Stunden. Die Erholungszeiten sind von Mensch zu Mensch sehr unterschiedlich und hängen von zahlreichen individuellen Faktoren ab. Grundsätzlich gilt: Je besser Sie trainiert sind, desto früher können Sie auch wieder belasten. Vertrauen Sie bei der Trainingshäufigkeit auf Ihr Körpergefühl, denn es sendet Ihnen deutliche Signale, wenn Sie noch ermüdet sind. Das Wichtigste für einen spürbaren Trainingseffekt: die Regelmäßigkeit. Betrachten Sie Ihr Training als ein hochwirksames Wundermittel: Zu wenig nützt nichts, zu viel schadet, nur die richtige Dosis führt Sie zum Ziel.

Spüren Sie Ihren Körper wieder neu

- Nach dem ersten Training spüren Sie Muskeln, von denen Sie gar nicht wussten, dass es sie gibt. Sie merken, dass Sie etwas getan haben und dass es noch einiges zu tun gibt. Seien Sie stolz, weil Sie den Anfang gemacht haben!
- Nach einer Woche zeigt sich der erste Trainingseffekt: Die Übungen sind jetzt schon vertrauter, Sie fühlen sich kräftiger und sind motiviert zum Weitermachen.
- Abgesehen davon verbessert sich auch die Koordination Ihrer Muskeln. Denn bei jeder Übung müssen die Mobilmacher perfekt zusammenspielen.
- Nach einem Monat spüren Sie deutliche Veränderungen. Die Bewegungen werden leichter, die Muskeln halten länger durch, Verspannungen gehen zurück, und das sieht man Ihnen an.
- Nach drei Monaten hat sich das Körpergefühl deutlich gebessert. Die Muskeln sind kräftiger und elastischer, haben sogar schon ein wenig an Substanz zugelegt.
- Nach einem halben Jahr ist das regelmäßige Training für die meisten zum Ritual geworden.

PHASE 1: DIE BASIS FÜR DEN ERFOLG SCHAFFEN

In den ersten Wochen geht es vor allem um eins: Routine entwickeln und eine Grundfitness aufbauen. Kontinuität ist nämlich erst mal viel wichtiger als Topleistungen. Viele Menschen verlieren bald wieder die Lust, weil sie anfangs zu hart trainieren, zu schnell zu viel wollen. Das Ziel der ersten Trainingseinheiten sollte daher sein, sich mit den Übungen und Bewegungsabläufen vertraut zu machen, um eine gute Trainingstechnik zu entwickeln, die wiederum hilft, langfristig am Ball zu bleiben. Das Workout beansprucht mit wenigen Übungen die gesamte Ober- und Unterkörpermuskulatur. Auf der ersten Stufe lernen Sie die wichtigsten Basisübungen kennen und schaffen eine solide Grundlage aus Kraft, Balance und Flexibilität. Dazu genügen eine Handvoll funktioneller Bewegungen für alle Muskeln von Kopf bis Fuß. Um das muskuläre Gleichgewicht zu erhalten, werden stets auch die Gegenspieler der geforderten Muskeln trainiert. Damit werden alle Gelenke mobilisiert, eine koordinative Basis geschaffen und ganzheitlich Muskelmasse aufgebaut. Die Übungen werden vielseitig ausgewählt, um Überlastungen zu vermeiden. Ihr Niveau ist entsprechend nach dem biologischen Alter Ihrer Muskulatur gegliedert und sie werden Schritt für Schritt weiter aufgebaut. Jede einzelne Seite stellt eine Übung detailliert vor und erklärt ihre Wirkung. So vermeiden Sie Fehler und können zeitsparend und zielgenau trainieren. Für Neulinge ist dieses Level-Vorgehen ein klasse Einstieg ins Muskeltraining – und für alte Hasen ein gutes Mittel, das Fundament zu stärken. Kurzum: Phase 1 ist für alle ein Schritt in Richtung starker, schlanker und athletischer Muskeln.

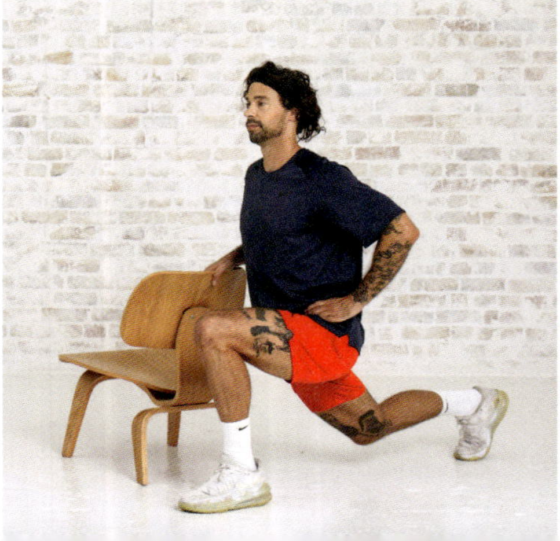

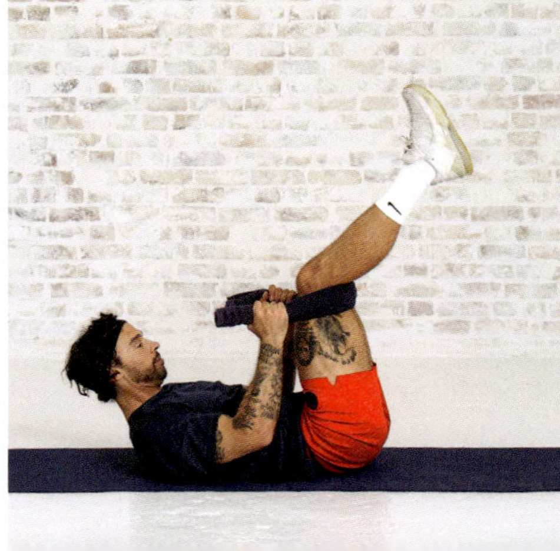

PHASE 2: MEHR KOORDINATION UND BALANCE

Halbzeit! Auch wenn es oft so scheint, als müssten Sie ab und zu mit aller Kraft gegen den Fluss Ihres gewohnten Lebens anschwimmen. Sicher kostet es Energie, weiter vorwärtszugehen, aber Sie werden regelmäßig mit neuer zusätzlicher Power belohnt. Übrigens, unzufrieden auf der Stelle treten kostet mindestens genauso viel Kraft, nur dass es Sie eben nicht weiterbringt. Nutzen Sie Ihre Energie, um etwas Schönes und Positives in Ihrem Leben zu erreichen. Aber wahrscheinlich haben Sie den magischen Punkt, ab dem es kein Zurück gibt *(Point of no return)* bereits erreicht. Von hier an können Sie die Vorteile, die eine minimale Selbstüberwindung mit sich bringt, immer mehr in vollen Zügen genießen.

Mittlerweile spüren Sie schon die ersten Veränderungen. Ihre Muskulatur ist leistungsfähiger geworden, der ganze Körper stärker. Ihr Körper hat sich den Belastungen angepasst, Ihre Bewegungsabläufe haben sich eingeschliffen. Alles, was Ihre Muskeln gewohnt sind, reizt sie nicht mehr besonders. Daher sehen sie auch keinen Grund weiterzuwachsen. In der Trainingslehre heißt dieser angepasste Zustand Homöostase (Seite 181). Diesen Status gilt es nun zu stören. Für optimale Ergebnisse sorgen jetzt zusätzlich verschärfte Übungsvarianten für mehr Abwechslung und weitere Herausforderungen. In der zweiten Phase werden zwei oder mehr der zuvor gelernten Übungsklassiker aus dem Basistraining kombiniert oder mit neuen Bewegungsabläufen ergänzt, sodass ein natürlicher Bewegungsfluss entsteht. Es ergeben sich clevere Übungen, die ineinandergreifen und bewirken, dass Ihre Muskeln optimal zusammenarbeiten.

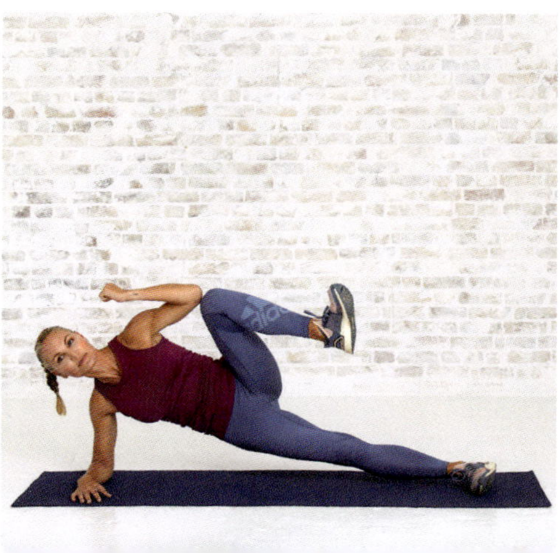

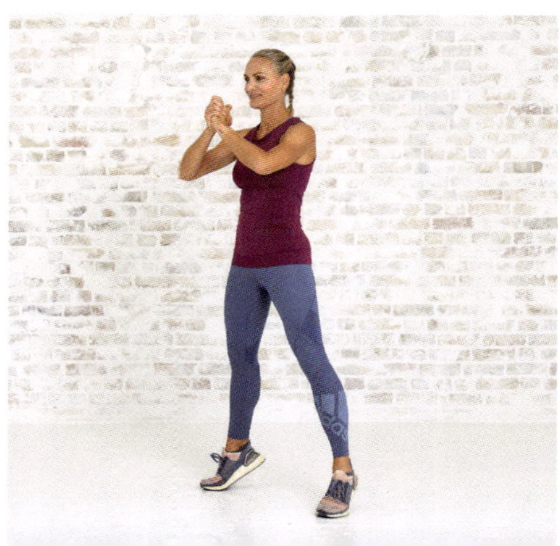

PHASE 3: RUNDUM FIT

Hier trainieren Sie auf dem höchsten Niveau. Dank Ihres Einsatzes in den vergangenen Wochen haben Sie in Sachen Fitness garantiert an Ihrer biologischen Uhr gedreht. Diese Extra-Motivation könnten Sie brauchen, denn als Krönung Ihre Workouts sind hier weiter verschärfte Übungen zusammengestellt. Dieses spezielle Workout aktiviert körpereigene Rezeptoren, die in Sehnen, Bändern und Muskeln eingelagert sind. Diese arbeiten quasi als Bewegungsmelder, die jede noch so kleine Änderung über die Lage eines Gelenks und den Spannungszustand des jeweiligen Muskels wahrnehmen. Je komplexer die Abstimmungsprozesse zwischen den beteiligten Muskelpartien, desto effektiver muss auch das Zusammenspiel von Gehirn und Muskel funktionieren. Für Ihr Training bedeutet das: Jede Bewegung, die koordinatives Geschick erfordert und neu gelernt werden muss, bringt auch Ihr Gehirn auf Touren. Entscheidend ist dabei allein die Qualität der Bewegung. Achten Sie daher trotz der hohen Intensität immer darauf, alle Übungen in einem zügigen aber kontrollierten Tempo auszuführen, anstatt durch die Bewegungen zu hetzen. Sobald sich Ausweichbewegungen oder technische Fehler einschleichen, gehen Sie zu einer leichteren Variante über.

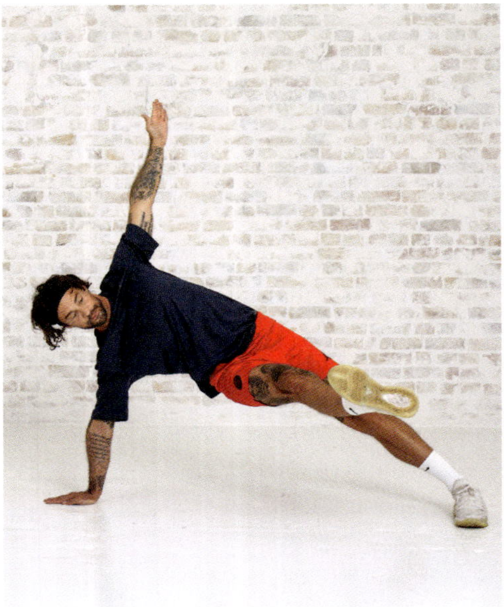

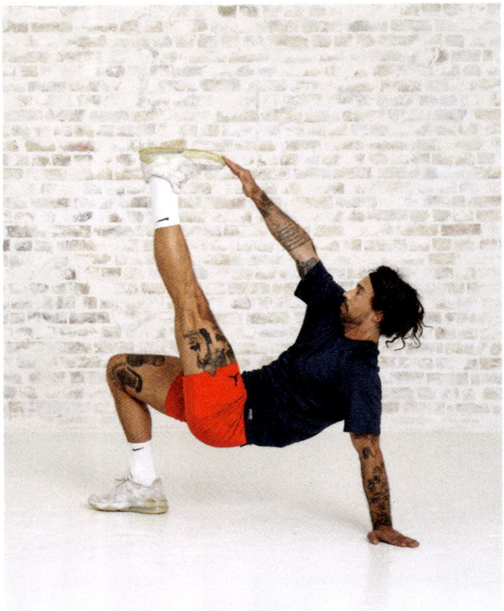

Training bedeutet Entwicklung

Unser Körper verarbeitet ständig Umweltreize und setzt sie in muskuläre Reaktionen um, im Idealfall geschmeidig und perfekt aufeinander abgestimmt. Verantwortlich dafür ist das koordinierte Zusammenspiel von Muskulatur und dem Zentralnervensystem. Doch leider lässt das Koordinationsvermögen aufgrund des Alterns allmählich nach, sofern man es nicht trainiert. Insgesamt verlieren wir an Haltung und Anmut, weil Haltung und Bewegung an Qualität verlieren. Genau hier kommt die Wirkung der nächsten Phase des 8-Wochen-Programms zum Tragen. Im Laufe des Trainings lernen Sie Ihr eigenes Körpergewicht in unterschiedlichen Bewegungswinkeln zu halten und in verschiedenen Stellungen auszubalancieren. So entwickeln Sie nicht nur Kraft, sondern auch Koordinationsvermögen. Kurzum: Durch die in diesem Buch ausgewählten Übungen werden Sie stabiler und beweglicher. Ihre Feinmotorik wird präziser und Ihr Körper kann effektiver mit alltäglichen Belastungen umgehen. Dadurch fallen Ihnen zielgerichtete Bewegungen auch unter Zeitdruck leichter, ob beim Tennisspielen oder Treppensteigen. Die Gefahr von Fehlbewegungen Ihres Körpers wird minimiert. Das schützt nicht nur vor Schmerzen, sondern macht Sie auch selbstbewusster, bewegungsintelligenter und motiviert zu mehr.

Aus biologischer Sicht versteckt sich hinter dem Training eine natürliche Ursache-Wirkungs-Reaktion des Organismus. Dabei können Sie den genialen Schachzug der Superkompensation (Seite 174) ausnutzen, um Ihre Leistungsfähigkeit gezielt zu steigern.

Erfolge sichern

Orientieren Sie sich weiterhin an den Vorgaben, aber beginnen Sie jetzt gleichzeitig auch, Ihr persönliches Trainingsprogramm selbst zu finden. Analysieren Sie Ihre Bedürfnisse und passen Sie Ihr Programm so an, dass es im Einklang mit Ihren persönlichen Zielen, Ihren Lebensgewohnheiten und Ihrer Motivation steht. Ein Programm, das motiviert, realistische Ziele setzt und Ihre persönlichen Lebensgewohnheiten berücksichtigt. Variieren Sie die ausgewählten Übungen auch in Zukunft regelmäßig oder tauschen Sie sie gegen solche aus, die Sie noch nicht oder lange nicht mehr gemacht haben.

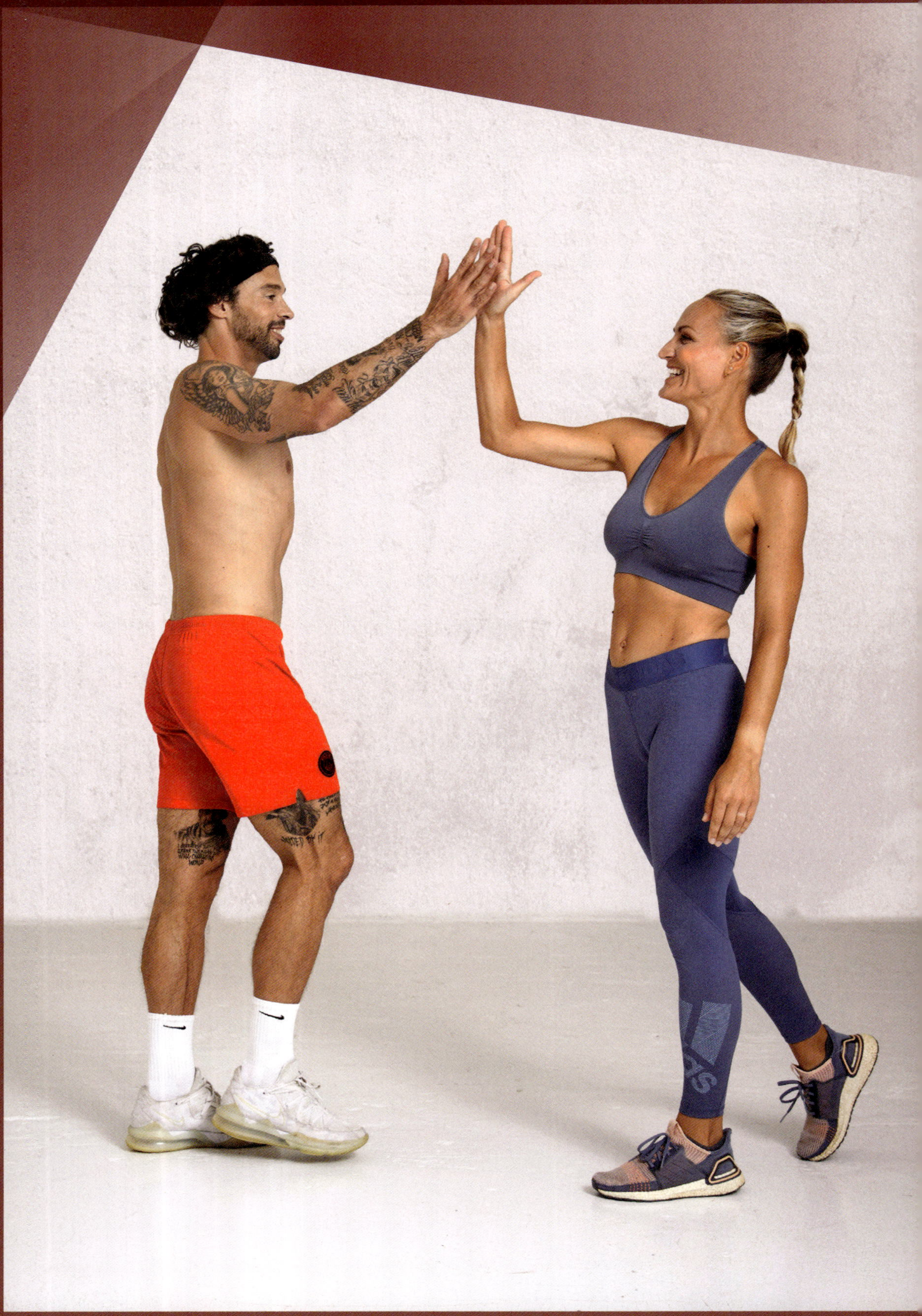

DAS 8-WOCHEN-LONGEVITY-PROGRAMM

4

LOS GEHT'S!

Herzlichen Glückwunsch, die theoretische Vorarbeit haben Sie erledigt! Auf geht's, jetzt kommen wir zum praktischen Teil. Der Entschluss, mit dem Workout zu beginnen, ist genau richtig. Vielleicht werden Sie zu Beginn des Trainings denken, dass diese Einheiten kein Zuckerschlecken sind. Aber Training ist schließlich ein Prozess und kein Preis, der Ihnen nach einiger Zeit einfach so überreicht wird. Genießen Sie dafür Ihre ersten kleinen Erfolge in vollen Zügen – als Absolvent des 8-Wochen-Programms können Sie schon bald mit neuer Kraft und Energie auftrumpfen!

Volle Kraft voraus

Das Prinzip: Sie trainieren in festgelegten Sekunden-Intervallen, gefolgt von kurzen Regenerationsphasen. Dabei ist die feste Reihenfolge so gewählt, dass möglichst gegensätzliche Muskelgruppen im Wechsel trainiert werden, wie Ober- und Unterkörper oder Brust und Rücken. So wird eine Erholungsphase für die jeweils unbeteiligte Körperzone gewährleistet. Innerhalb einer Einheit können Sie später die Übung für ein und dieselbe Muskelgruppe auch variieren, um später neue Trainingsreize zu setzen. Achten Sie trotz der hohen Intensität immer darauf, alle Übungen in einem zügigen, aber kontrollierten Tempo auszuführen, anstatt durch die Bewegungen zu hetzen. Sobald sich Ausweichbewegungen oder technische Fehler einschleichen, gehen Sie zu einer leichteren Variante über. Im Zweifelsfall brechen Sie den Satz ab und gönnen sich eine längere Regenerationszeit. Umgekehrt können Sie die Pausenzeiten später, Ihrem gestiegenen Fitnessniveau entsprechend, kürzen.

Wichtig ist: Überwinden Sie Ihren inneren Schweinehund, gehen Sie bei der Ausführung der Übungen stets an Ihre Grenzen, aber hören Sie auch auf Ihren Körper und überfordern Sie sich nicht. Auf jeden Fall erfordert es Biss und Durchhaltevermögen von Ihnen. Sollten Sie nach dem Durchlauf noch Zeit haben, können Sie selbstverständlich auch hier die Entspannungsübungen anschließen. Vorher geht es zwar zur Sache, doch der Einsatz lohnt sich garantiert. Versprochen!

Ihr Workout – wenig Aufwand, optimale Wirkung

Was nützt das beste Workout, wenn es ewig dauert? Deshalb geht es hier jetzt flott zu mehr Muskeln. Acht bis zehn ausgewählte Übungen bringen Sie schnell in Form. Mit den folgenden Tipps trainieren Sie effektiv:

- Diese Trainingsmethode gönnt Ihnen keine Pause – hier steht kontinuierliche Bewegung im Vordergrund: ein Rundlauf verschiedener Übungen, zwischen denen nicht oder nur ganz kurz pausiert wird. Die gerade trainierten Muskeln können sich erholen, während eine andere Körperpartie bearbeitet wird. Diesen Ablauf wiederholen Sie zwei- bis dreimal, sodass Sie im Durchschnitt nicht mehr als 20 Minuten benötigen! Dazu kommen ein bis zwei Minuten für das Aufwärmen. Ein langes Warm-up ist für das Bodyweight-Training nicht notwendig. Wer möchte, kann im Anschluss noch mit einer Entspannungsübung das Training abrunden.
- Wenn Sie einen Satz beendet haben, sollten Sie das Gefühl haben, die jeweiligen Muskeln wirklich intensiv belastet zu haben (Fit-Skala sieben bis acht, siehe Seite 172).
- Jede Kraftübung wird Ihrem Leistungslevel entsprechend lange ausgeführt, um die Energiedepots der Muskulatur auszuschöpfen. Bei den letzten Wiederholungen dürfen die Muskeln ruhig ein bisschen brennen.
- Generell gilt: Alle Kraftübungen werden immer für beide Körperseiten nacheinander ohne Pause ausgeführt. Wichtig für den Erfolg ist: Auf Ihrem Level gehen Sie richtig rein in die Intensität, jede Übung sollte sich anstrengend anfühlen.
- Anders als sonst üblich, erfordert dieser Plan keine festen Wiederholungszahlen. Sie absolvieren die Übungen immer nach dem AMRAP-Prinzip: *As many repetitions as possible* (»So viele Wiederholungen wie möglich«). Das heißt, Sie geben bei jeder Übung alles und versuchen, in der vorgegebenen Zeit so viele korrekte Wiederholungen wie möglich zu schaffen. Sollten Sie einmal nicht mehr können, sammeln Sie sich kurz und machen dann direkt weiter – achten Sie aber stets auf eine saubere Ausführung.

Richtig trainieren: So geht's

Das A und O für ein erfolgreiches Training ist die korrekte Ausführung jeder Übung. Zu einem erfolgreichen Muskelaufbau gehört auch, dass Sie vorsichtig mit Ihrem Körper umgehen. Nur so können Sie tatsächlich die gewünschten Effekte erzielen und fordern die Muskeln optimal. Ideal ist die Kombination aus langsamen, konzentrierten Bewegungen und einer sauberen Technik. Um Ihre volle Kraft entfalten zu können, gehen Sie folgendermaßen vor:

Saubere Leistung: Achten Sie von Anfang an darauf, alle Bewegungen perfekt auszuführen – einmal eingeübte Fehler werden Sie nur schwer wieder los. Führen Sie alle Übungen fließend, langsam und ganz bewusst aus, nicht hektisch oder ruckartig.

In der Ruhe liegt die Kraft: Senken Sie langsam ab und stemmen Sie schnell. Trainieren Sie in folgendem Rhythmus: drei bis vier Sekunden absenken und eventuell die Spannung in der unteren Position für ungefähr zwei Sekunden halten. Dann innerhalb von zwei Sekunden kontrolliert und schnell zurückstemmen. Durch das langsame Absenken wird mehr Kraft aufgebaut und durch das schnelle Stemmen die maximale Faseranzahl verbessert. Ausnahme: Manche Übungen müssen explosionsartig schnell von Anfang bis zu Ende ausgeführt werden.

Der richtige Atemrhythmus: Kombinieren Sie Brust- und Bauchatmung: Atmen Sie so tief wie möglich ein, bis Sie spüren, dass sich nicht nur die Brust, sondern auch der Bauch wölbt. Passen Sie den Bewegungsrhythmus der Atmung an, nicht umgekehrt. Die Phase des betonten Krafteinsatzes sollte immer mit der Ausatmung zusammenfallen. Atmen Sie in der Anspannungsphase aus, beim Entspannen ein. Zusätzlicher Pluspunkt: Dieser Atemrhythmus ermöglicht bereits während des Trainings eine angenehme Entspannung im Kopf.

Nutzen Sie den gesamten Bewegungsradius: Dadurch werden Sie nicht nur kräftiger, sondern auch beweglicher. Gehen Sie zum Beispiel bei der Kniebeuge ruhig tief in die Hocke, bevor Sie die Beine wieder strecken. Dies ist zwar schwerer, aber auch effektiver, denn es fördert (und fordert) neben Ihrer Kraft auch Ihre Beweglichkeit. Ein beweglicher Körper fühlt sich nicht nur gut an, sondern ist auch leistungsfähiger, stabiler und weniger anfällig für Schmerzen.

Ziehen Sie jede einzelne Bewegung mit voller Konzentration durch, und kosten Sie Ihren Bewegungsradius dabei voll aus.

Die Spannung halten: Konzentrieren Sie sich bei jeder Wiederholung voll auf den Bewegungsablauf. Beweisen Sie dabei Augenmaß! Nutzen Sie den größtmöglichen Bewegungsradius bei der Übungsausführung, um Ihre Muskeln auch wirklich schön auszutrainieren. Achten Sie gleichzeitig darauf, die an einer Übung beteiligten Gelenke nie ganz durchzustrecken, sondern stoppen Sie die Bewegung kurz davor. Das schont die Gelenke und hält die Muskelspannung kontinuierlich aufrecht. Überprüfen Sie von Zeit zu Zeit den Bewegungsablauf im Spiegel oder lassen Sie sich von einem (Trainings-)Partner korrigieren.

»Work in« statt »work out«: Gehen Sie zunächst einmal den Ablauf einer Übung im Geiste durch. Versuchen Sie, die gesamte Bewegung zu simulieren. Stellen Sie sich vor, wie Ihnen zum Beispiel ein formvollendeter Ausfallschritt gelingt. Studien haben bewiesen, dass eine bewusste Visualisierung zu mehr Leistung anspornt. Wenn Sie eine Übung im Kopf durchgehen, dann führt dies zu Veränderungen der Nervenverbindungen im Gehirn, und zwar auch dann, wenn Sie körperlich gar nicht aktiv sind. Auf diese Weise laufen potenziell komplexe Bewegungsabläufe hinterher automatisch besser ab. Zur Kontrolle überlegen Sie, wo der Muskel sitzt, den Sie gerade trainieren möchten. Wie fühlt er sich an, wenn er in Aktion ist? Spannen Sie ihn dazu einmal kurz an. So wird Ihnen klar, von welchem Punkt die Kraft ausgehen muss.

Qualität statt Quantität: Achten Sie auf Ihre Atmung und konzentrieren Sie sich voll auf sich selbst und auf die Übung. Erspüren Sie, wie Ihre Muskelfasern bei jeder Wiederholung arbeiten. Fragen Sie sich: Welcher Muskel arbeitet gerade? Wie fühlt sich das an? Halte ich die Körperspannung oder weiche ich bei dieser Übung aus? Wandern Sie gedanklich in die jeweiligen Muskelbereiche, die Sie beanspruchen. Auf diese Weise stellen Sie nicht nur einen korrekten Bewegungsablauf sicher, sondern steigern auch Ihr Körperbewusstsein von Minute zu Minute. Sie bauen eine sogenannte *Mind-Muscle-Connection* auf. Blenden Sie alles andere aus. So lernen Sie Ihren Körper besser wahrzunehmen und einzuschätzen, eine Grundvoraussetzung für ein präzises und erfolgreiches Training. Wer achtsam trainiert, trainiert effektiver. Probieren Sie es aus!

Training nach Maß: Welche Intensität ist ideal für Sie? Idealtypische Vorgaben helfen bei dieser Frage nicht weiter. Bei Übungen mit dem eigenen Körper gilt: so lange wie möglich durchhalten und nicht sofort aufhören, wenn die gerade trainierte Körperpartie ein wenig schlappmacht! Merken Sie sich den Punkt, ab dem die Übung zur Tortur wird. Dies ist meist dann der Fall, wenn die Bewegungsgeschwindigkeit deutlich langsamer wird. Oft wird ab hier nur noch »getrickst«: Sie verändern die Körperhaltung, damit Sie die Übung noch irgendwie, aber unsauber ausführen können. Das Brennen in der Muskulatur sorgt für den maximalen Trainingseffekt – natürlich immer unter der Prämisse, dass Ihre Kraft noch ausreicht, um die Übung absolut korrekt zu absolvieren.

Das Beste zum Schluss: Beginnen Sie immer mit den Übungen, die Sie weniger gern mögen und die Ihnen schwerfallen. So können Sie möglichen Ungleichgewichten vorbeugen. Außerdem freuen Sie sich umso mehr auf die Übungen, die noch kommen.

Haltung bewahren

Eine jederzeit optimale Körperhaltung ist die Basis für ein sicheres und intensives Training. Um dies sicherzustellen, sollten Sie sich genug Zeit nehmen. Ziehen Sie das Training niemals nur möglichst schnell durch. Hören Sie stattdessen in Ihren Körper hinein. Achten Sie auf Ihre Atmung und erspüren Sie, wie Ihre Muskelfasern bei jeder Wiederholung arbeiten. Konzentrieren Sie sich ganz auf die stattfindende Muskelarbeit. So lernen Sie Ihren Körper besser einzuschätzen und können letztlich präziser und erfolgreicher trainieren. Vermeiden Sie grundsätzlich Trainingsformen mit Rundrücken oder Hohlkreuzhaltung sowie Übungen in der tiefen Hocke oder überstreckter Haltung. Von Drehbewegungen mit Zusatzgewichten ist ebenfalls abzuraten.

Der Körper lässt sich grob in folgende drei Funktionsbereiche einteilen:

1. Bauch- und Rückenstreckmuskulatur, rumpfstabilisierende Muskulatur
2. Gesäß-, Hüftbeuge- und Beinmuskulatur
3. Brust- und obere Rückenmuskulatur, Schulter- und Armmuskeln

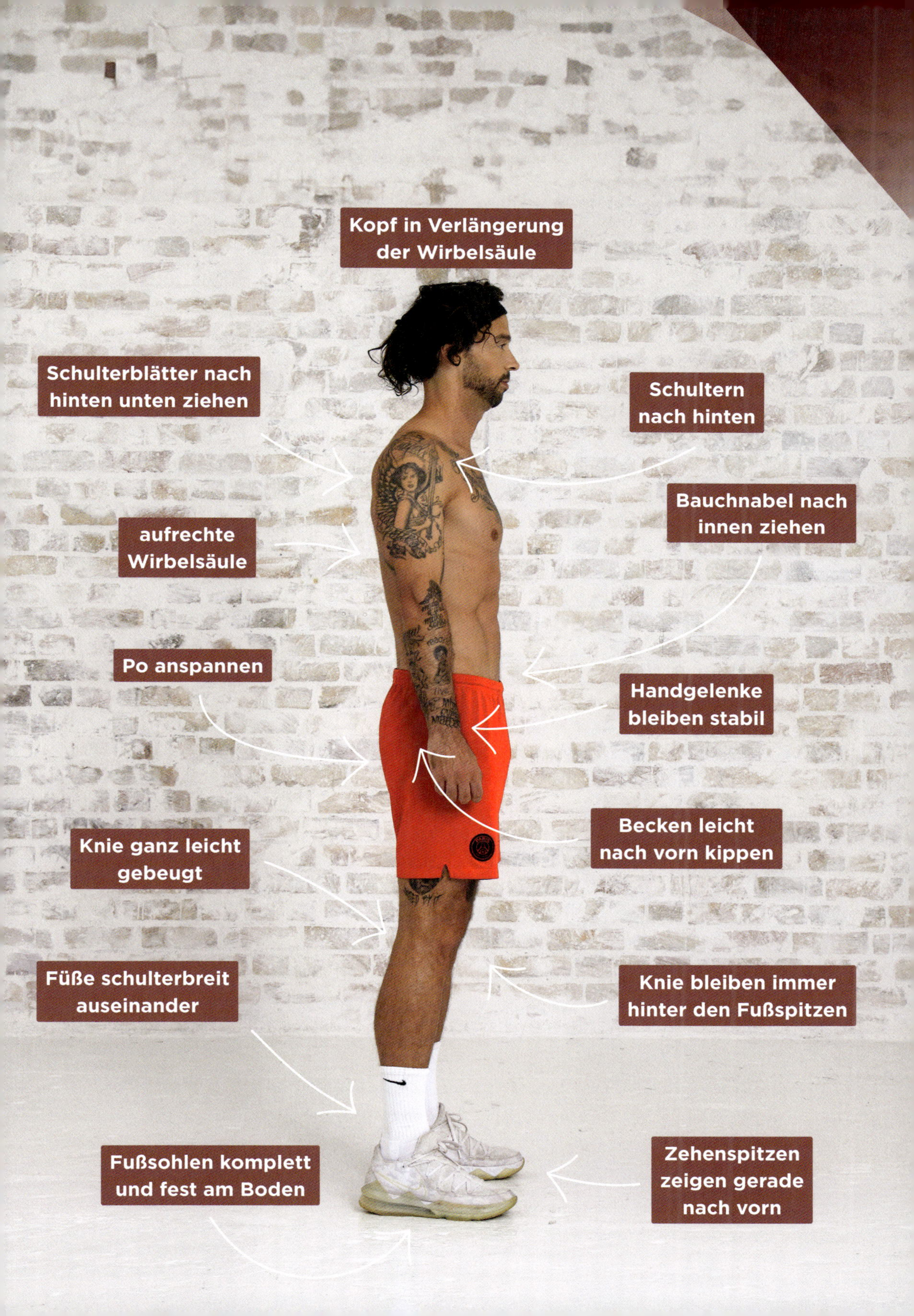
Kopf in Verlängerung der Wirbelsäule
Schulterblätter nach hinten unten ziehen
Schultern nach hinten
Bauchnabel nach innen ziehen
aufrechte Wirbelsäule
Po anspannen
Handgelenke bleiben stabil
Becken leicht nach vorn kippen
Knie ganz leicht gebeugt
Füße schulterbreit auseinander
Knie bleiben immer hinter den Fußspitzen
Fußsohlen komplett und fest am Boden
Zehenspitzen zeigen gerade nach vorn

DIE ÜBUNGEN

Jedes Training sollte mit einem Warm-up beginnen und mit einem Cool-down abschließen. Neben Verletzungsvorbeugung sind diese kurzen Einheiten wichtig, um den Kreislauf und den Stoffwechsel langsam an die Belastung zu gewöhnen und auch wieder auf gesunde Weise aus der Anstrengung zurück in den »Normalzustand« zu finden.

Bei allen Übungen der Trainingsphasen finden Sie einen Hinweis zum Schwierigkeitsgrad. So können Sie schon auf den ersten Blick erkennen, ob die Übung für Sie geeignet ist. Die Einteilung reicht von

- leichte Ausführung
- mittelschwere Ausführung
- schwere Ausführung
- sehr anspruchsvolle Ausführung
- V... Das V-Symbol bietet Ihnen eine Variation der Basisübung, falls Sie es etwas leichter oder auch fordernder wollen.

Warm-up: Die Übungsvorbereitung

Mit dem Aufwärmen bereiten Sie sich physiologisch wie psychologisch auf das bevorstehende Workout vor: Die Körperkerntemperatur steigt auf ideale 38,5 Grad Celsius, Blut und Gewebeflüssigkeit werden dünnflüssiger, sämtliche Stoffwechselprozesse laufen schneller ab. Im Ruhezustand fließen rund 20 Prozent der Blutzirkulation durch die Muskulatur. Bei maximaler sportlicher Betätigung können es bis zu 80 Prozent sein. Starten Sie kalt, muss der Körper sich erst einmal umstellen und das kostet Zeit. Eine entsprechend vorbereitete Muskulatur besitzt eine größere Leistungsfähigkeit. Die aktive Erwärmung bewirkt, mehr Kraft zur Verfügung zu haben, und verbessert die Nutzung der Glykogenspeicher in der Muskulatur. Nebenbei dient das Aufwärmen auch dem Zweck, gedanklich von allem abzuschalten, bevor es mit dem Training losgeht. Kurzum: Ihre physische und psychische Leistungsbereitschaft wird gesteigert.

Jumping Jack

Nicht ohne Grund gehört diese Übung zu dem Standardrepertoire. Die explosive Bewegung ist ein klasse Herz-Kreislauf-Training. Gleichzeitig werden der Core-Bereich, Schultern, Rücken und Waden aktiviert.

1. Beginnen Sie aufrecht im hüftbreiten Stand. Legen Sie die Hände seitlich an die Oberschenkel.
2. Führen Sie die gestreckten Arme explosiv seitlich über den Kopf. Springen Sie gleichzeitig mit den Beinen ab und kommen Sie in eine breite Grätschposition. Landen Sie zunächst mit den Ballen und rollen Sie dann über den ganzen Fuß ab.
3. Springen Sie sofort in die Ausgangsposition zurück und fahren mit dem Ziel fort, möglichst viele saubere Wiederholungen in der vorgegebenen Zeit zu schaffen.

Hinweis: Bringen Sie Ihren Körper vorsichtig auf Betriebstemperatur und führen Sie die Übung für die ersten Minuten eher langsam, dafür aber sehr exakt aus.

V Alternativ können Sie auch die gestreckten Arme vor dem Körper zusammenführen und daraus eine Vor-zurück- statt einer Auf-ab-Bewegung machen *(Seal Jack)*.

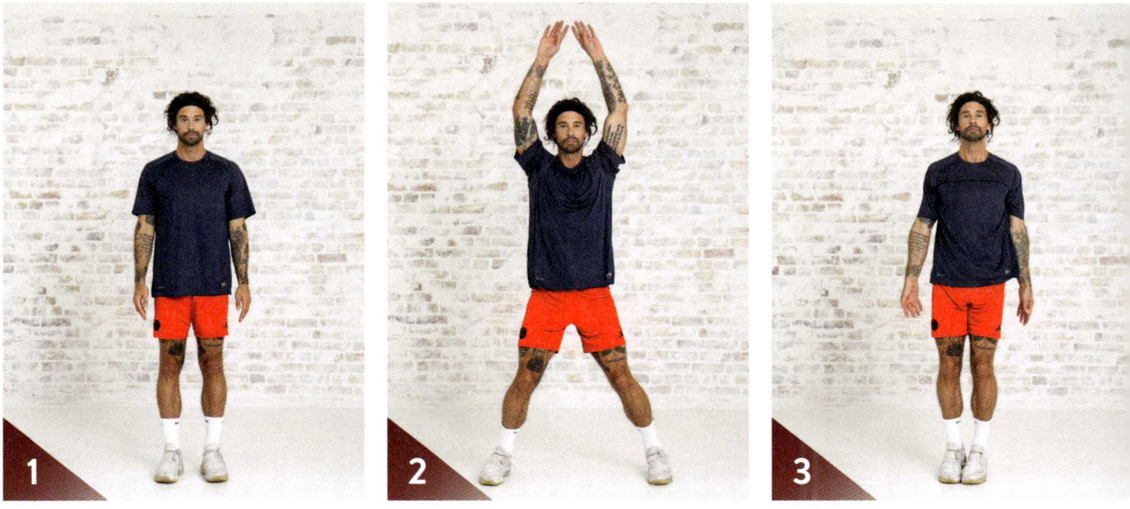

Inchworm-Raupengang

1. Beginnen Sie im schulterbreiten Stand.
2. Rollen Sie Wirbel für Wirbel nach unten, um die Handflächen so auf dem Boden zu platzieren, dass die Knie sich gerade noch durchstrecken lassen oder leicht gebeugt sind. Lassen Sie sich notfalls etwas nach vorne fallen, um die Beinposition beizubehalten.
3. Jetzt mit den Händen nach vorn laufen, bis eine Liegestützposition erreicht ist. Halten Sie den Bauch die ganze Zeit über angespannt.
4. Halten Sie die Körperspannung 1 bis 2 Sekunden. Bewegen Sie sich langsam aus der Liegestützposition mit den Händen wieder zu den Füßen und richten Sie sich auf. Dabei bleiben die Beine möglichst gestreckt. Wiederholen Sie die Bewegung in zügigem Tempo, ohne die Technik zu vernachlässigen.

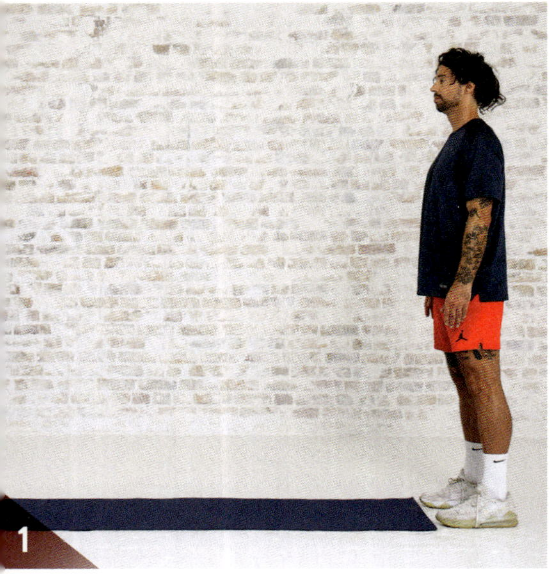

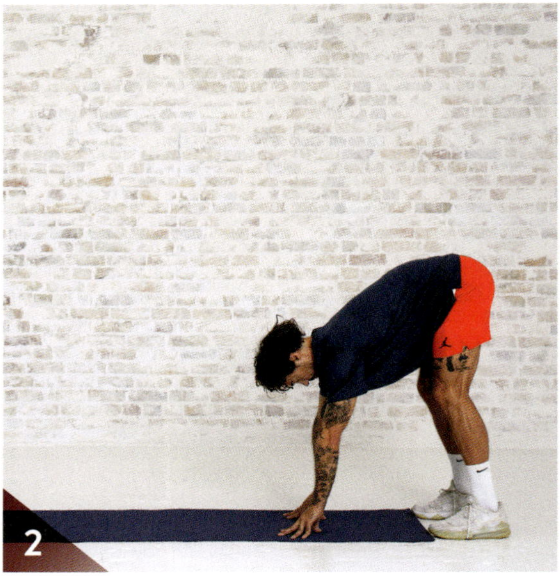

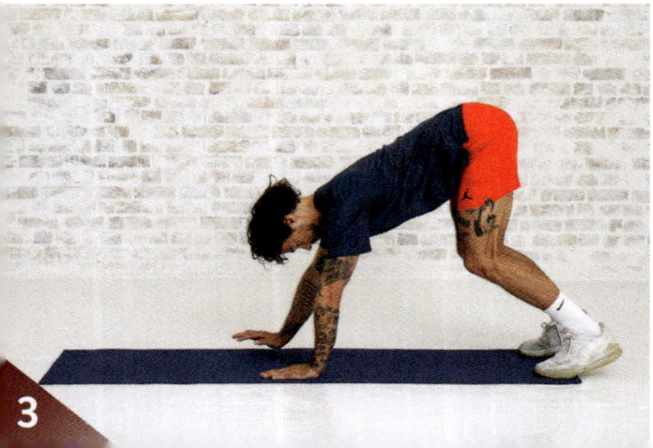

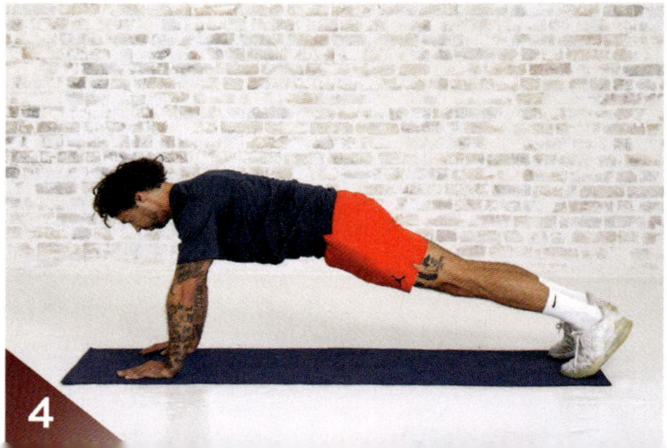

V1 Fortgeschrittene kommen mit den Händen über die Liegestützposition hinaus und platzieren die Hände vor den Schultern. Kopf, Rücken, Gesäß und Beine bilden möglichst eine Linie. So wird die Beanspruchung der Rumpfmuskulatur, insbesondere der tiefer liegenden Muskelschichten, weiter gesteigert.

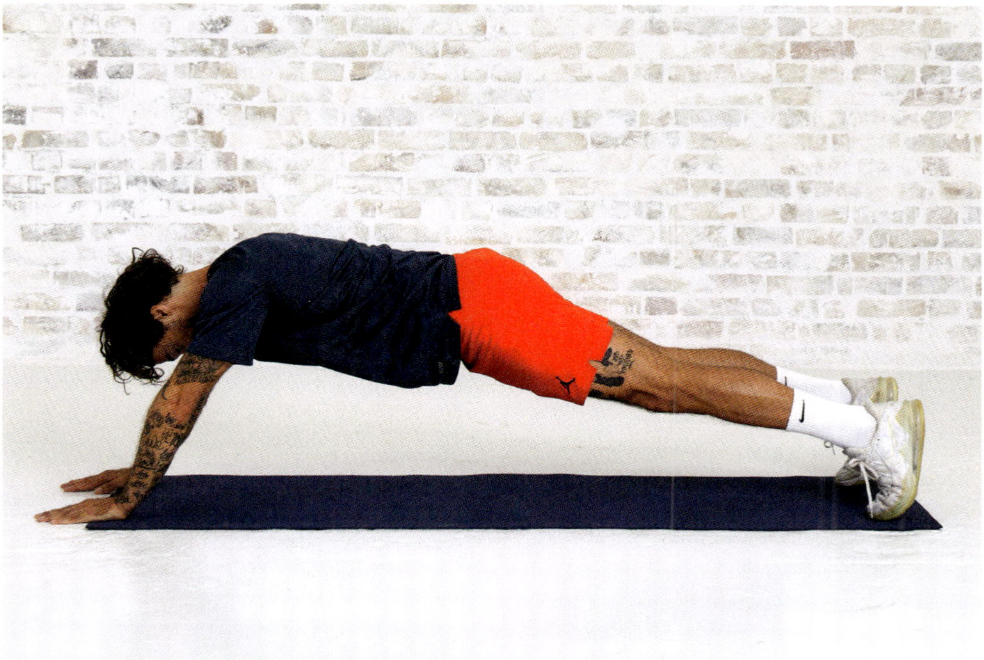

V2 Laufen Sie in der Liegestützposition mit den Füßen zu den Händen, danach wieder mit den Händen nach vorn, sodass eine raupenartige Bewegung entsteht. Die Beine sollten dabei möglichst gestreckt bleiben und die Hände am Boden.

High Knees

1. Sie stehen aufrecht. Öffnen Sie die Füße schulterbreit, beugen Sie den Körper leicht vor. Laufen Sie zügig auf der Stelle, wobei Sie den Fuß zuerst mit dem Ballen aufsetzen und nur in der Stützphase kurz die Fersen absetzen. Wichtig ist die Streckbewegung des Fußes beim Abdruck und die Schnelligkeit des Abdrucks.
2. Rennen Sie auf der Stelle, die Hände etwa auf Bauchnabelhöhe. Ziehen Sie die Knie bei jedem Schritt weit nach oben, tippen Sie mit den Handflächen auf das Bein. Absolvieren Sie die Bewegung so schnell wie möglich.

Hinweis: Der Oberkörper bleibt aufrecht, die Hüfte gestreckt. Mit dem Absetzen des rechten Beins ziehen Sie das linke Knie zur Brust und bewegen den rechten Arm nach vorn.

V Wenn Sie etwas fortgeschritten sind, versuchen Sie doch mal, sich nur mit den Fußballen so schnell wie möglich abzudrücken und außerdem die Knie bis über die Waagerechte zu heben.

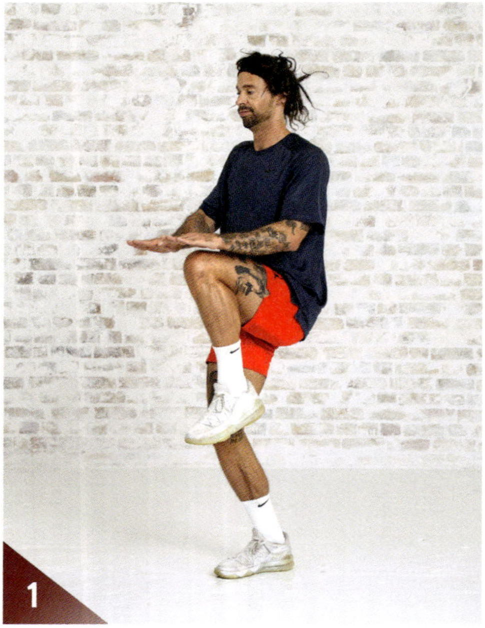

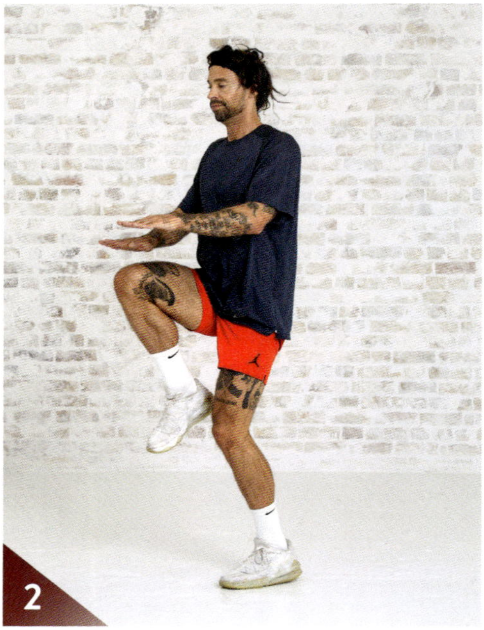

Schnelle, hohe Beine

1. Sie stehen mit hüftbreit geöffneten Beinen, Bauch- und Gesäßmuskeln sind angespannt. Ihr Oberkörper ist aufgerichtet, das Brustbein angehoben. Führen Sie beide Hände an den Hinterkopf. Heben Sie in einer fließenden, schnellen Bewegung das rechte Bein lang gestreckt, während Sie gleichzeitig den linken Arm nach vorn führen, sodass sich Hand und Fuß berühren.
2. Gehen Sie sofort wieder zurück in die Ausgangsposition und wiederholen Sie die Bewegung mit dem anderen Bein.

Hinweis: Fahren Sie im schnellen Wechsel immer weiter fort. So trainieren Sie Ihre Gesäß- und Beinmuskulatur, schulen die Koordination und fordern zusätzlich die Schnellkraft.

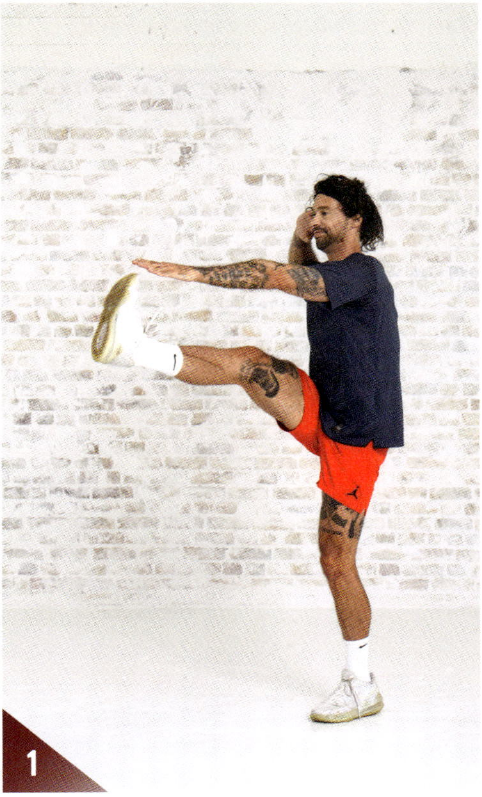
1

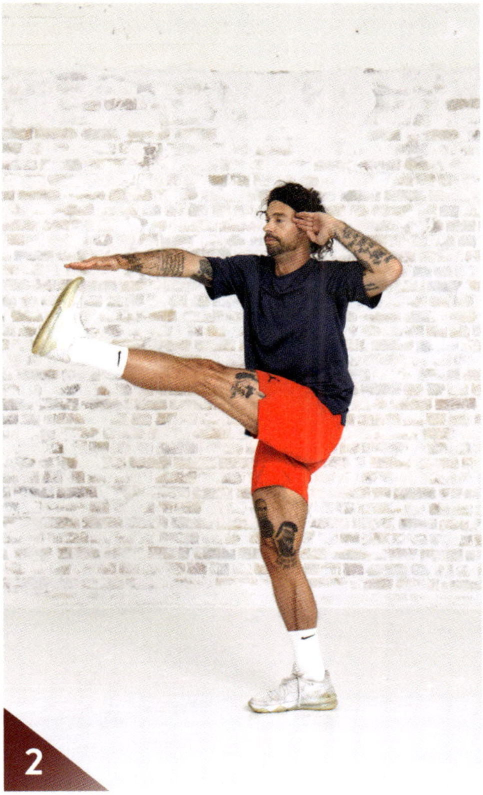
2

Mobilisation der Brustwirbelsäule im Stehen

1. Kommen Sie in einen aufrechten Stand mit etwa schulterbreit geöffneten Füßen. Beugen Sie die Knie leicht und neigen Sie den Oberkörper mit geradem Rücken leicht nach vorn. Legen Sie die Hände jeweils oberhalb der Knie auf den Oberschenkeln ab, die Finger zeigen dabei zueinander. Nun den Rücken Wirbel für Wirbel zu einem »Katzenbuckel« nach oben beugen und die Schulterblätter auseinanderziehen. Währenddessen ausatmen.
2. Bei der anschließenden Gegenbewegung senken Sie den Brustkorb so weit wie möglich ab und atmen dabei ein.

Hinweis: Führen Sie die Beugung und Streckung der Wirbelsäule im Wechsel aus, lassen Sie die Bewegungsabläufe sanft ineinander übergehen und nehmen Sie bewusst die veränderte Position jedes einzelnen Wirbels wahr. Führen Sie 2 bis 3 Sätze à 10 bis 15 konzentrierte Wiederholungen aus.

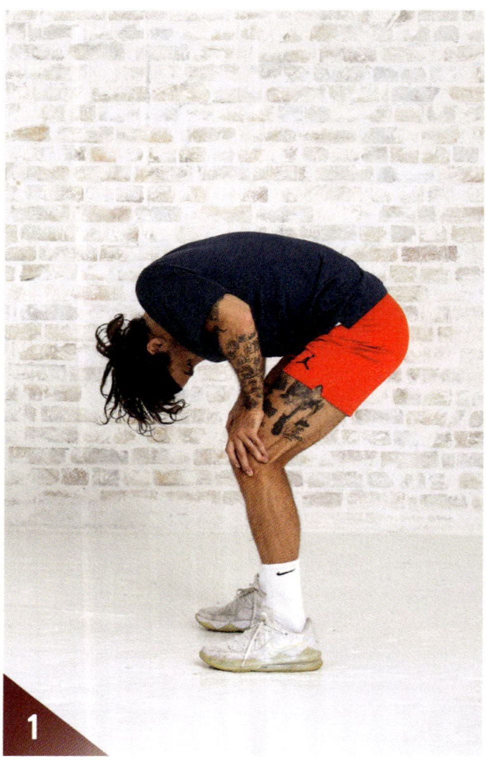

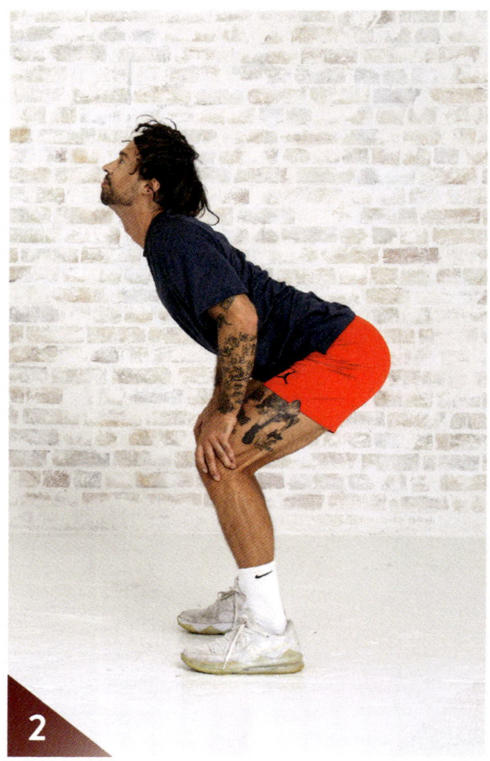

Sumo Squat to Stand

1. Stellen Sie sich aufrecht in einen mehr als hüftbreiten Stand hin. Beugen Sie sich aus der Hüfte nach vorn und greifen Sie mit den Fingern unter die Fußspitzen. Halten Sie die Arme gestreckt.
2. Senken Sie nun das Gesäß nach unten in die Hocke. Das Brustbein ist angehoben. Drücken Sie die Brust raus und schieben Sie das Gesäß bewusst nach hinten raus, um mehr Geschmeidigkeit in Ihrer Oberschenkelrückseite, den Fußgelenken, der Lendenwirbelsäule und der unteren Rückenpartie zu bekommen.

Hinweis: Versuchen Sie, den Rücken gerade zu lassen, vermeiden Sie also einen Rundrücken.

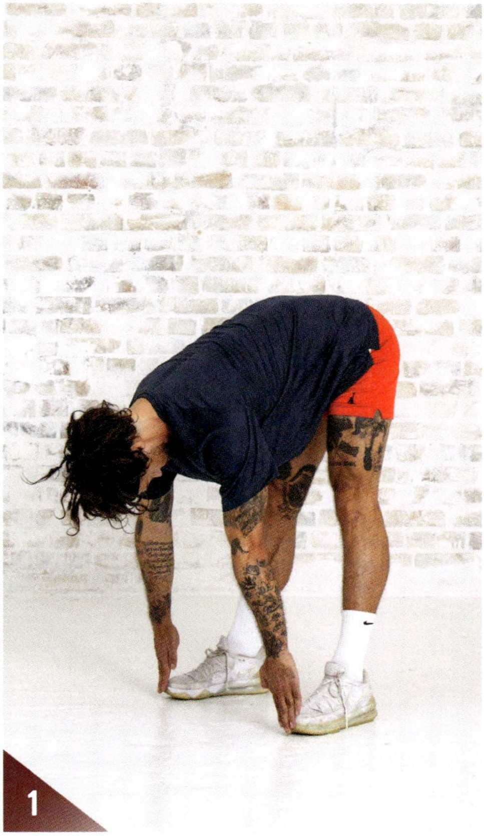

1

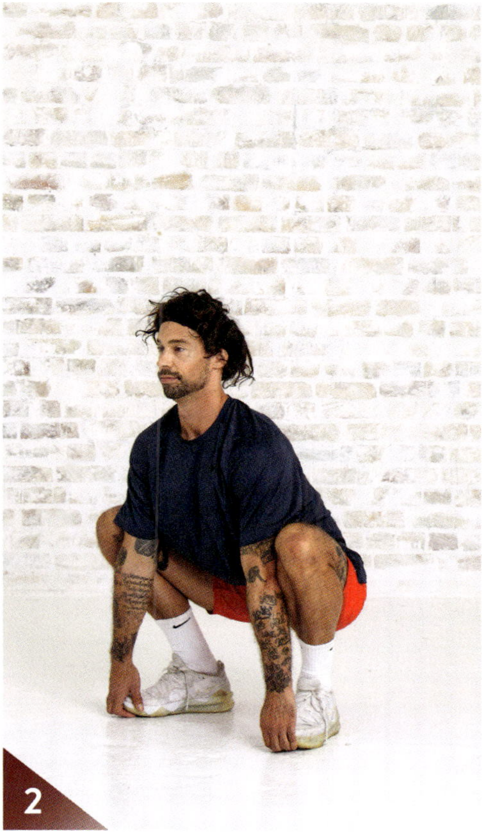

2

Oberkörperrotation in der Hocke

1. Drücken Sie in der tiefen Hockposition die Knie nach außen, um die Adduktoren an der Oberschenkelinnenseite leicht zu dehnen. Greifen Sie, wenn möglich, mit den Händen an die Füße.
2. Strecken Sie aus dieser Position heraus einen Arm nach oben, schauen Sie den Fingerspitzen hinterher. Halten Sie die Position kurz.
3. Wechseln Sie dann die Seite und heben Sie den anderen Arm nach oben. Schauen Sie auch diesem hinterher. Der zweite Arm bleibt unten.

Hinweis: Mit dieser Übung wird die Beweglichkeit gesteigert und die Waden, der untere Rücken sowie der Brust- und Schulterbereich mobilisiert.

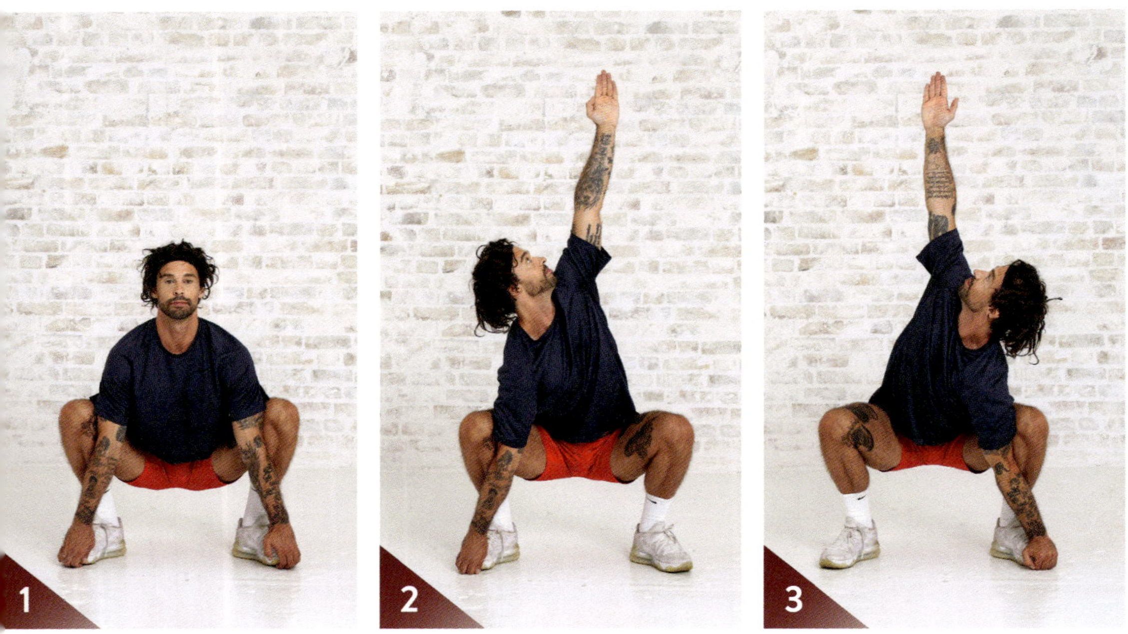

Adler

1. Legen Sie sich mit seitlich in Schulterhöhe ausgestreckten Armen auf den Rücken.
2. Heben Sie das rechte Bein gestreckt zur Decke an und senken Sie es zur linken Seite so weit wie möglich ab. Das linke Bein ist weiterhin gestreckt abgelegt und die Schulterblätter sollten auf dem Boden bleiben.
3. Wenn möglich, berühren Sie mit der rechten Fußspitze die linke am Boden liegende Hand. Das rechte Bein darf sich dabei etwas mitdrehen, die Schulterblätter bleiben aber auf dem Boden liegen. Kommen Sie dann zurück in die Ausgangsposition und führen Sie die gleiche Bewegungsfolge spiegelverkehrt mit dem anderen Bein aus.

Hinweise:

- Machen Sie dabei keine ruckartigen Bewegungen, sondern tasten Sie sich langsam an die sogenannte *Full Range of Motion*, also den vollen Bewegungsumfang, heran. Das können Sie gut mit einem kurzen und leichten Hin- und Herpendeln unterstützen, wenn Sie aus eigener Kraft den Fuß zunächst nicht näher an die Hand führen können.
- Führen Sie 2 bis 3 Sätze à 15 bis 20 Wiederholungen je Seite aus.

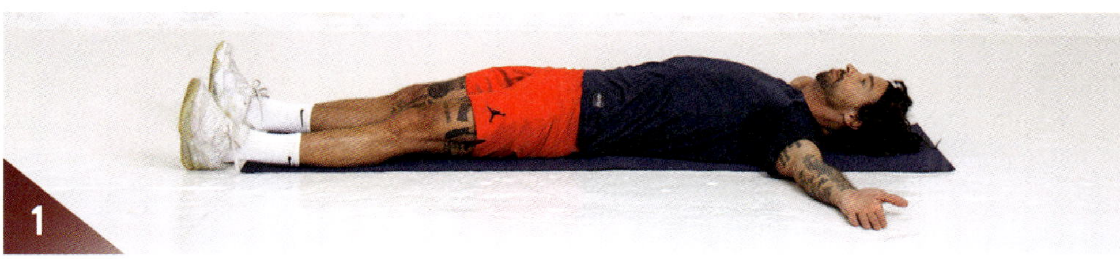
1

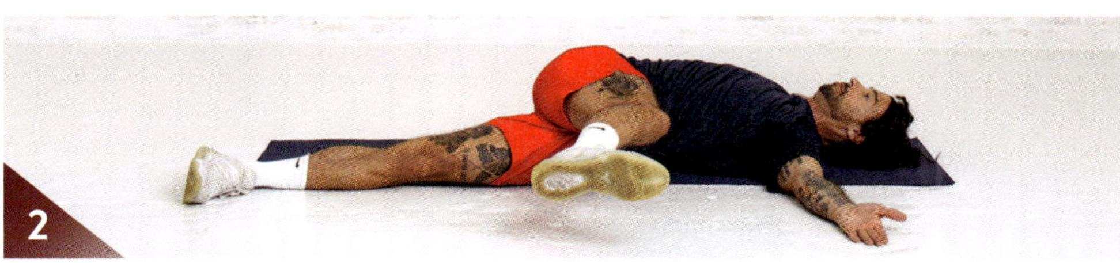
2

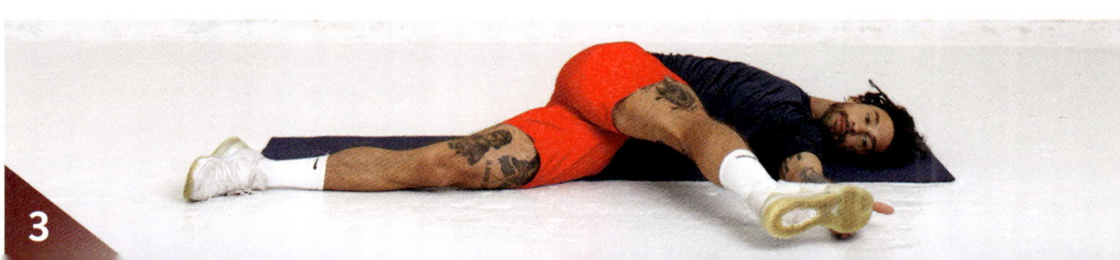
3

Reverse Lunge und Twist

1. Stellen Sie sich im hüft- bis schulterbreiten Stand auf. Legen Sie die Hände an die Hüften.
2. Steigen Sie mit dem linken Bein zurück in einen tiefen Ausfallschritt. Der Oberkörper ist noch nach vorn ausgerichtet. Spannen Sie die Gesäßmuskulatur des hinteren Beins kräftig an, auch die Bauchmuskulatur ist angespannt.
3. Drehen Sie sich aus dieser Position heraus zur linken Seite. Strecken Sie den linken Arm nach hinten, sodass er parallel zum Boden und über dem linken Bein ausgerichtet ist. Der Blick folgt dem linken Arm. Strecken Sie gleichzeitig den rechten Arm nach oben. Halten Sie die Position etwa 5 Sekunden. Strecken Sie die Arme bewusst und schrauben Sie sich lang. Drücken Sie sich anschließend mit dem vorderen Fuß kraftvoll in den nächsten Reverse Lunge ab, jetzt wiederholen Sie die Übung zur anderen Seite.

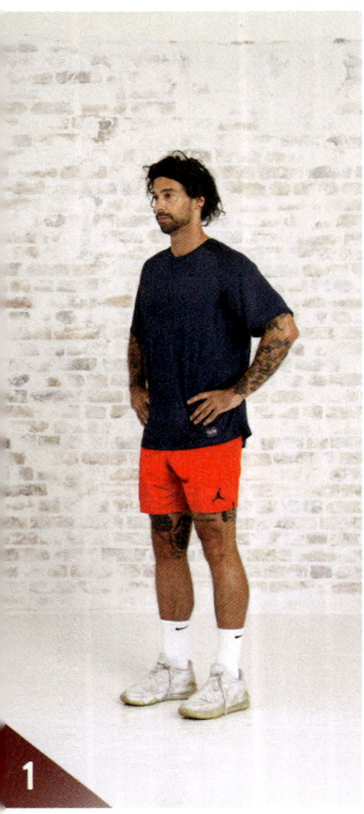
1

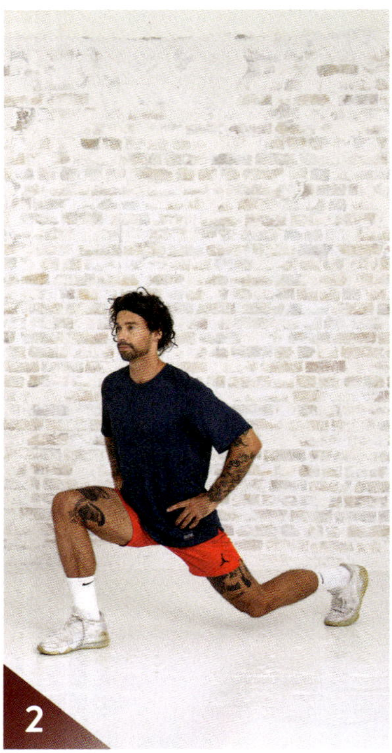
2

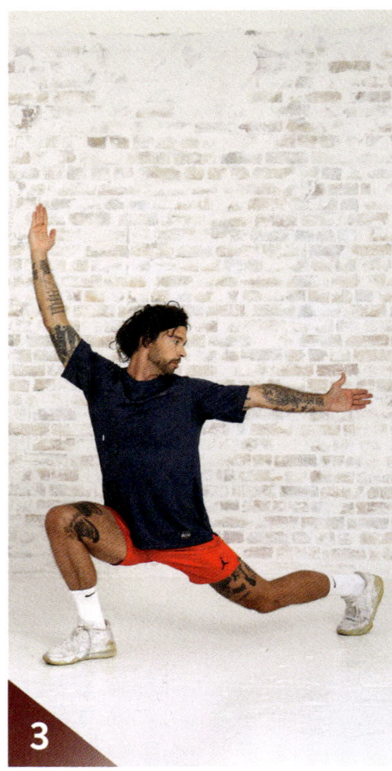
3

Cool-down: langsam runterkommen

In der Phase des Abwärmens sollten sich Ihre beschleunigten Körperfunktionen wieder weitgehend normalisieren. Nach einer kurzen Ausdauereinheit mit geringer Intensität werden angefallene Stoffwechselendprodukte abgebaut und die geleerten Energiespeicher wieder aufgefüllt. Das ist wichtig, denn auch zur Entspannung benötigt Ihre Muskulatur Energie. Mit diesem Finale runden Sie Ihr Workout perfekt ab, Sie erholen sich schneller und vollständiger und können das nächste Mal mit mehr Power trainieren.

Seitneige

1. Stellen Sie sich aufrecht mit hüft- bis schulterbreit geöffneten Füßen hin und lassen Sie dabei die Knie leicht gebeugt. Rumpf- und Gesäßmuskulatur bewusst anspannen. Strecken Sie die Arme zur Decke. Umschließen Sie mit der linken Hand das rechte Handgelenk.
2. Ziehen Sie die Arme zur linken Seite, die linke Hand zieht dabei das rechte Handgelenk weit über den Kopf nach oben links. Halten Sie den rechten Fuß stabil auf dem Boden. Dehnen Sie die rechte Schulter und den oberen Rücken drei bis vier ruhige Atemzüge lang sanft, wechseln Sie dann die Seite.

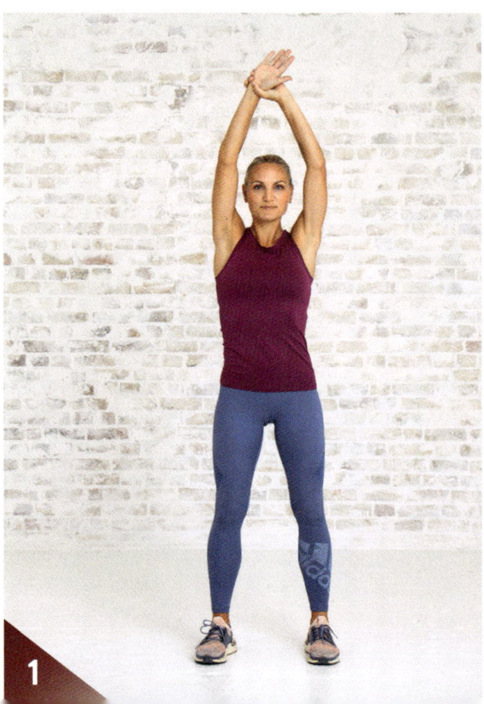

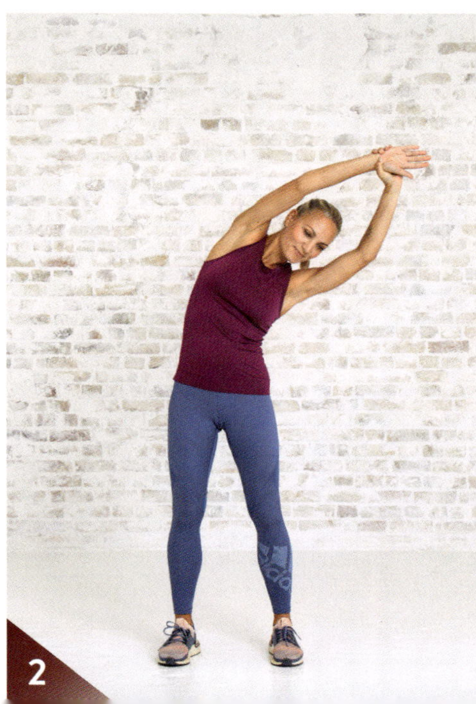

Tiefer Ausfallschritt mit Rumpfdehnung

1. Kommen Sie auf einer Matte in eine saubere Liegestützposition (Seite 214). Lösen Sie nun den linken Fuß vom Boden und setzen Sie ihn weit vorn links neben die linke Hand.
2. Lösen Sie nun die linke Hand vom Boden und drehen Sie den Oberkörper nach links auf. Strecken Sie den linken Arm zur Decke – Ihr Blick folgt der Hand. Konzentrieren Sie sich auf die Kraft Ihrer Beine und weiten Sie den Brustkorb, während Sie sich strecken. Lassen Sie dabei die Schultern stets unten. Setzen Sie die Hand wieder ab und strecken das Bein zurück in die Liegestützposition. Führen Sie die Übung anschließend mit dem anderen Bein zur zweiten Seite aus.

Hinweis: Schließen Sie gleich weitere Durchgänge an oder lösen Sie die Position kurz auf, um Arme und Beine auszuschütteln. Mit dieser Übung erreichen Sie eine angenehme Dehnung für den Lenden-, Hüft- und Rückenbereich. Weil der Brustraum geweitet wird, kann sich das Lungenvolumen vergrößern.

V1 Sollte es Ihnen schwerfallen, die untere Hand auf den Boden aufzusetzen, stützen Sie sich auf einem Buch oder einem festen Polster ab.

V2 Wenn Sie den Schwierigkeitsgrad steigern wollen, dehnen Sie sich in einem ersten Durchgang statisch. In einer zweiten Runde führen Sie dann aus der Endstellung heraus etwa 20 Sekunden lang langsame, kontrollierte wippende Bewegungen in die Rotation aus.

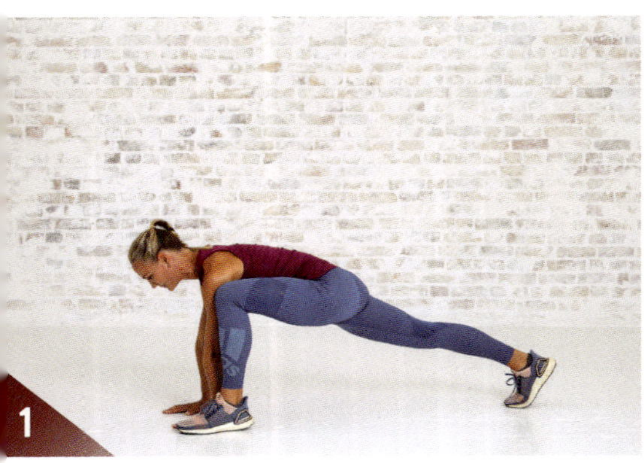

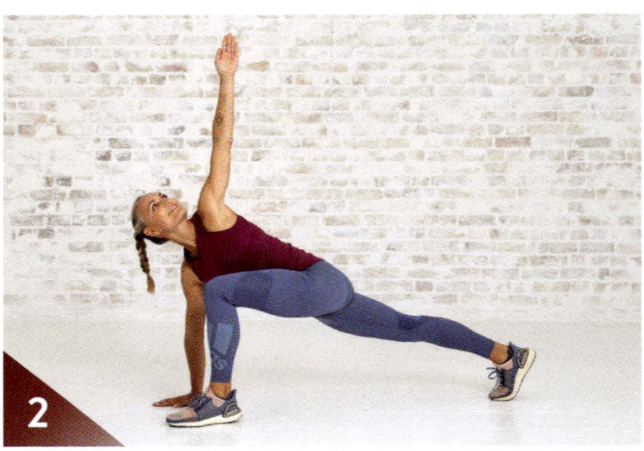

Dehnung der Gesäßmuskulatur

1. Legen Sie sich auf den Rücken und winkeln Sie e n Bein an. Legen Sie den Knöchel des anderen Beins auf das Knie.
2. Greifen Sie nun mit beiden Händen in die Kniekehle des unteren Beins und ziehen Sie den Oberschenkel langsam zu sich. Richten Sie den Oberkörper dabei auf und heben Sie den Unterschenkel nach oben an. Schieben Sie gleichzeitig das bereits abgelegte Bein vom Körper weg, so können Sie das Spannungsgefühl in den gerade gedehnten Muskelabschnitten der Gesäßmuskulatur gut dosieren. Wechseln Sie dann die Seite.

Hinweis: Halten Sie auf beiden Seiten die Spannung jeweils für 20 bis 30 Sekunden bei 2 bis 3 Durchgängen.

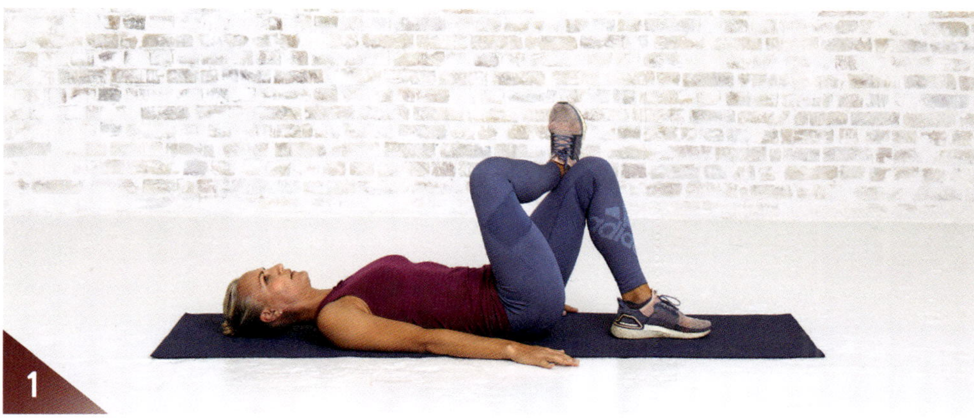

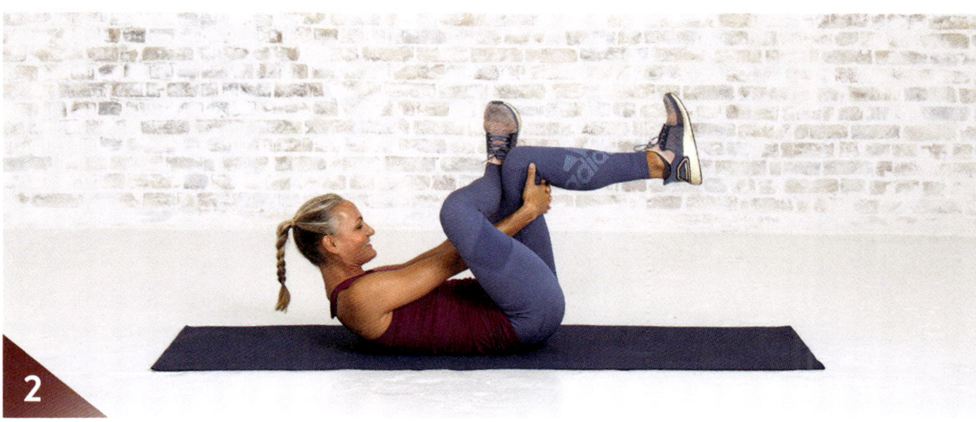

Tiefer Ausfallschritt mit gestreckten Armen

1. Machen Sie mit dem rechten Fuß einen Schritt nach vorn, genau so weit, dass sich der Unterschenkel senkrecht über dem Sprunggelenk befindet. Das Knie ist um 90 Grad angewinkelt, das Gewicht auf die Ferse verlagert. Beugen Sie das linke Knie unter der Hüfte. Die Zehen beider Füße zeigen nach vorn. Heben Sie die Arme gestreckt bis auf Brusthöhe nach vorn, parallel zum Boden. Die Handflächen zeigen zueinander.
2. Ziehen Sie jetzt beide Hände zur Decke. Die Arme strecken sich in dieser Position neben den Ohren nach oben. Winkeln Sie nun das vordere Bein stärker an und senken Sie die Hüfte dabei weiter ab. Schieben Sie Arme und Fingerspitzen weiter nach oben, während Sie gleichzeitig die Schultern nach unten ziehen. Verharren Sie einige Atemzüge in dieser Position und kehren Sie dann in die Ausgangsposition zurück. Wechseln Sie anschließend die Seite.

Hinweis: Je weiter Sie Hüfte und Oberkörper nach vorn unten bewegen, desto intensiver wird die Dehnung. Machen Sie sich ganz lang, um Ursprung und Ansatz der Hüftbeugemuskulatur weiter voneinander zu entfernen.

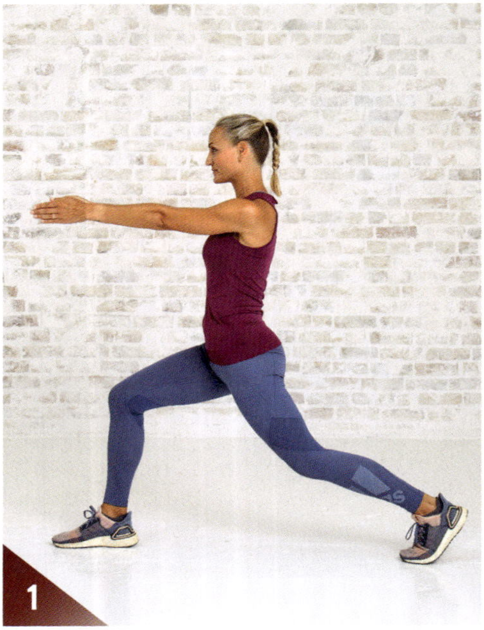

1

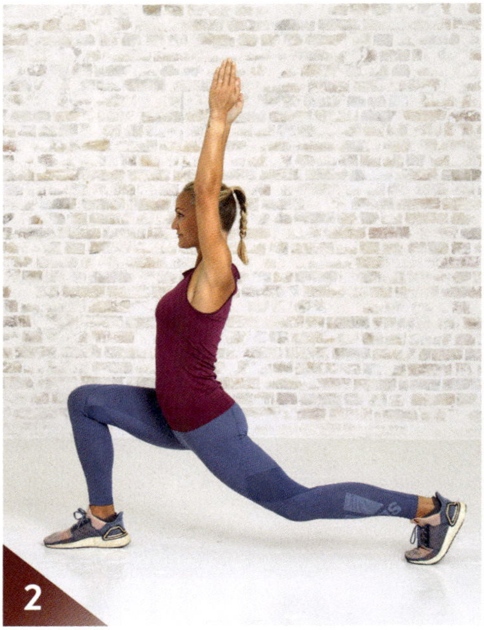

2

Gesäß- und Rückendehnung im Drehsitz

Setzen Sie sich mit aufgerichtetem Rücken hin und strecken Sie die Beine lang nach vorn. Winkeln Sie das rechte Bein an und stellen Sie den rechten Fuß an der Außenseite des linken Knies auf. Legen Sie den linken Arm auf der Außenseite des rechten Oberschenkels ab. Stützen Sie den rechten Arm hinter dem Gesäß auf und drehen Sie den Oberkörper leicht nach rechts. Drehen Sie dann den Oberkörper, die Schultern und zuletzt den Kopf langsam nach rechts. Die Schultern bleiben dabei nach unten gezogen. Halten Sie die Spannung in dieser Position einige Atemzüge lang. Drehen Sie den Oberkörper anschließend in die Mitte zurück, strecken Sie beide Beine aus und lockern Sie sie kurz. Wechseln Sie dann die Seite und wiederholen Sie die Übung 3- bis 4-mal je Seite.

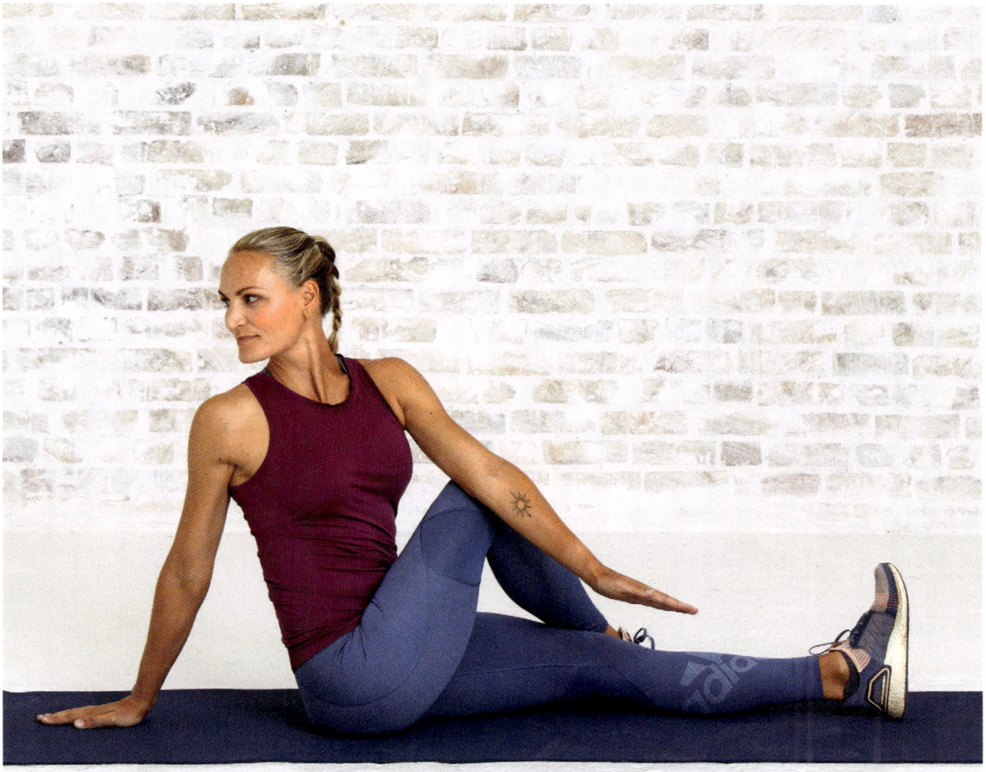

Hüftmobilisation in Bauchlage

1. Legen Sie sich mit dem Bauch auf den Boden, stellen Sie die Fußspitzen auf, aktivieren Sie die Bauchmuskulatur, indem Sie sie nach innen oben ziehen, und heben Sie den Kopf sowie den Brustbereich leicht vom Boden ab. Strecken Sie beide Arme auf Schulterhöhe seitlich aus. Richten Sie den Blick zum Boden.
2. Heben Sie das linke Bein zunächst gestreckt leicht nach oben, ziehen Sie es dann weit nach rechts über das rechte, am Boden liegende Bein hinweg und beugen Sie es schließlich. Versuchen Sie es in einer Bewegung in Richtung Ihrer rechten Hand zu führen und berühren Sie, wenn möglich, mit dem linken Fuß die rechte Hand. Drehen Sie dazu die Hüfte leicht auf und winkeln Sie das Bein so weit wie nötig an. Das unbewegte Bein bleibt gestreckt liegen. Halten Sie diese Position für einige tiefe Atemzüge und kehren Sie langsam zurück in die Startposition. Wechseln Sie nun die Seite. Wiederholen Sie die Übung 10- bis 12-mal zu jeder Seite bei 2 bis 3 Durchgängen.

Hinweise:

- Mit dieser Übung dehnen und mobilisieren Sie Ihre Bein-, Gesäß- und Rumpfmuskulatur.
- Die rechte Hand bleibt am Boden. Versuchen Sie, insgesamt die Schulter- und Brustpartie möglichst am Boden zu halten.

V1 Leichter machen Sie es sich, wenn Sie den angehobenen Fuß nur über die Wade kreuzen, ohne die Hüfte aufzudrehen.

V2 Schwerer wird es, wenn Sie die Hände fest in den Boden drücken. Führen Sie den Fuß so weit wie möglich in Richtung der gegenüberliegenden Hand.

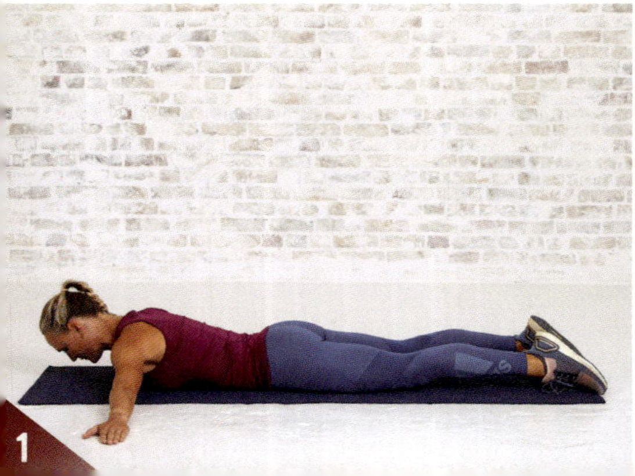
1

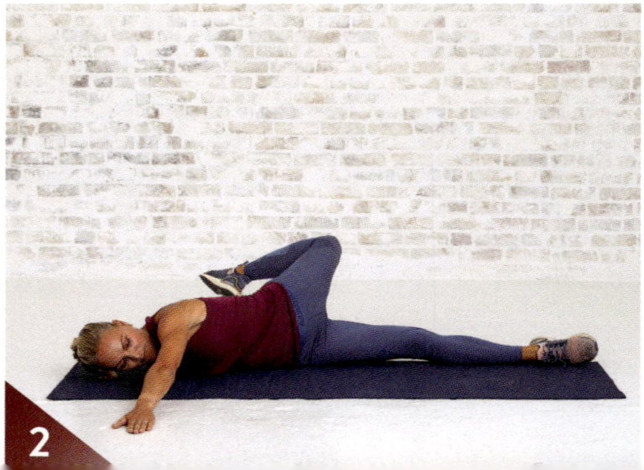
2

IHR TRAINING FÜR LONGEVITY

Phase 1:
Die besten Basisübungen von Kopf bis Fuß

Phase 2:
Intensives Workout, sichtbare Resultate

Phase 3:
Auf dem Peak – Ihr fittestes Ich

PHASE 1

Die besten Basisübungen von Kopf bis Fuß

Mit den effektiven Übungen in den Wochen 1 bis 4 bauen Sie eine solide Grundlage aus Kraft und Beweglichkeit auf. Sie kräftigen alle Körperbereiche mit den bewährtesten Übungen des funktionellen Trainings. Hier finden Sie Ganzkörperübungen, kombiniert mit Ausdauerelementen, die Herz und Muskeln auf Trab bringen. Ihr Körper schafft sich nun eine solide Grundlage aus Kraft, Balance und Beweglichkeit. Auf dieser Stufe erlernen Sie die Grundprinzipien des funktionellen Trainings durch Basisübungen wie Kniebeuge und Liegestütz, die mit einem Bewegungsablauf verschiedene Körperpartien gleichzeitig trainieren. Sie erfahren, wie Sie alle Übungen optimal und korrekt ausführen, damit Sie keine kostbare Energie und Zeit verschwenden. Gehen Sie aufs Ganze und bringen Sie jeden Muskel ins Spiel! Denn das Ziel von HIIT ist ja Folgendes: sich selbst überbieten, die eigenen Grenzen verschieben, besser werden, alles geben – nur nicht aufgeben. Ein Motto, das sicher nicht nur für den Sport gilt!

So geht's rund – Phase 1 im Überblick

Diese Phase ist Pflicht für jeden, egal, auf welchem Fitnesslevel man startet. Sie schafft eine solide Grundlage in den Bereichen Kraft, Balance und Flexibilität.

Ihr Workout-Plan:

Einsteiger – Level 1	Trainierte – Level 2	Sportler – Level 3
20 Sekunden Belastung – 20 Sekunden Pause	30 Sekunden Belastung – 20 Sekunden Pause	30 Sekunden Belastung – 10 Sekunden Pause
1 Runde	1 bis 2 Runden	2 Runden
2 Einheiten pro Woche	2 bis 3 Einheiten pro Woche	3 Einheiten pro Woche

Das ist wichtig:

Auf jedem Level gilt: Gönnen Sie sich 90 Sekunden Verschnaufpause zwischen den einzelnen Runden

Beispiel: In Level 1 geben Sie während der 20 Sekunden Vollgas, atmen im Anschluss 20 Sekunden durch, und weiter geht es mit dem nächsten Move nach dem gleichen System. Wenn Sie mit allen Runden fertig sind, legen Sie eine Pause von 1,5 Minuten ein, bevor Sie die nächste Runde rocken

Phase 1			
Übung	**Übungsname**	**Seite**	**Dauer**
Warm-up			
1	Kniebeuge	210	Von jeder Übung so viele Wiederholungen wie möglich, dazwischen 10 bis 20 Sekunden Pause
2	Liegestütz	215	
3	Bergsteiger	226	
4	Schwimmer	229	
5	Ausfallschritt	231	
6	Unterarmstütz	235	
7	Gestreckter Crunch	240	
8	Seitlicher Ausfallschritt	242	
Cool-down			

Kniebeuge

1. Stellen Sie sich auf, die Füße etwas mehr als hüftbreit auseinander. Drücken Sie die Fersen fest in den Boden. Halten Sie die Hände auf Brusthöhe vor dem Körper.
2. Schieben Sie den Po nach hinten und beugen Sie die Knie. Stellen Sie sich vor, Sie wollten jemanden wegschieben. So entsteht eine Spannung im unteren Rücken, die Sie während der gesamten Übungsausführung beibehalten sollten. Neigen Sie den Oberkörper leicht nach vorn. Spannen Sie die Bauchmuskeln an. Die Wirbelsäule bleibt gerade. Richten Sie den Blick nach vorn.
3. Versuchen Sie, mit dem Gesäß so weit wie möglich nach unten zu gelangen. Das Brustbein bleibt aufgerichtet. Der Oberkörper sollte nicht nach vorn kippen. Durch die tiefe Position des Gesäßes rutschen die Knie womöglich etwas weiter nach vorn. Die Kniegelenke bleiben aber hinter den Fußspitzen. Drücken Sie sich aus den Fersen zurück in die Ausgangsposition, indem Sie die Beine wieder (fast ganz) strecken.

Hinweis: Atmen Sie gleichmäßig. Kommen Sie mit dem Einatmen nach unten und mit dem Ausatmen nach oben.

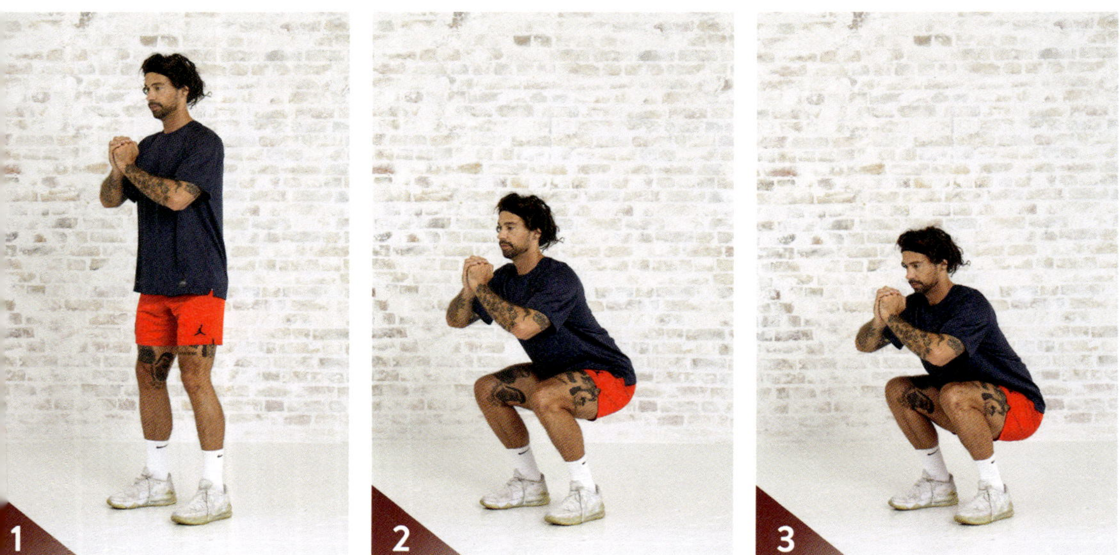

V1 Unterstützte Kniebeuge

1. Stellen Sie sich aufrecht vor einen Stuhl, die Füße hüftbreit auseinander. Halten Sie den Rücken gerade und stützen Sie die Hände in die Hüfte. Das Körpergewicht ruht auf beiden Beinen. Der Rumpf ist leicht nach vorne gebeugt und Ihr Blick geht geradeaus. Gehen Sie langsam in die Hocke, als wollten Sie sich auf den Stuhl setzen. Schieben Sie dabei die Knie nicht nach vorn, sondern das Gesäß nach hinten. Berühren Sie die Stuhlkante nur leicht, setzen Sie sich nicht darauf. Nutzen Sie den Impuls der Berührung dafür, sich gleich wieder hochzudrücken.
2. Richten Sie sich mit Druck in die Beine wieder auf. Atmen Sie dabei aus. Das Brustbein zeigt dabei nach vorn. Strecken Sie die Knie nicht ganz durch, sondern halten Sie sie leicht gebeugt.

Hinweise:

- Sie kräftigen Ihre Bein- und Gesäßmuskulatur und den unteren Rücken.
- Wenn auch diese Variante für den Anfang zu schwer ist, reduzieren Sie den Bewegungsumfang. Legen Sie ein Kissen oder Buch auf den Stuhl, sodass Ihr Gesäß das Polster früher berührt. Oder: Halten Sie sich beispielsweise an einer Türklinke fest, so können Sie etwas mit den Armen mithelfen.

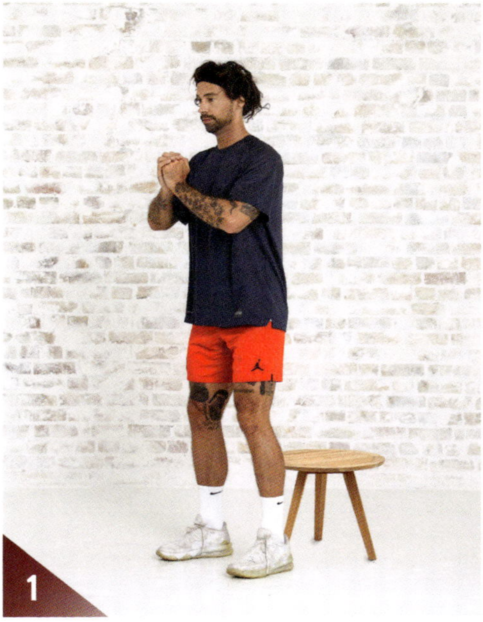

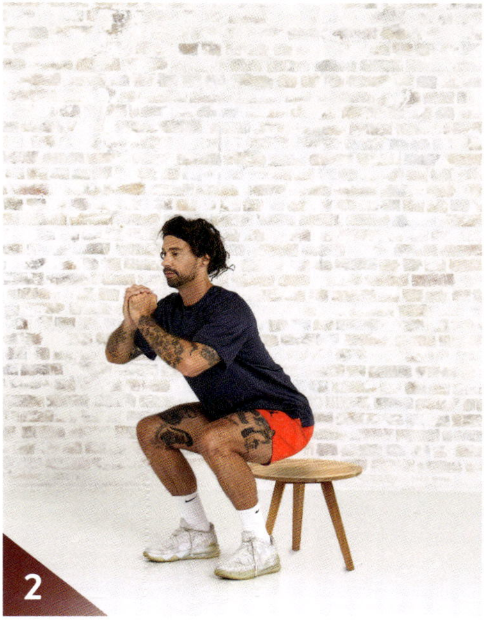

V2 Kniebeuge, halbe Strecke

1. Stellen Sie sich aufrecht hin, die Füße hüftbreit auseinander. Halten Sie den Rücken gerade und stützen Sie die Hände in die Hüfte. Das Körpergewicht ruht auf beiden Beinen. Beugen Sie den Rumpf minimal nach vorn und richten Sie den Blick geradeaus.
2. Verlagern Sie das Gewicht auf die Fersen. Beugen Sie die Knie, stoppen Sie die Bewegung, kurz bevor sich die Oberschenkel in einem 90-Grad-Winkel befinden. Dabei die Knie nicht nach vorn schieben, sondern das Gesäß nach hinten! Drücken Sie die Knie dabei aktiv nach außen. So werden die Gelenke geschützt und Sie verhindern, dass diese bei einsetzender Ermüdung im Laufe des Trainings nach innen fallen

Hinweis: Atmen Sie aus, während Sie sich über die Fersen nach oben drücken und dabei das Gesäß bewusst anspannen. Beim Aufrichten zeigt das Brustbein nach oben. Achten Sie bei allen Varianten darauf, dass Ihre Kniegelenke stabil bleiben und nicht seitlich ausweichen.

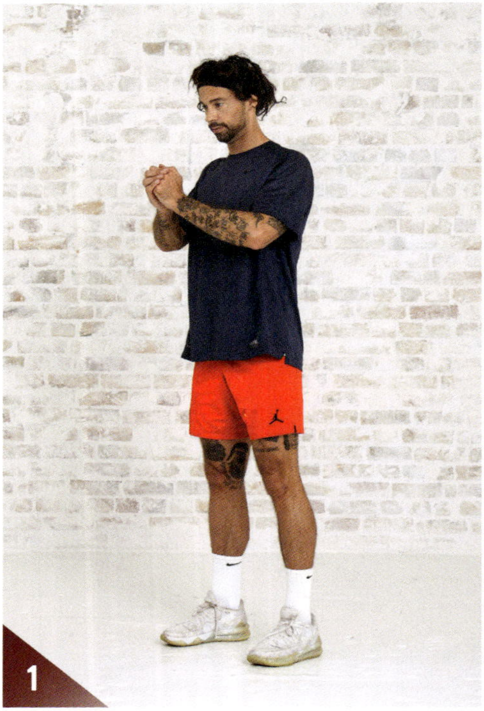
1

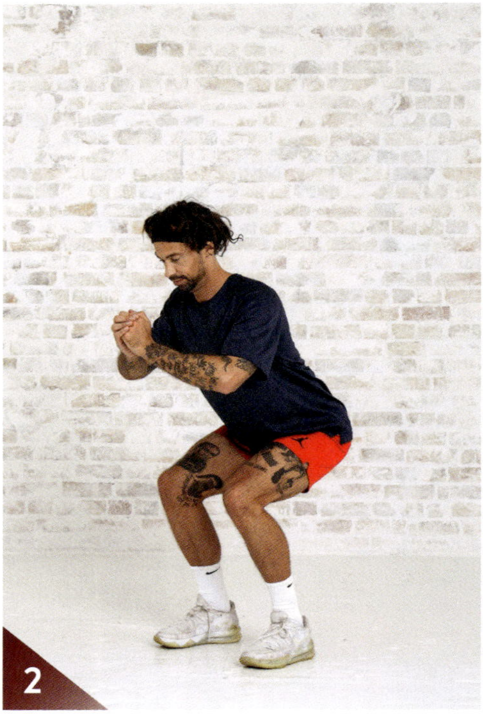
2

V3 Kniebeuge mit Kick

1. Stellen Sie sich mit etwas mehr als hüftbreit und parallel platzierten Füßen hin. Das gesamte Körpergewicht ruht auf den Fersen, sodass diese fest in den Boden drücken. Test: Versuchen Sie für einen Moment die Zehen vom Boden zu lösen. Die Füße dafür am besten ein paar Grad nach außen drehen. Halten Sie die Hände vor der Brust zusammen.
2. Halten Sie den Rücken gerade. Schieben Sie das Gesäß mit dem Einatmen so weit nach hinten, bis es möglichst unter Kniehöhe ist. Der Oberkörper neigt sich dabei leicht nach vorn. Halten Sie die Knie parallel und das Brustbein aufgerichtet. Die Kniegelenke bleiben hinter den Fußspitzen. Halten Sie die Position kurz.
3. Richten Sie sich wieder auf. Lösen Sie in halber Höhe Ihr linkes Bein vom Boden und führen Sie damit einen Kick nach vorn aus. Halten Sie die Arme dabei in der Position oder lassen Sie die Arme dabei nach hinten schwingen. Versuchen Sie, das Bein bei dem Kick so weit wie möglich zu strecken.
4. Kommen Sie zurück in die tiefe Kniebeuge.
5. Bei der nächsten Aufwärtsbewegung strecken Sie das rechte Bein aus. Dabei sollte das linke Standbein so stabil wie möglich bleiben.

Hinweise:

- Die Bauchmuskeln bleiben während der Abdrückphase nach oben weiter angespannt!
- Durch den Einbeinstand werden Balance und Gleichgewichtssinn ebenso gefordert wie eine zusätzliche Kraftanstrengung im letzten Drittel der Bewegung. Atmen Sie während der Kick-Bewegung aus.
- Wechseln Sie bei jeder Kniebeuge das Stand- und Spielbein.

Die Bilder zu den Schritten 2 bis 5 finden Sie auf der nachfolgenden Seite.

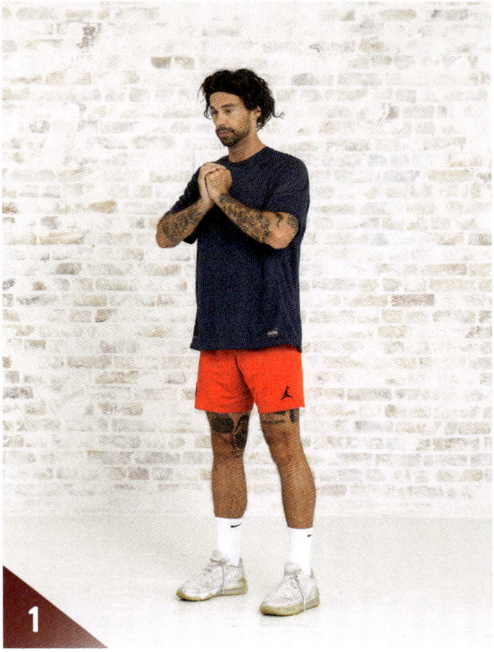
1

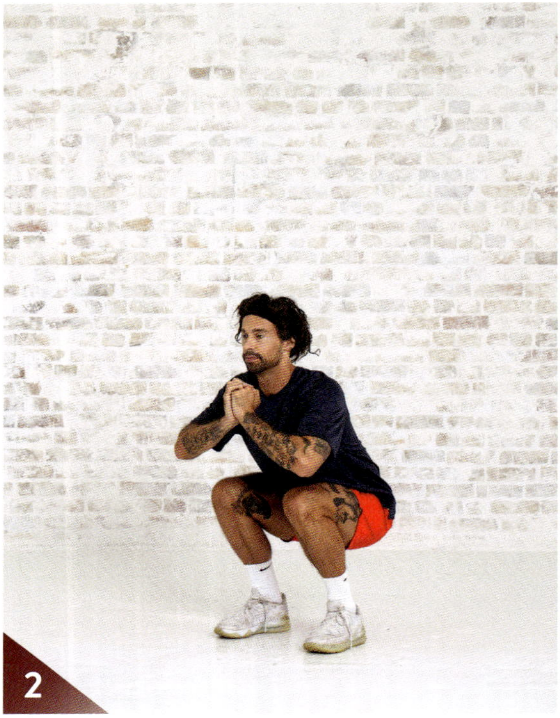

2

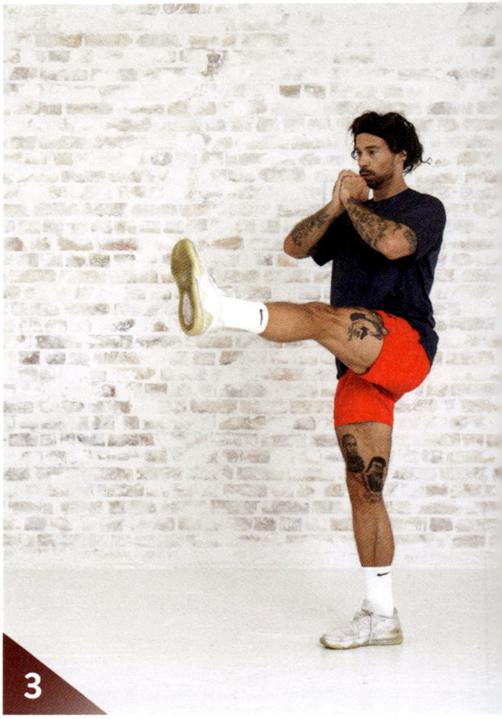

3

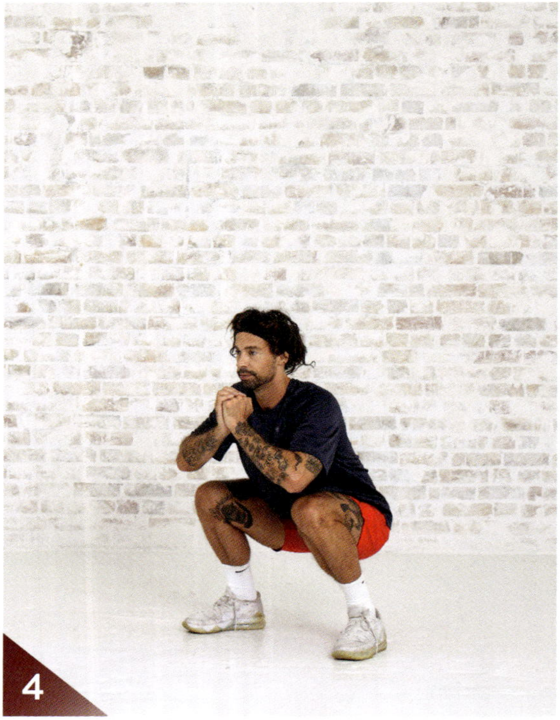

4

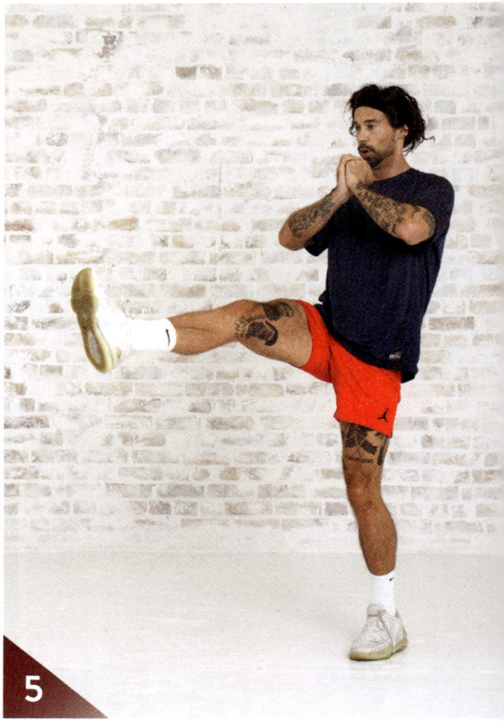

5

Liegestütz

1. Stützen Sie sich auf Hände und Füße. Platzieren Sie die Hände senkrecht unter den Schultergelenken, drehen Sie die Fingerspitzen leicht nach innen und drücken Sie die Ellbogen nicht ganz durch. Halten Sie den Kopf in Verlängerung der Wirbelsäule und richten Sie den Blick zum Boden. Stellen Sie die Füße hüftbreit auf und strecken Sie die Beine, sodass Beine, Gesäß, Rücken und Kopf eine Gerade bilden.
2. Beugen Sie die Arme nun langsam, bis der Oberkörper fast den Boden berührt. Drücken Sie sich anschließend in einer fließenden Bewegung wieder zurück in die Ausgangsstellung.

Hinweis: Um ein Hohlkreuz zu vermeiden, spannen Sie permanent Gesäß- und Bauchmuskulatur an. Dabei bilden Beine und Rumpf von den Füßen bis zur Schulter eine gerade Linie. Gehen Sie immer so tief wie möglich, ohne sich auf dem Boden abzulegen.

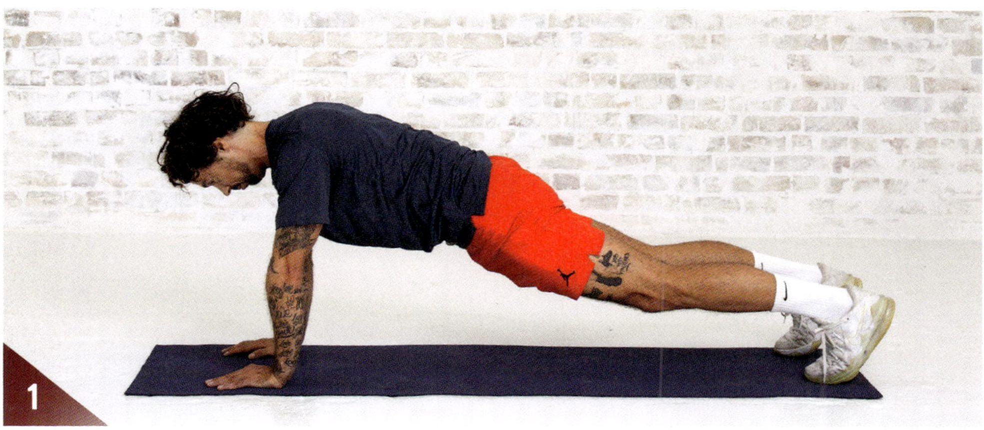

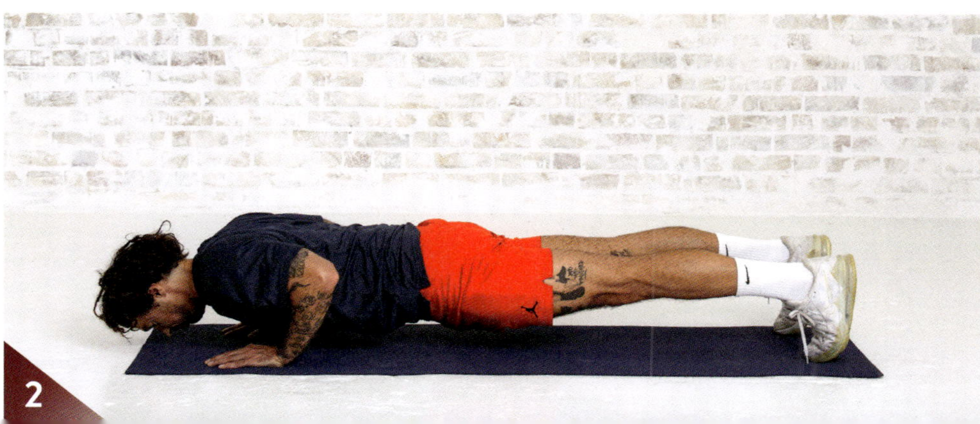

Liegestützvarianten für mehr Abwechslung beim Training

Es gibt endlose Liegestützvarianten – einige Beispiele finden Sie auf den folgenden Seiten. Indem Sie die Position der Hände und Arme verändern, trainieren Sie unterschiedliche Muskelgruppen und steigern den Schwierigkeitsgrad. Der Liegestütz ist eine komplexe Übung: Zusätzlich zu den Muskeln in Brust, Schultern, Armen und Bauch werden bei den Varianten die Beine und der gesamte Core-Bereich verstärkt aktiviert.

Für alle Varianten gilt:

- Die Hüfte darf nie durchhängen. Ihr Oberkörper bildet eine Linie. Ziehen Sie den Bauchnabel zur Wirbelsäule.
- Stützen Sie Ihre Hände bei der Standard-Ausführung immer in dieser lotrechten Position ab, um Ihre Schultern nicht unnötig zu belasten. Legen Sie für eine leichtere Variante die Knie am Boden ab.
- Führen Sie die Bewegung nach oben eher etwas dynamischer und schneller aus als das Absenken.
- Versuchen Sie in der Ausgangsposition und immer, wenn Sie in diese zurückkehren, die Schulterblätter auseinander und nach oben in Richtung der Decke zu schieben – ohne einen Rundrücken zu machen –, um den Bewegungsweg weiter zu verlängern

Zum Kennenlernen können Sie alle Varianten zunächst auf den Knien ausführen. Später dürfen Sie dann gern weiter variieren, etwa indem Sie die Bewegung nur auf dem halben Weg ausführen, das Tempo variieren oder auch mal Ihre eigene Kreation ausprobieren. Der Kreativität sind bei dieser Übung keine Grenzen gesetzt!

V1 Liegestütz mit abgelegten Knien

1. Stützen Sie sich auf Hände und Knie. Rücken und Beine bilden eine Ebene, die Hände schulterbreit in Brusthöhe abstützen. Der Hüftwinkel beträgt dabei etwas mehr als 90 Grad. Konzentrieren Sie sich während der gesamten Übung auf die Spannung in der Brust- und Bauchmuskulatur.
2. Beugen Sie die Ellbogen und senken Sie den Körper langsam – und zwar so tief, wie es die Kraft der Arme erlaubt. Spannen Sie Rücken-, Bauch- und Gesäßmuskulatur an, um ein Hohlkreuz zu vermeiden. Spannen Sie das Gesäß an, um die Hüfte in Position zu halten. Schieben Sie sich wieder nach oben, halten Sie dort die Ellbogen aber leicht gebeugt. Sinken Sie nicht in ein Hohlkreuz.

Hinweis: Die Arme können auch erhöht abgestützt werden. Dabei gilt: Je höher Sie die Hände platzieren, desto leichter wird die Übung.

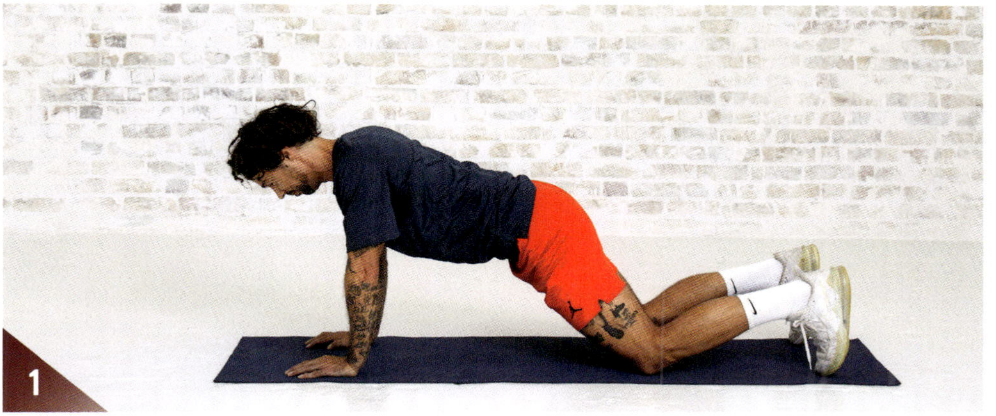

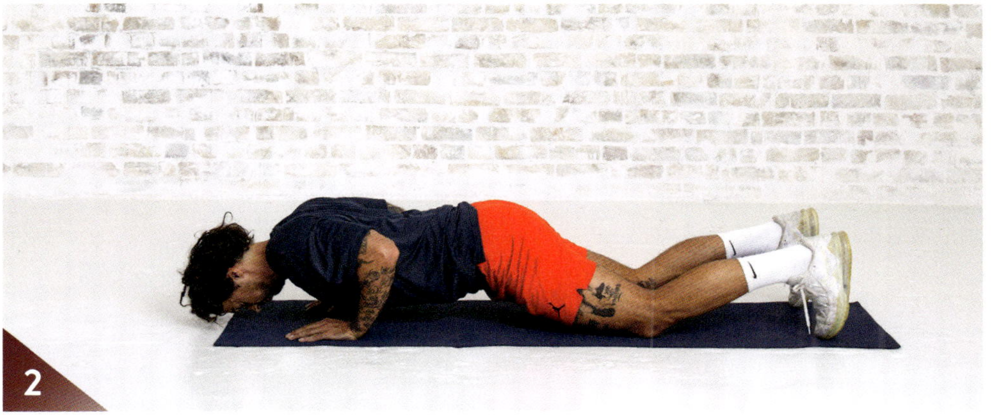

V2 Breiter Liegestütz

Legen Sie die Arme in der unteren Position – in diesem Fall in der Bauchlage – seitlich ab, strecken Sie sie aber nicht ganz. Der veränderte schwerere Hebel fordert mehr Einsatz der Brustmuskulatur. Gleichzeitig werden durch den langen Hebel die Strukturen des Schultergelenks stark gefordert. Dieses Gelenk wird vor allem muskulär gesichert, daher ist diese Variante nur für Fortgeschrittene geeignet, die bereits über eine trainierte Schultermuskulatur verfügen.

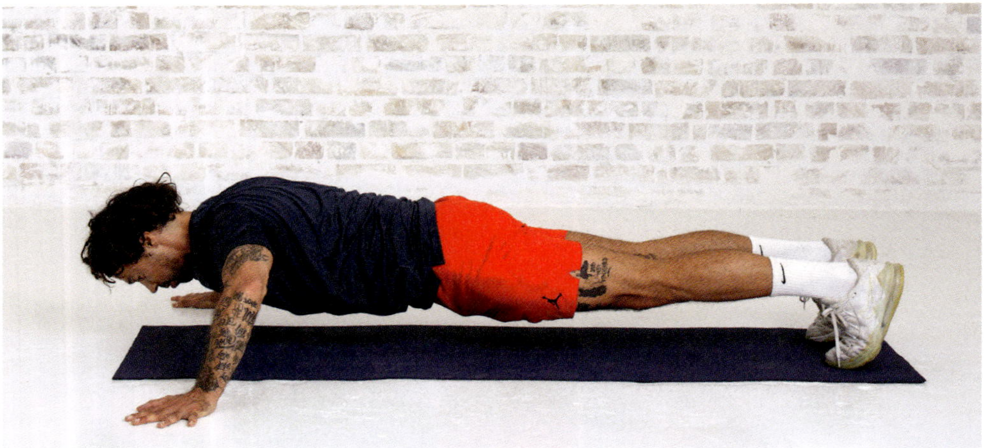

V3 Liegestütz auf einer instabilen Unterlage

Bei dieser Variante werden durch die instabile Unterlage Balance und Gleichgewichtssinn mittrainiert. Gleichzeitig arbeiten Sie durch die Erhöhung noch mehr gegen die Schwerkraft. Das Gesäß sollte hier immer den höchsten Punkt des Körpers bilden. Das sorgt für zusätzliche Spannung in der Bauchmuskulatur. Wer sich weiter fordern mag, der hebt beim Absenken wechselseitig einen Fuß an.

Stützen Sie die Hände auf einem einem Ball (Seite 219, oberes Bild), einem Therapiekreisel (Seite 219, mittleres Bild) oder auch einem zusammengefalteten Handtuch ab. Die Hände stabilisieren den Körper. Die Arme beugen und den Oberkörper absenken. Die Position kurz halten und wieder hochdrücken.

Hinweis: Die instabile Unterlage fordert die tiefer liegenden gelenkstabilisierenden Muskeln intensiv.

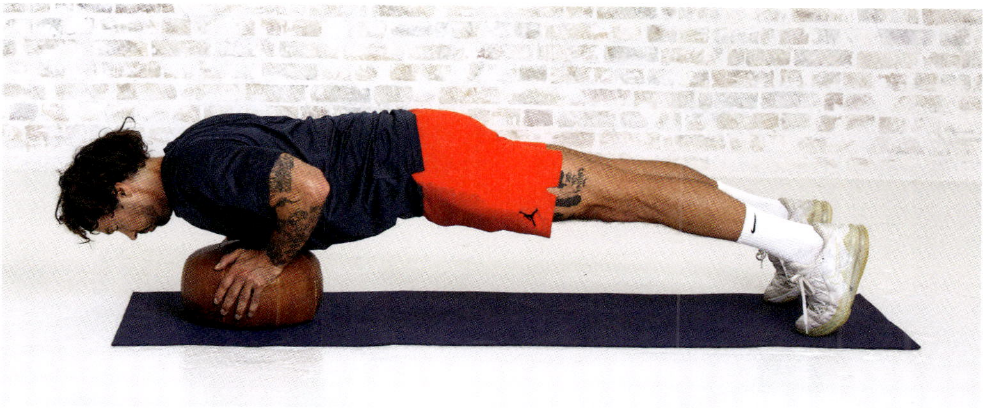

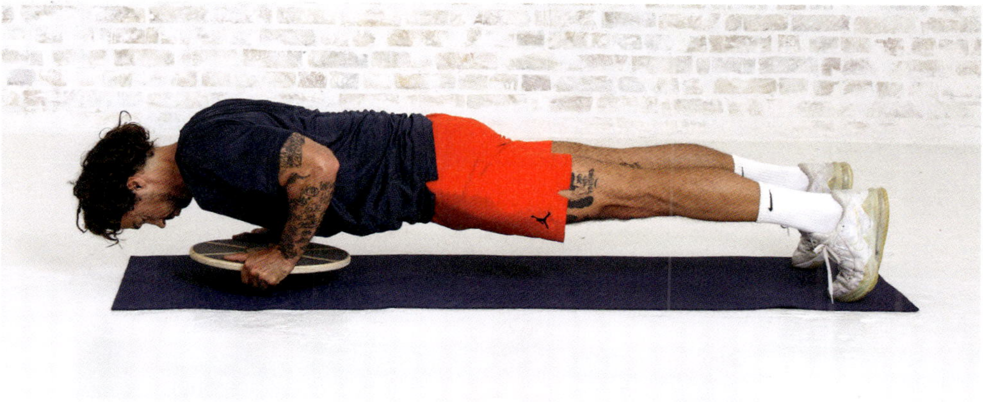

V4 Liegestütz mit angehobenem Bein

Bei dieser intensiven Variante halten Sie ein Bein die ganze Zeit über gestreckt in der Luft, um so die stabilisierende Rumpfmuskulatur intensiver mitzutrainieren. Um diese Variante zunächst etwas zu entschärfen, können Sie die Zehenspitzen des einen Fußes auf die Ferse des anderen stellen. Wechseln Sie nach einem Durchgang die Beinstellung.

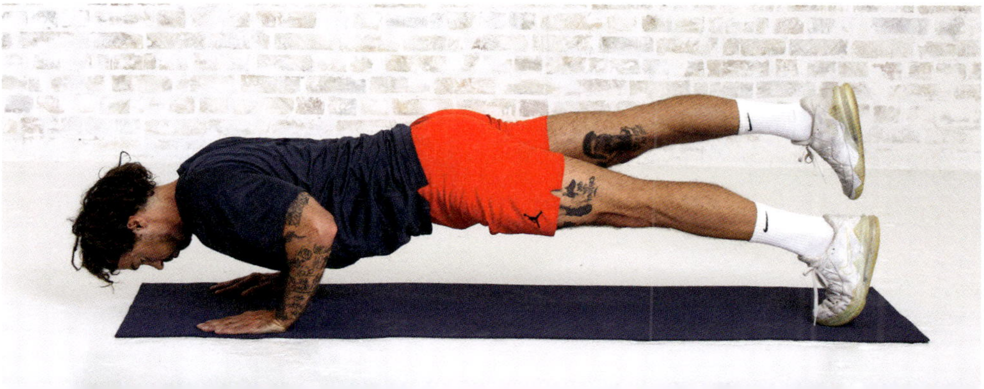

V5 Diamant-Liegestütz

Kommen Sie in die Ausgangsposition und platzieren Sie die Hände so nahe aneinander, dass sich die beiden Daumen und die Zeigefinger berühren. Daumen und Zeigefinger formen die Umrisse eines Diamanten, daher der Übungsname. Es gibt wenige Übungen, die die Streckmuskulatur der Arme so stark fordern. Um die Intensität etwas zu reduzieren, platzieren Sie die Hände mit einigen Zentimetern Abstand zueinander.

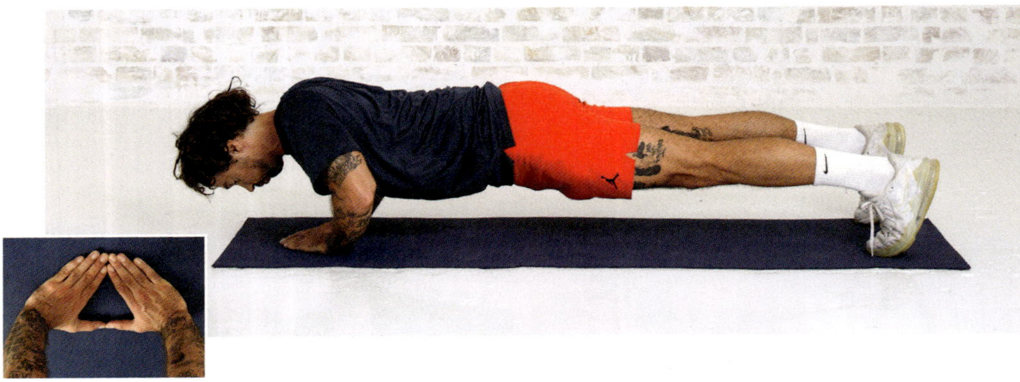

V6 Liegestütz auf den Fäusten

Hier wird der Bewegungsumfang größer, da Sie aus einer höheren Position heraus starten, kann die Brustmuskulatur in der Endposition weiter »gedehnt« werden und muss mehr arbeiten. Die Handgelenke sollten bei dieser Variante immer gerade bleiben. Dafür werden die Handgelenke nicht so überstreckt wie bei den klassischen Liegestützen. Da sich über den Fingerknöcheln nur ein wenig Haut befindet, führen Sie die Übung am besten auf einer Matte oder einem weichen Untergrund aus.

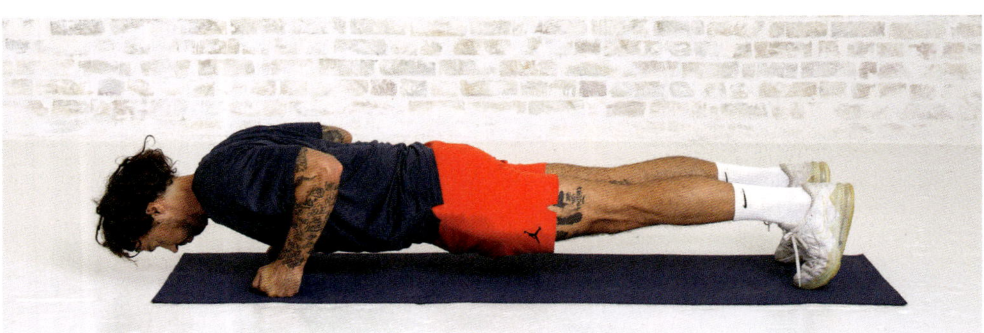

V7 Liegestütz mit Zusatzgewicht

Mit einem bepackten Rucksack oder einer Gewichtsweste hinknien und die Hände schulterbreit auf dem Boden platzieren, sodass die Fingerspitzen nach vorn zeigen. Die Beine strecken und die Füße auf die Zehenspitzen stellen. Die Arme beugen und den Körper absenken, bis sich die Brust knapp über dem Boden befindet. Diese Stellung kurz halten, dann kraftvoll in die Ausgangsposition hochdrücken.

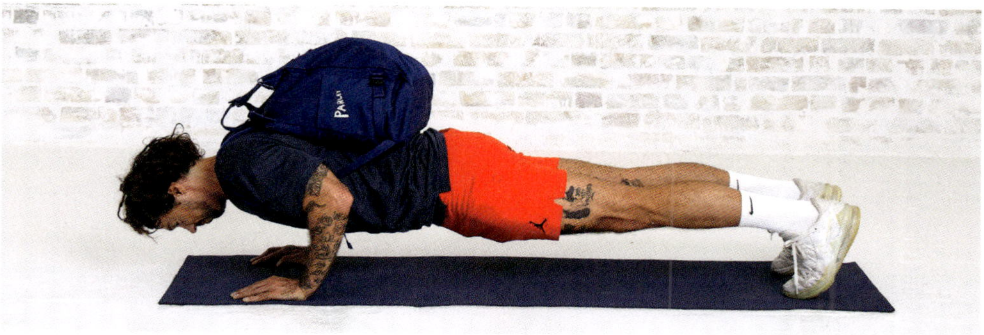

Hinweis: Variieren Sie Bewegungstempo und -amplitude. Gehen Sie beispielsweise sehr langsam in die tiefe Position oder in kleinen Schritten, wobei Sie alle paar Zentimeter ein bis zwei Sekunden verharren. Auf dem Weg nach oben gilt das Gleiche.

V8 Negativer Liegestütz

In der Liegestützposition die Zehenspitzen auf eine Erhöhung – etwa einen Stuhl oder ein Bett – stellen. Das Gesäß etwas hochdrücken. Die Arme beugen und den Oberkörper absenken, bis die Nase knapp über dem Boden ist. Kurz halten, anschließend wieder hochdrücken.

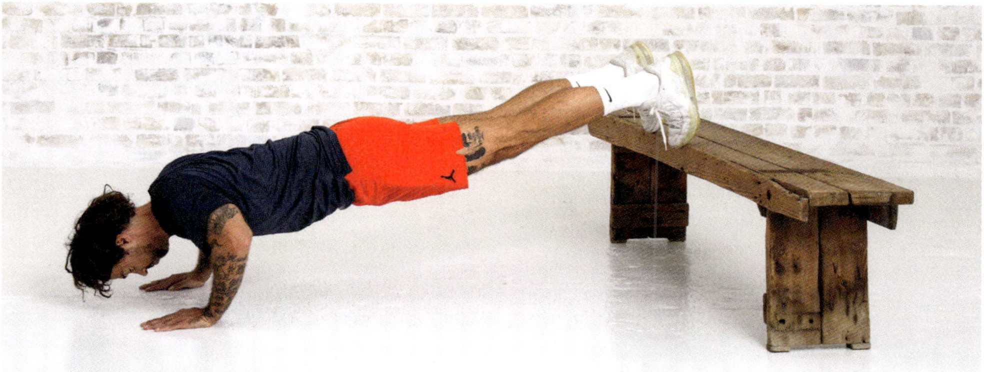

V9 Versetzter Liegestütz

1. Platzieren Sie in der hohen Liegestützposition eine Hand ein Stück nach vorn in Richtung Kopf und die andere auf Brusthöhe.
2. Beugen Sie beide Ellbogen, halten Sie kurz und drücken Sie sich dann wieder hoch in die Ausgangsposition.

Hinweis: Wer mag, wechselt nach jeder Wiederholung die Handposition, spätestens nach jedem Durchgang.

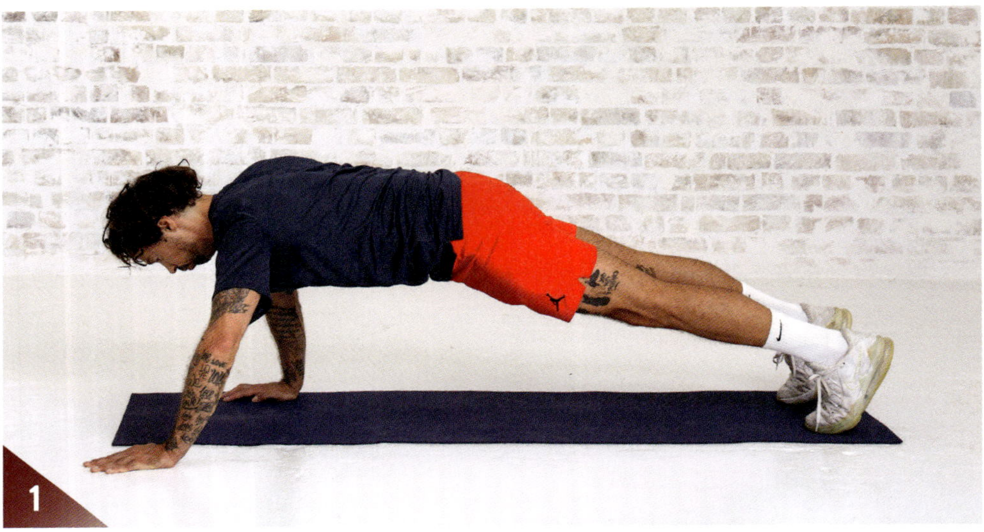

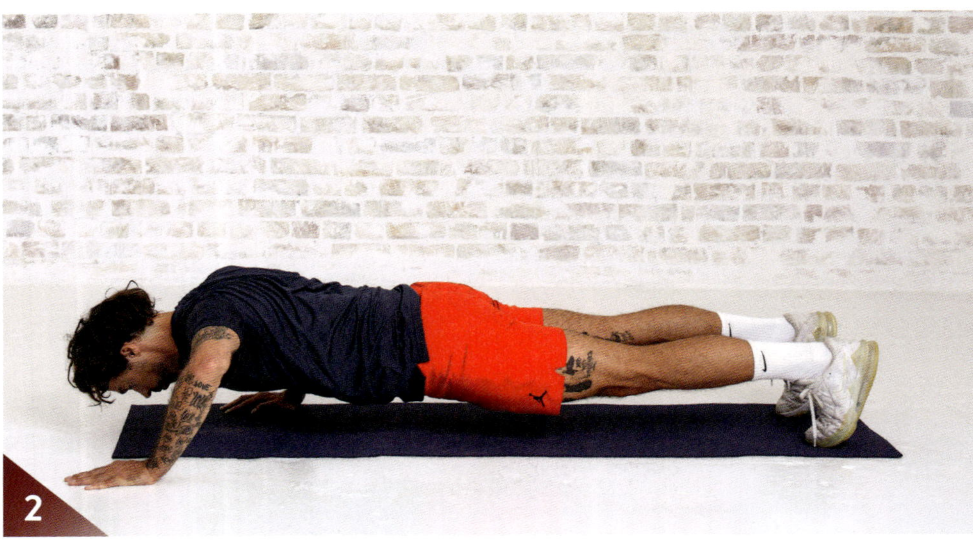

V10 Liegestütz mit überkreuzten Armen

1. Starten Sie in der hohen Liegestützposition, der Körper ist in einer Linie über dem Boden gestreckt.
2. Beugen Sie die Ellbogen, senken Sie den Körper bis knapp über dem Boden ab. Halten Sie die Position kurz.
3. Drücken Sie sich in die Ausgangsposition nach oben, kreuzen Sie dabei die rechte Hand vor dem Körper nach links und setzen sie außen neben der linken Hand auf. Bleiben Sie kurz in dieser Position, platzieren Sie die rechte Hand dann wieder rechts unterhalb der Schulter. Wiederholen Sie die Bewegung und kreuzen Sie dabei den linken Arm zur rechten Seite. Fahren Sie im Wechsel fort.

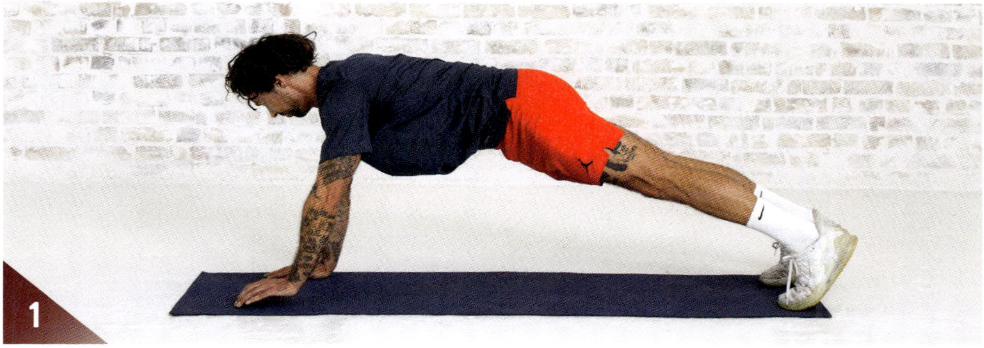

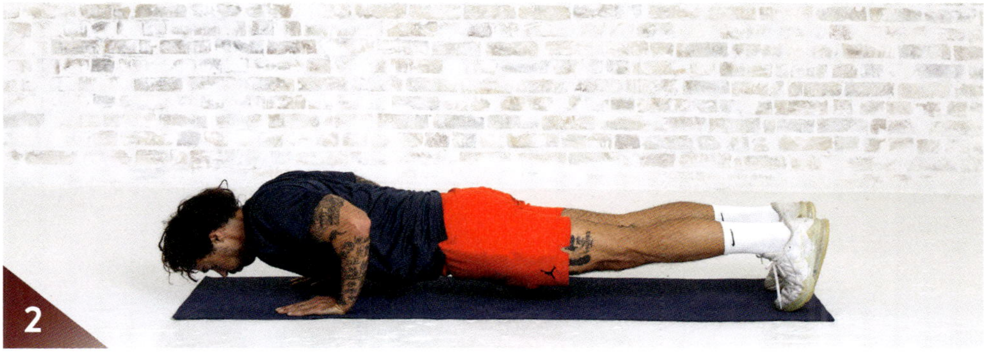

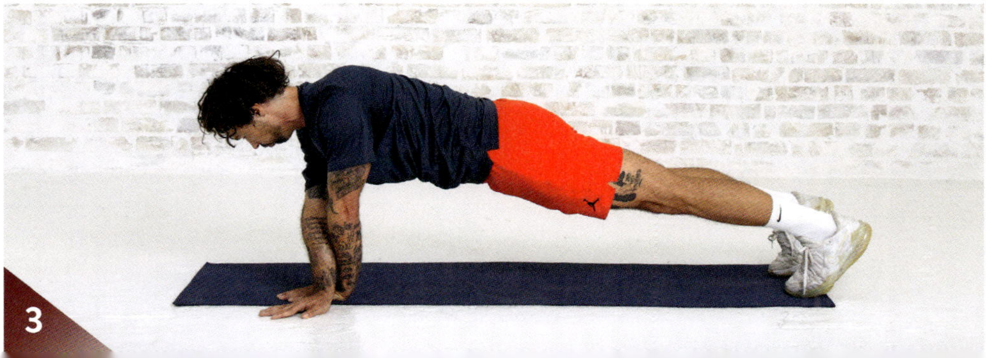

V11 Spiderman-Liegestütz

Ziehen Sie beim Beugen der Arme gleichzeitig ein Bein an und führen Sie das Knie in Richtung des gleichseitigen Ellbogens. Ziehen Sie die Zehen des rechten Fußes dabei an. Wichtig: Der Körper bleibt in einer Linie – nicht die Hüfte absinken lassen. Halten Sie diese Position kurz, und drücken Sie sich dann wieder dynamisch nach oben, strecken Sie das Bein dabei und kommen Sie in die Ausgangsposition zurück. Ziehen Sie bei der nächsten Wiederholung das andere Bein an.

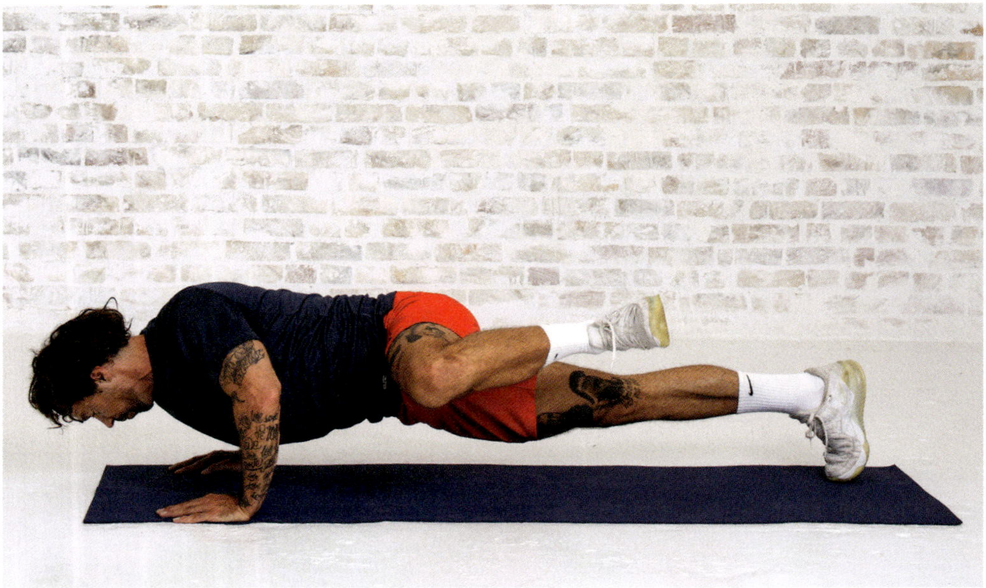

V12 Liegestütz mit Arm- und Beinheben

1. Starten Sie in der hohen Liegestützposition, der Körper ist in einer Linie über dem Boden gestreckt.
2. Beugen Sie die Ellbogen, senken Sie den Körper bis knapp über dem Boden ab. Halten Sie die Position kurz.
3. Drücken Sie sich wieder nach oben und heben Sie in der hohen Position einen Arm und das gegengleiche Bein an. Halten Sie die Position kurz und senken Sie dann Arm und Bein wieder ab. Bei der nächsten Wiederholung den anderen Arm und das andere Bein anheben.

Hinweis: Diese Variante sorgt für noch mehr Balance und Stabilität.

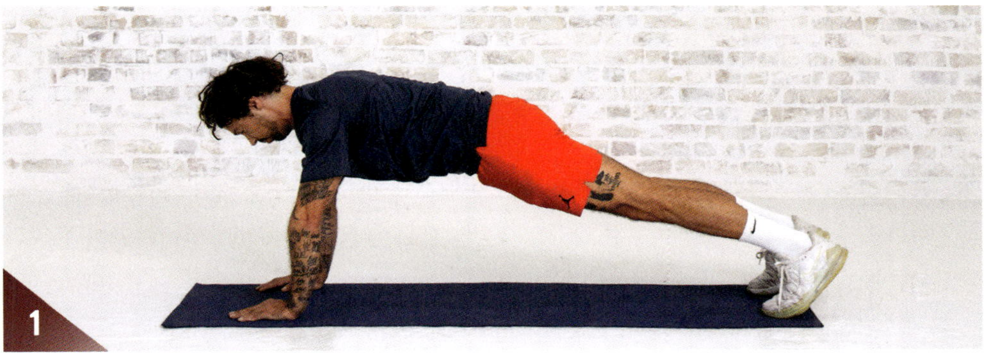

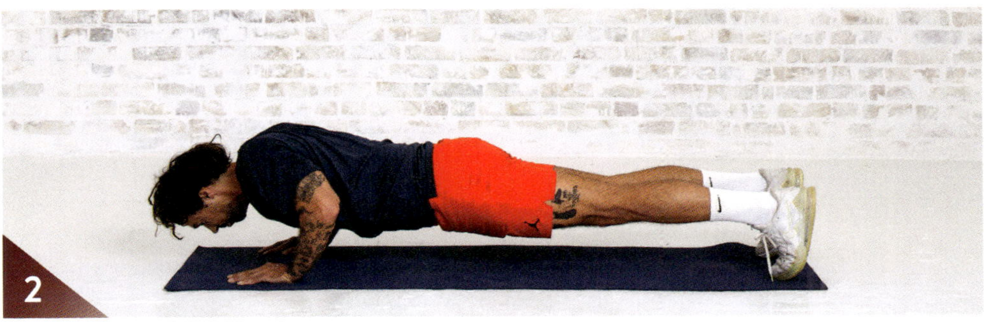

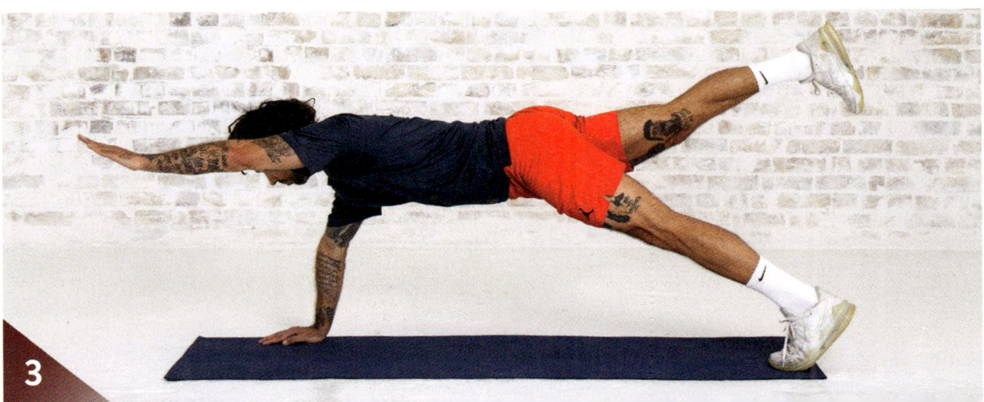

Bergsteiger

1. Kommen Sie in die Liegestützposition. Das Körpergewicht ruht dabei auf den Händen und Zehen. Rücken und Beine sind gestreckt und die Hände schulterbreit voneinander entfernt positioniert. Halten Sie den Kopf in Verlängerung der Wirbelsäule, richten Sie den Blick zum Boden und spannen Sie die Rumpf- und Gesäßmuskulatur fest an. Ziehen Sie nun das rechte Knie schnell und kontrolliert Richtung Brust.
2. Stellen Sie den Fuß wieder zurück. Setzen Sie hier nur die Fußballen auf. Ziehen Sie im Anschluss das linke Knie zur Brust und fahren Sie im ständigen Seitenwechsel 30 Sekunden lang zügig fort.

Hinweise:

- Je mehr Tempo Sie machen, desto intensiver wird die Übung.
- Wichtig: Wippen Sie nicht mit dem Oberkörper, sondern halten Sie die Rumpfspannung. Starten Sie zunächst langsam, um eine saubere Technik zu trainieren: pro Beinzug circa eine Sekunde. Führen Sie insgesamt 3 bis 4 Sätze mit jeweils 60 Sekunden Pause dazwischen aus.
- Diese Übung ist ein ausgezeichneter Einstieg in dynamische Bewegungsabläufe, die Ihre Kraft, Beweglichkeit und Koordination ebenso einbeziehen wie Ihre Ausdauer. Vorausgesetzt, Sie heben nicht die Hüften, um es sich leichter zu machen, und legen mit den Füßen den ganzen Weg zurück.

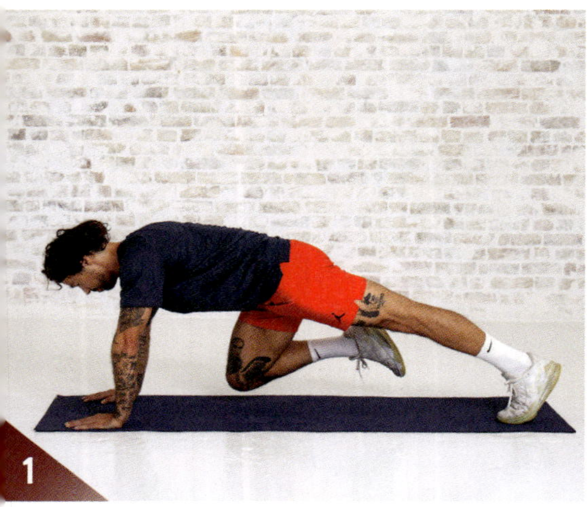
1

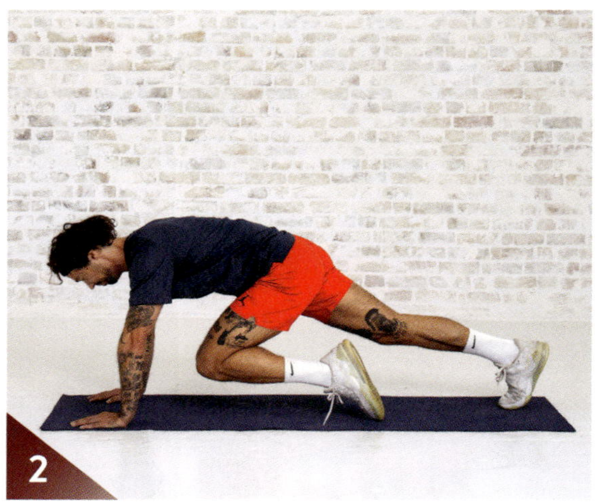
2

V1 Bergsteiger stehend

1. Stellen Sie sich mit hüftbreit geöffneten Füßen im Abstand einer anderthalbfachen Armlänge vor eine Wand. Stützen Sie sich mit gestreckten Armen vor dem Körper mit beiden Händen an die Wand, dass sich die Oberschenkel etwa in einem 45-Grad-Winkel befinden.
2. Ziehen Sie die Knie zügig im Wechsel zum Oberkörper heran und halten Sie dabei den Oberkörper möglichst stabil.

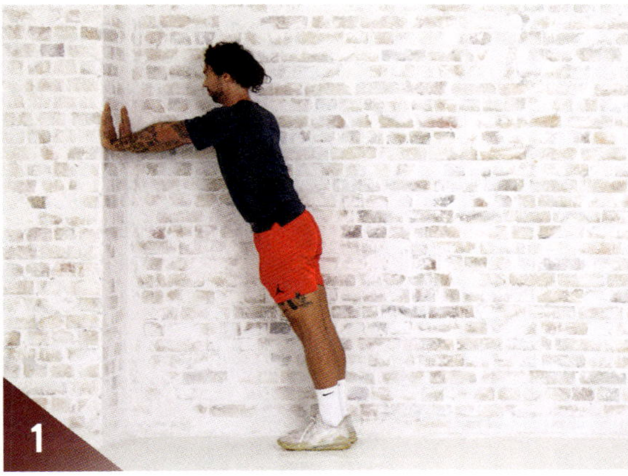

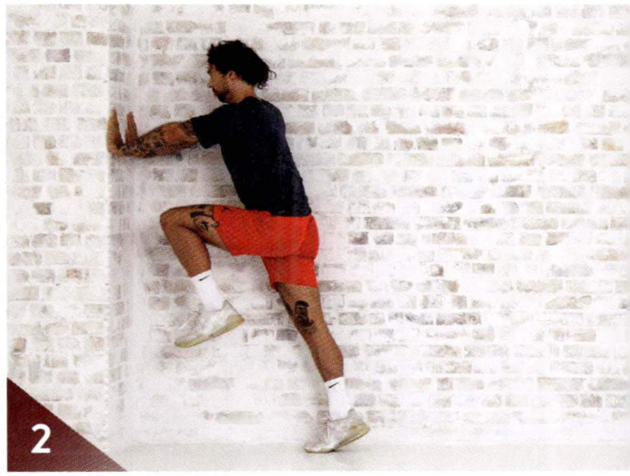

V2 Bergsteiger erhöht

1. Stellen Sie sich mit leicht geöffneten Beinen vor eine Bank, einen Gymnastikball oder eine ähnliche Erhöhung. Stützen Sie sich darauf ab – positionieren Sie die Schultern direkt unter den Händen – und strecken Sie die Beine nach hinten. Starten Sie die Bewegung, indem Sie das rechte Knie unter dem Brustkorb nach vorn ziehen.
2. Stellen Sie das Bein wieder zurück und ziehen Sie nun das linke Knie nach vorn. Fahren Sie so im Wechsel beider Beine zügig und kraftvoll fort, um sich wirklich zu fordern. Führen Sie das jeweilige Knie bis auf die Höhe der Arme, damit Sie die Rumpfmuskulatur maximal fordern.

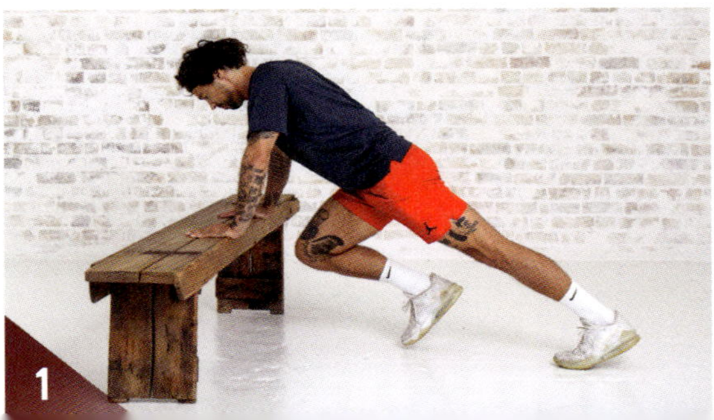

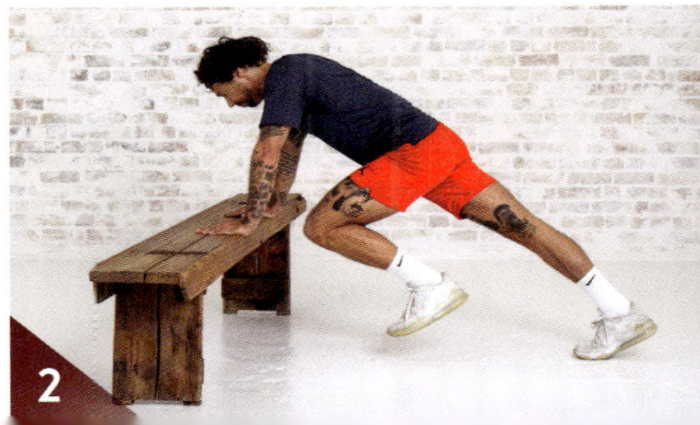

V3 Bergsteiger diagonal

1. Platzieren Sie in der Liegestützposition die Hände unter den Schultern, stellen Sie die Füße hüftbreit auf.
2. Starten Sie ebenfalls in der Liegestützposition und ziehen Sie die Knie hier nicht gerade nach vorn, sondern in diagonaler Richtung, also das rechte Knie in Richtung des linken Ellbogens. Der Oberkörper wird dabei leicht mit eingedreht, bleibt aber jederzeit unter Spannung. Strecken Sie das Bein wieder aus, zurück in die Liegestützposition, und wiederholen Sie die Bewegung mit dem linken Bein.

Hinweis: Halten Sie den Körper während der Übungsausführung stabil. Lassen Sie das Becken nicht durchhängen und schieben Sie es nicht nach oben.

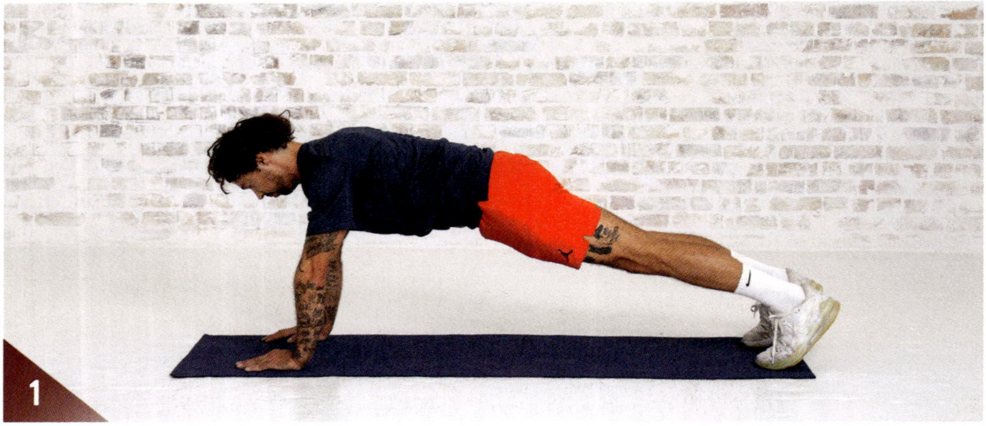

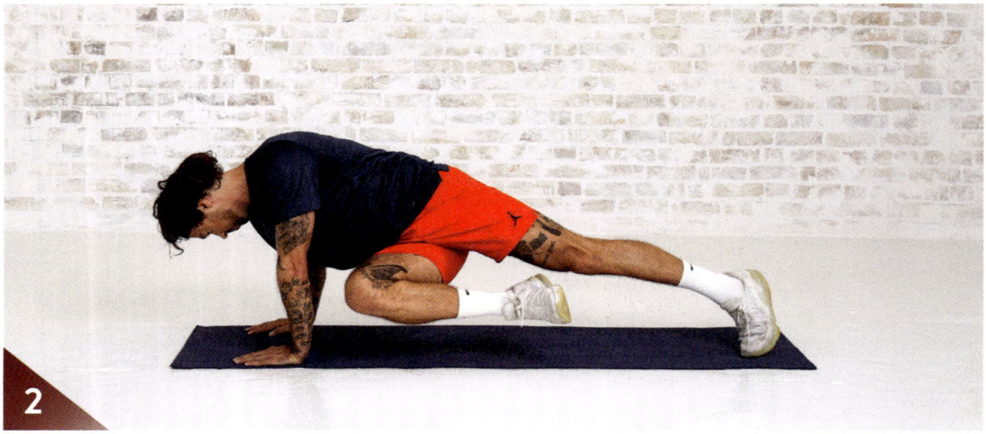

Schwimmer

1. Legen Sie sich auf den Bauch. Ziehen Sie die Fußspitzen leicht heran und spannen Sie aktiv die Gesäßmuskulatur an. Strecken Sie Arme und Beine nach vorn und hinten. Heben Sie nun Arme, Kopf und Oberkörper einige Zentimeter vom Boden ab. Der Kopf bleibt stets in der Verlängerung der Wirbelsäule. Richten Sie den Blick zum Boden.
2. Ziehen Sie aus dieser Position die Ellbogen nach hinten Richtung Gesäß. Drücken Sie dabei die Schulterblätter zusammen. Stellen Sie sich vor, wie Sie so zwischen den Schulterblättern etwas einklemmen möchten. Strecken Sie die Arme anschließend wieder langsam.

Hinweis: Hier arbeiten der untere Rücken, die Gesäßmuskulatur und die Muskulatur der Schulterblätter daran, Ihren Körper auf Spannung zu halten.

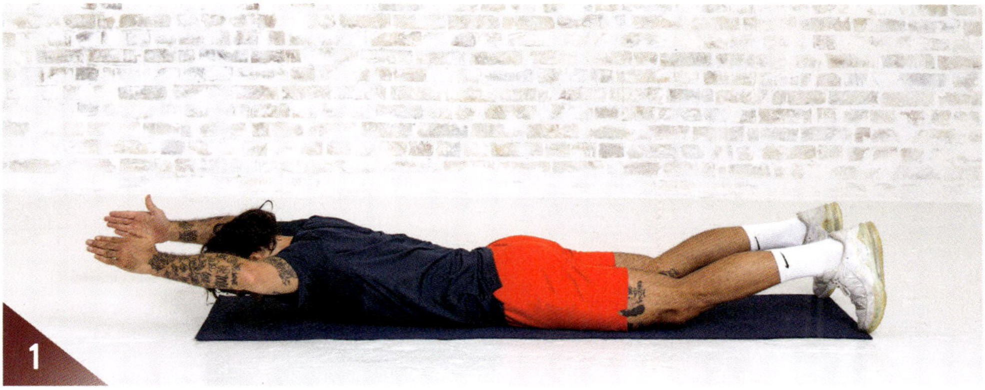

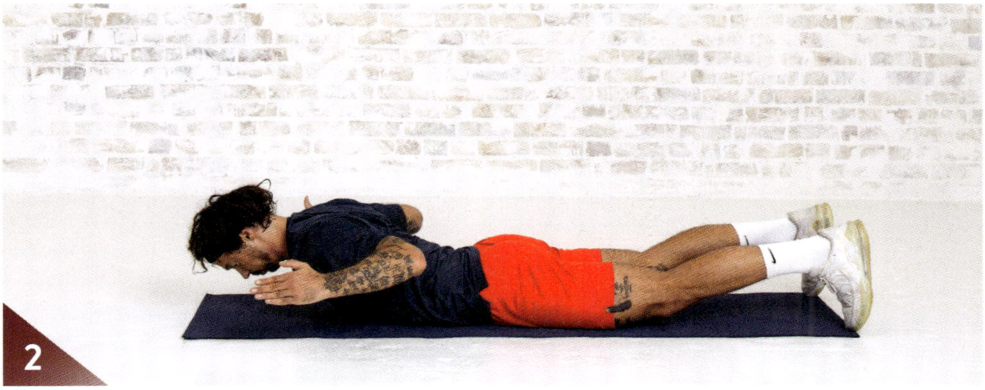

V1 Schwimmer mit angehobenen Beinen

1. Legen Sie sich bäuchlings auf den Boden. Strecken Sie Arme und Beine aus, stellen Sie die Zehen auf. Die Beine sind hüftbreit geöffnet. Ziehen Sie die Fußspitzen leicht heran und spannen Sie aktiv die Gesäßmuskeln an. Der Kopf ist in Verlängerung der Wirbelsäule. Heben Sie beide Beine ein paar Zentimeter an. Ziehen Sie die Zehen in Richtung Schienbein.
2. Ziehen Sie die Schulterblätter zueinander und dabei die Ellbogen nach hinten Richtung Gesäß. Heben Sie gleichzeitig den Kopf und die Schulterpartie an. Der Blick bleibt zum Boden gerichtet. Halten Sie die Position kurz und kommen Sie dann zurück in die Startposition.

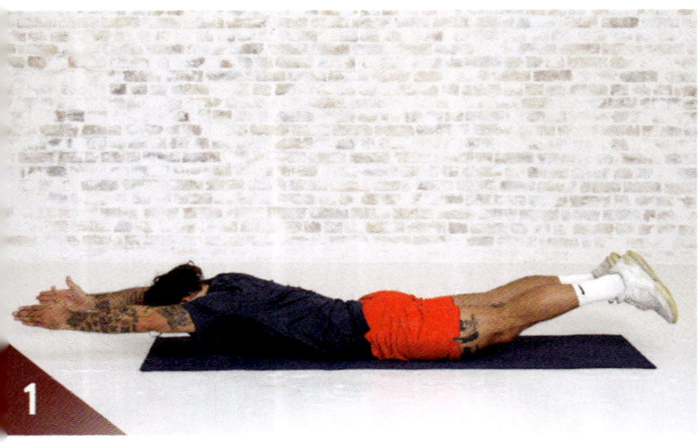

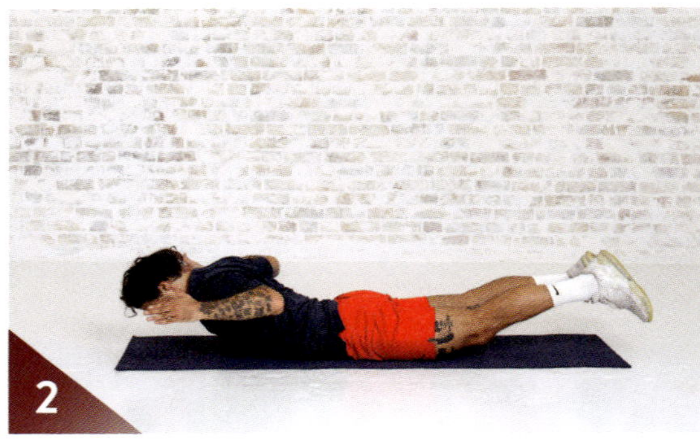

V2 Schwimmer mit Zusatzspannung

1. Bei dieser Variante nehmen Sie ein Handtuch an beiden Enden in die Hände. Bringen Sie es bei ausgestreckten Armen unter volle Spannung.
2. Ziehen Sie die Arme nach hinten und achten Sie während der gesamten Übung darauf, dass das Handtuch unter Spannung bleibt, so als wollten Sie es zerreißen.

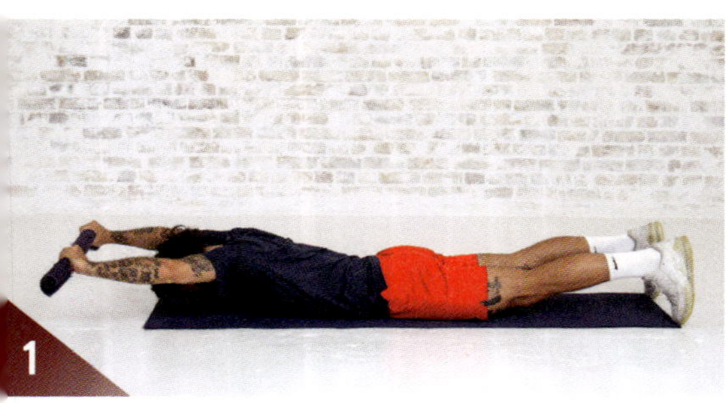

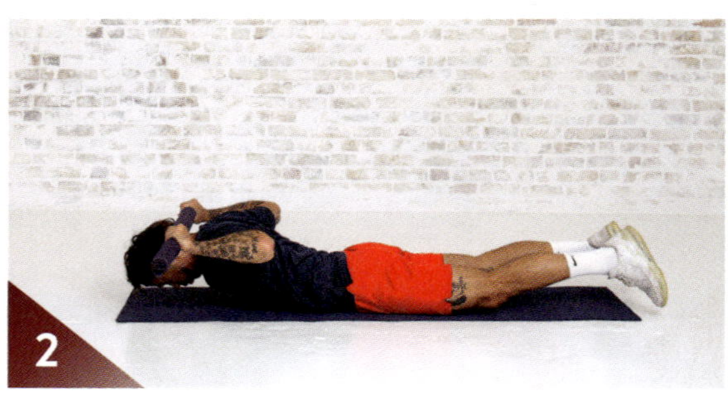

Ausfallschritt

1. Stellen Sie sich mit hüft- bis schulterbreit platzierten Füßen aufrecht hin. Die Knie sind leicht gebeugt, das Becken gerade.
2. Führen Sie mit dem linken Bein einen großen Schritt nach vorn aus. Nehmen Sie den rechten angewinkelten Arm gegengleich aktiv nach vorn und ziehen Sie den linken nach hinten oder halten Sie die Hände die ganze Zeit vor der Brust. Senken Sie das rechte Knie tief ab, bis es etwa rechtwinklig ist. Das hintere Knie sollte fast den Boden berühren.
3. Bleiben Sie kurz in dieser Position. Drücken Sie sich dann kraftvoll aus dem vorderen Fuß zurück in die Ausgangsposition. Steigen Sie mit dem anderen Bein nach vorn und fahren Sie wechselseitig fort.

Hinweise:

- Achten Sie darauf, dass sich das vordere Knie dabei nicht nach innen schiebt. Das Becken bleibt stabil. Senken Sie Ihren Körper ab, nicht nach vorne führen.
- Alternativ können Sie den Satz auch zuerst mit einem und den nächsten mit dem anderen Bein ausführen.

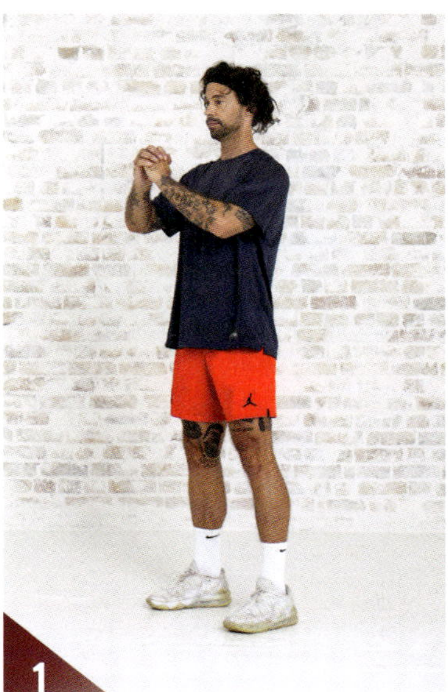

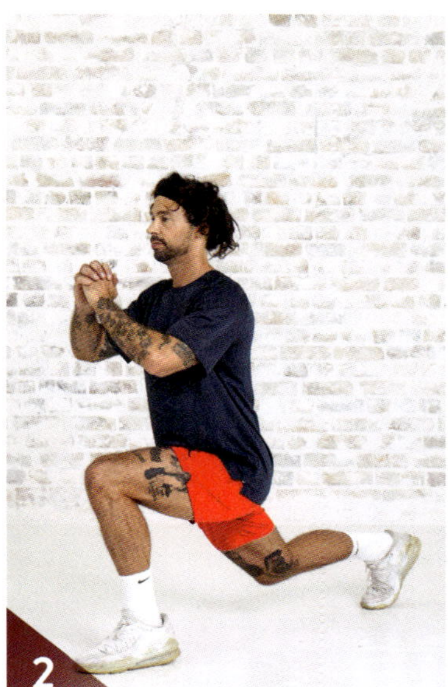

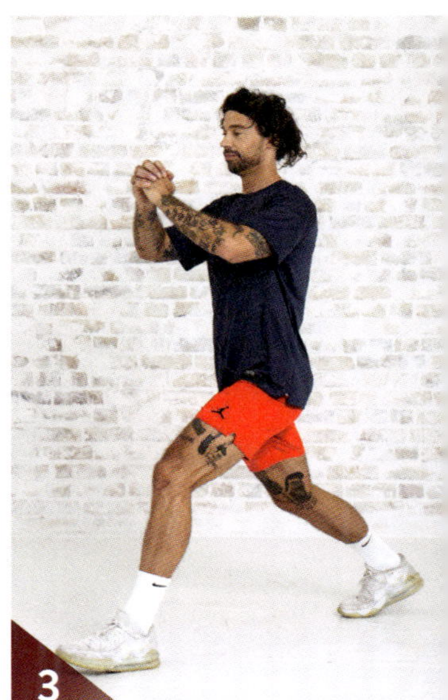

V1 Ausfallschritt abgestützt

1. Stellen Sie sich neben einem Stuhl in einen Ausfallschritt, die hintere Ferse ist angehoben. Die Hüften zeigen nach vorn, das Körpergewicht ist auf beide Beine verteilt. Stabilisieren Sie die Bewegung, indem Sie sich mit einer Hand an der Stuhllehne festhalten. Heben Sie das Brustbein an.
2. Atmen Sie ein und beugen Sie beide Knie, bis sich das hintere Knie knapp über dem Boden befindet. Das vordere Knie bleibt über dem Knöchel. Strecken Sie die Beine mit dem Ausatmen.

Hinweis: Achtung, die Bewegung ist eine Auf-und-Ab-Bewegung und keine Vor-und-Zurück-Bewegung. Absolvieren Sie alle Wiederholungen erst mit einem und dann mit dem anderen Bein.

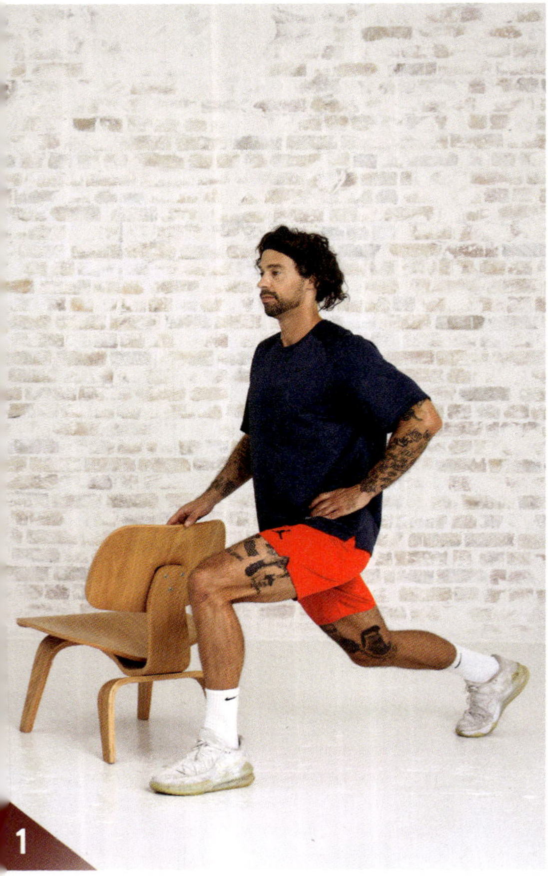

1

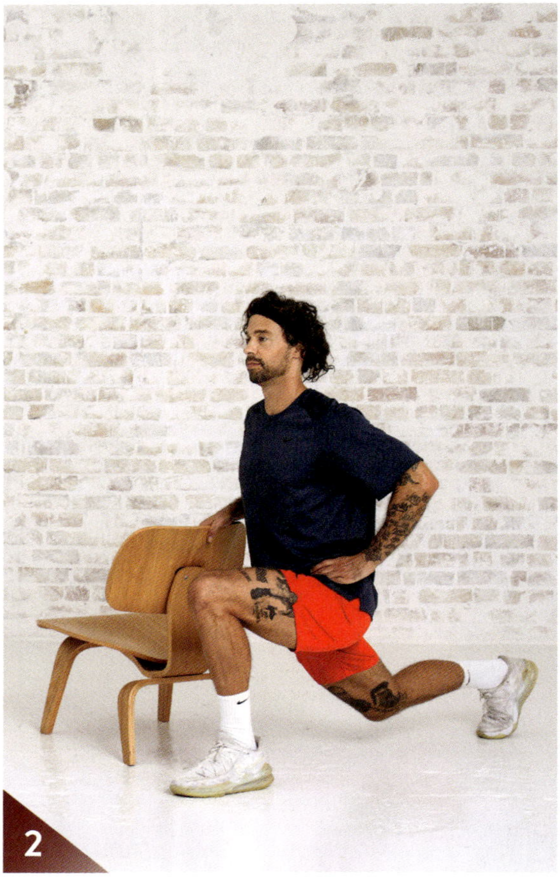

2

V2 Ausfallschritt nach hinten

1. Stellen Sie sich mit hüft- bis schulterbreit platzierten Füßen aufrecht hin. Die Knie sind leicht gebeugt, das Becken gerade.
2. Steigen Sie mit dem linken Bein einen großen Schritt nach hinten. Nehmen Sie den linken angewinkelten Arm gegengleich aktiv nach vorn und ziehen Sie den rechten nach hinten. Senken Sie das linke Knie tief ab, bis es etwa rechtwinklig ist. Das hintere Knie sollte fast den Boden berühren. Auch das vordere Knie ist etwa 90 Grad gebeugt. Drücken Sie sich danach wieder nach vorn in die Ausgangsposition und fahren Sie wechselseitig fort.

Hinweis: Fast jede Ausfallschrittvariante lässt sich auch nach hinten ausführen. Dazu aus der Startposition ein Bein ähnlich weit nach hinten absetzen. Rückwärtige Ausfallschritte beanspruchen die Muskulatur und das zentrale Nervensystem auf eine andere Weise. Unterschiede beim Halten des Gleichgewichts oder auch ein anderes Belastungsempfinden werden auffallen – etwa weil das hintere angesetzte Bein weniger zum Wiederaufrichten beiträgt. Probieren Sie es aus. Sie werden den Unterschied spüren.

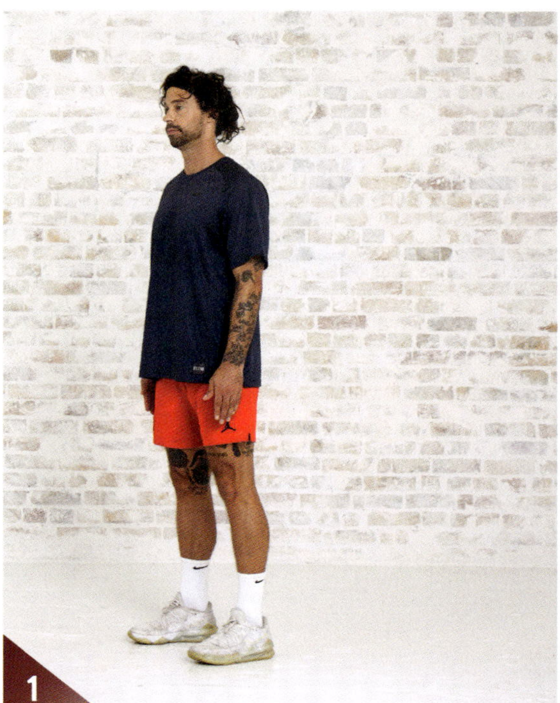
1

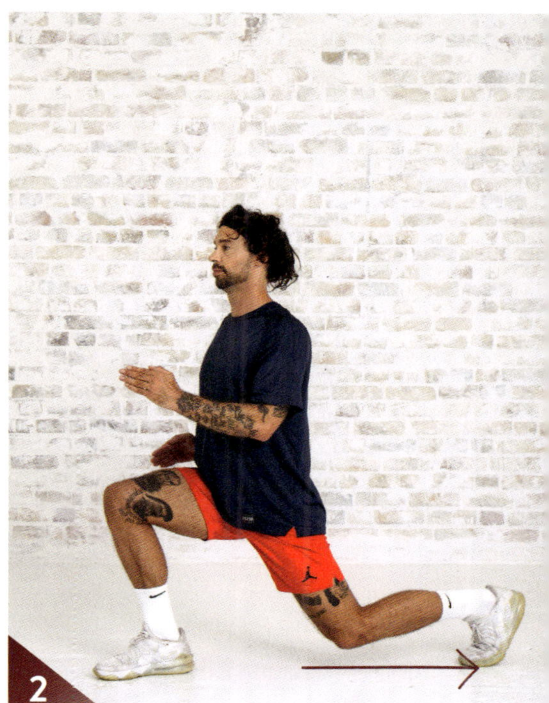
2

V3 Ausfallschritt mit Rotation

1. Stellen Sie sich mit hüftbreit geöffneten Füßen auf. Machen Sie mit dem linken Fuß einen weiten Schritt nach vorn und kommen Sie in den tiefen Ausfallschritt.
2. Beugen Sie die Knie und senken Sie den Körper im Ausfallschritt ab, bis der rechte Oberschenkel parallel zum Boden steht. Drehen Sie den Oberkörper gleichzeitig aus der Hüfte mit dem Ausatmen so weit wie möglich nach rechts. Führen Sie den gestreckten rechten Arm dabei seitlich nach hinten, bis eine leichte Spannung im Brustkorb zu spüren ist. Versuchen Sie so weit wie möglich zu kommen. Die Beine und Knie bleiben dabei unverändert nach vorn ausgerichtet. Halten Sie die Position kurz und richten Sie sich dann wieder in die Ausgangsposition auf. Wechseln Sie im nächsten Satz die Seite.

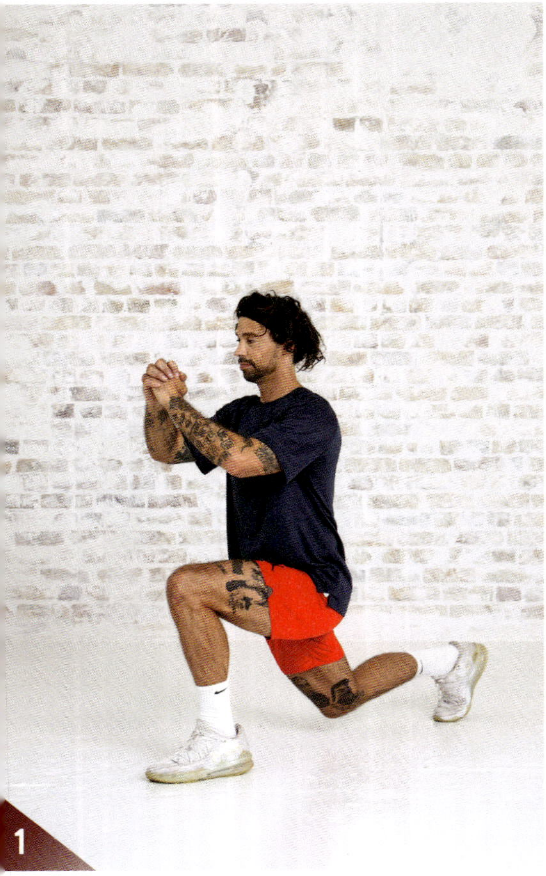

1

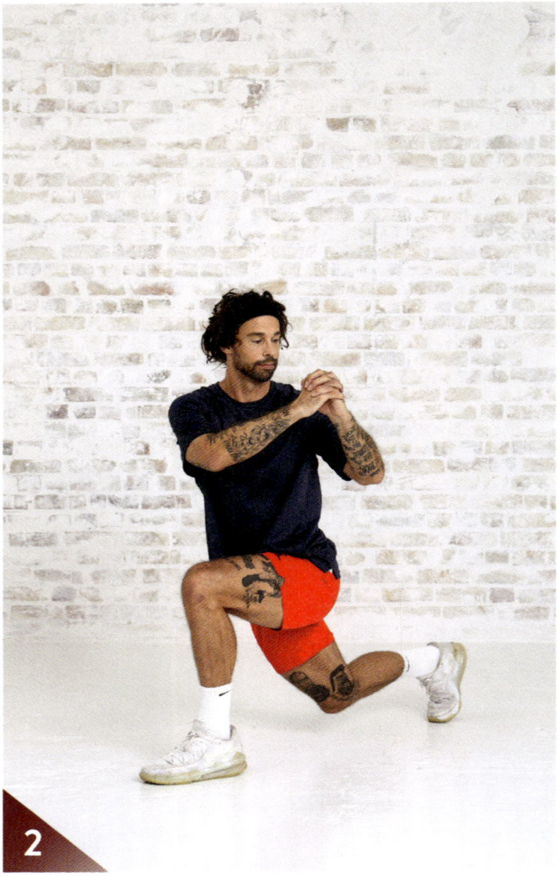

2

Unterarmstütz

Stützen Sie sich auf den Unterarmen und Zehen ab. Kopf, Rumpf, Gesäß und Fersen sind auf einer geraden Linie. Überprüfen Sie, ob sich Ihre Ellbogen genau unterhalb der Schultergelenke befinden. Spannen Sie den Rumpf an und halten Sie die Position. Ziehen Sie sich bei dieser statischen Übung in die Länge, indem Sie die Fersen nach hinten und den Oberkörper nach vorn schieben.

Hinweise:

- Ziehen Sie den Bauchnabel dabei ganz bewusst zur Wirbelsäule hin. So wird die Rumpfmuskulatur noch intensiver angespannt und der Körper bleibt gerade.
- Lassen Sie die Hüfte nicht absinken oder nach oben wandern.
- Atmen Sie ruhig.
- Für den Stütz gibt es zahlreiche Varianten: Sie können die Arme strecken, die Fußspitzen auf einer Erhöhung oder die Arme auf einer instabilen Unterlage ablegen. Einige Anregungen finden Sie auf den Folgeseiten.

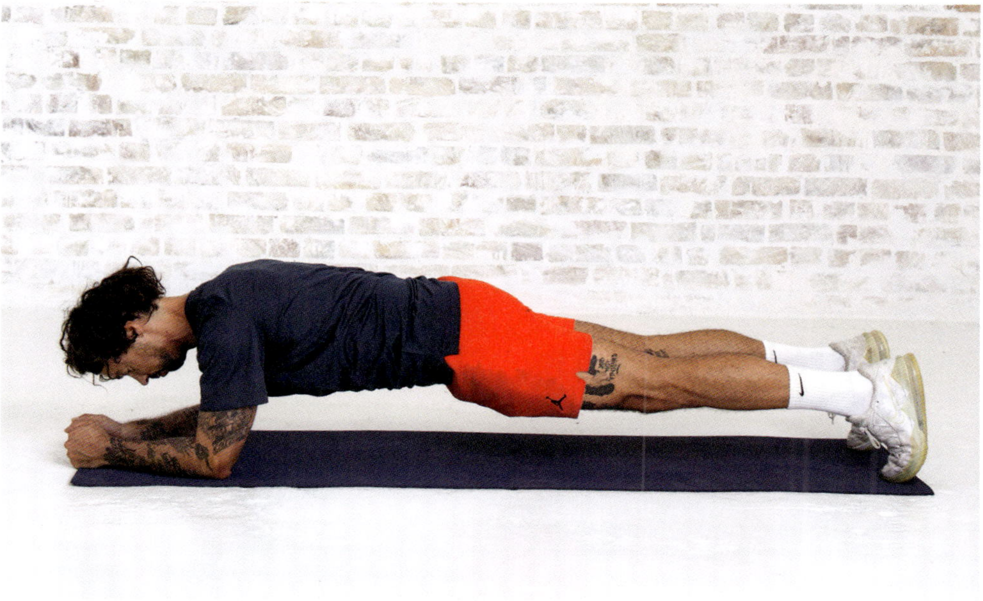

V1 Unterarmstütz mit alternierendem Beinheben

1. Stützen Sie sich auf Unterarme und Zehenballen. Knie und Unterarme sind hüftbreit auseinander. Halten Sie die Schultern senkrecht über den Ellbogen. Spannen Sie Gesäß und Bauch an. Hinterkopf, Nacken und Wirbelsäule bilden eine Linie. Halten Sie den Kopf stets in der Verlängerung der Wirbelsäule. Richten Sie den Blick zum Boden. Heben Sie das rechte Bein gestreckt an.
2. Setzen Sie den rechten Fuß wieder auf dem Boden ab und heben Sie das linke Bein gestreckt an. Fahren Sie im Wechsel so fort.

Hinweis: Halten Sie die Hüfte dabei stabil und parallel zum Boden und schieben Sie die Schulterblätter auseinander.

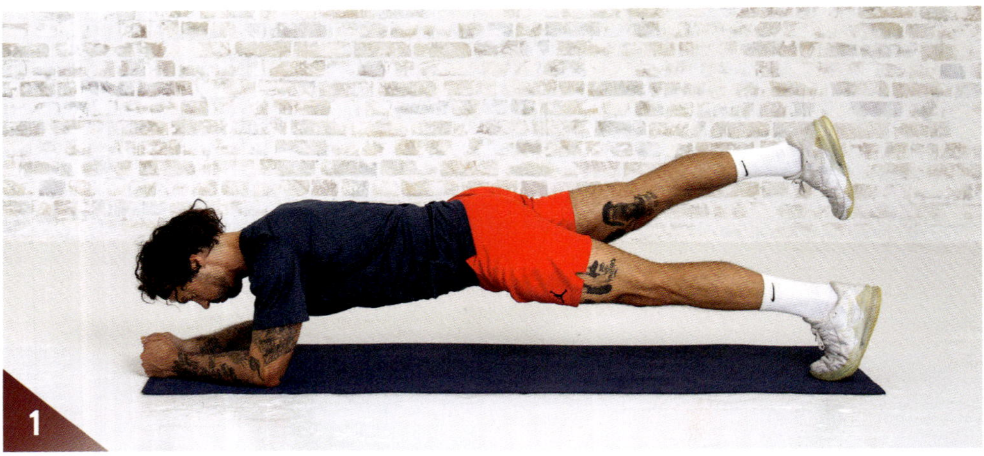

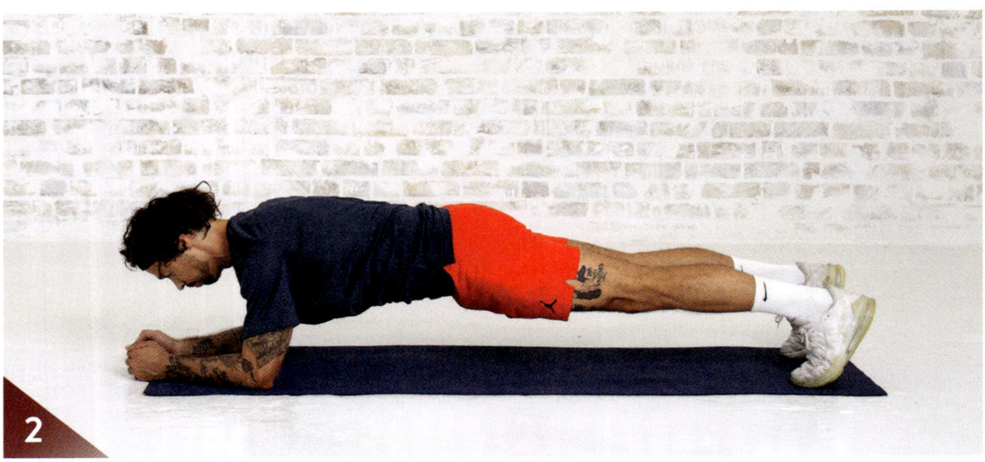

V2 Vom Unterarmstütz in den hohen Stütz

1. Stützen Sie sich auf Unterarme und Zehenballen, dabei befinden sich die Ellbogen unter den Schultergelenken. Spannen Sie den ganzen Körper so an und halten Sie ihn auf einer Linie, dass weder das Becken noch der Oberkörper absinkt. Richten Sie den Blick nach unten.
2. Lösen Sie nun den linken Unterarm vom Boden und stellen Sie die Hand auf.
3. Von hier drücken Sie sich mit dem linken Arm nach oben in die hohe Stützposition, bevor Sie auch auf der rechten Seite vom Unterarm auf die Hand wechseln.
4. Nun legen Sie wieder nacheinander den linken und rechten Unterarm ab, um zurück in die tiefe Stützposition zu kommen. Während der Auf-Bewegung sollten Rumpf und Hüfte möglichst fest bleiben. Konzentrieren Sie sich bewusst darauf, den Schultergürtel waagerecht zu halten, um nicht seitlich abzukippen.

Hinweis: Wenn die Übung zu schwierig ist, setzen Sie nur im Wechsel die Handflächen auf, ohne aber in den hohen Stütz zu kommen, oder legen Sie die Knie ab.

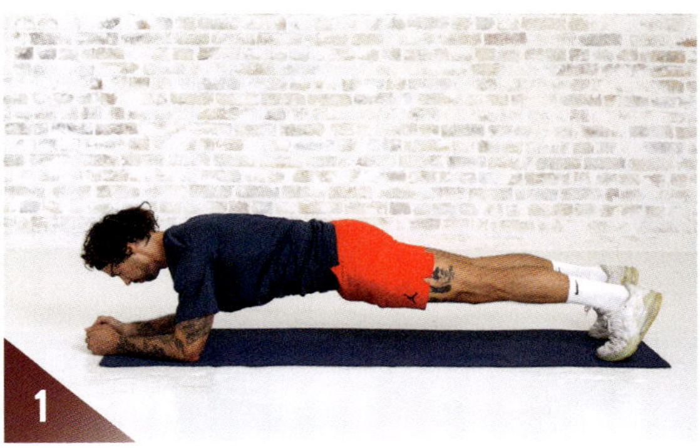
1

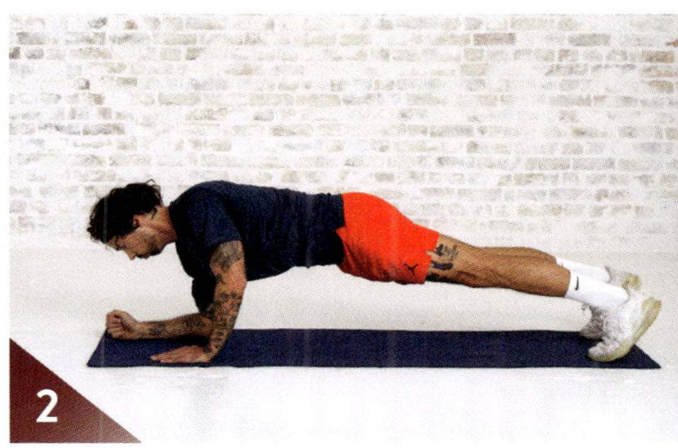
2

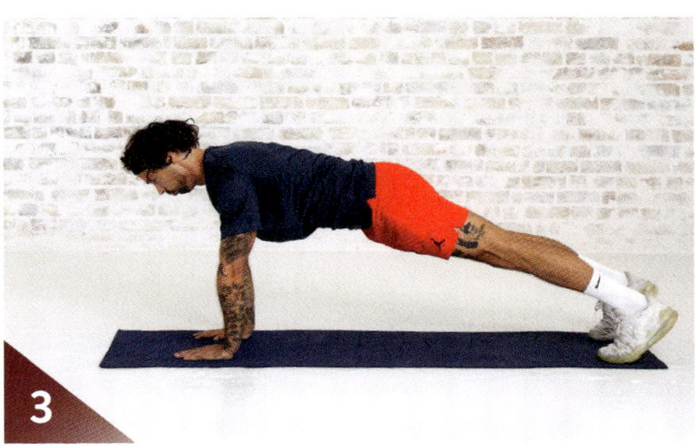
3

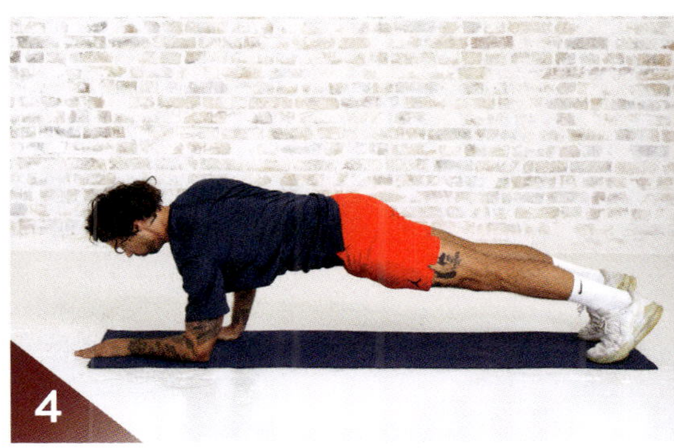
4

V3 Unterarmstütz mit Seitschritt

1. Stützen Sie sich auf Unterarme und Zehenballen, dabei befinden sich die Ellbogen unter den Schultergelenken. Halten Sie den Körper in einer geraden Linie. Platzieren Sie die Ellbogen ein wenig weiter auseinander.
2. Bewegen Sie das linke Bein gestreckt ein Stück zur linken Seite. Setzen Sie die Fußspitze in einigem Abstand zur Matte kurz ab. Kehren Sie zurück in die Ausgangsposition.
3. Bewegen Sie dann das rechte Bein gestreckt ein Stück zur rechten Seite. Setzen Sie die Fußspitze in einigem Abstand zur Matte kurz ab. Kehren Sie zurück in die Ausgangsposition und führen Sie die Bewegung in einem zügigen Tempo abwechselnd zu beiden Seiten aus. Betonen Sie dabei immer ein wenig das Anheben des Beins sowie das leichte Auftippen des Fußes.

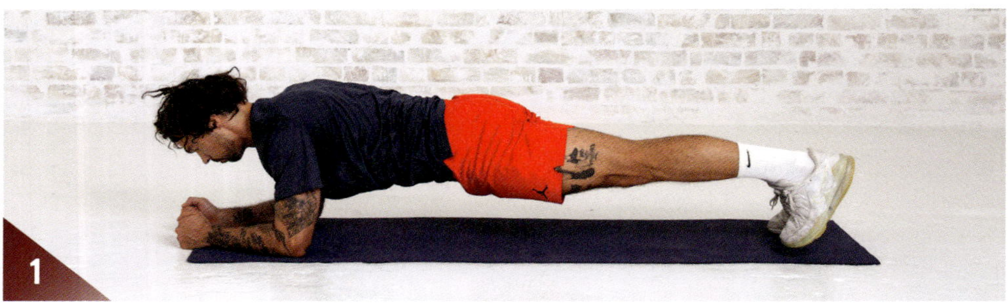
1

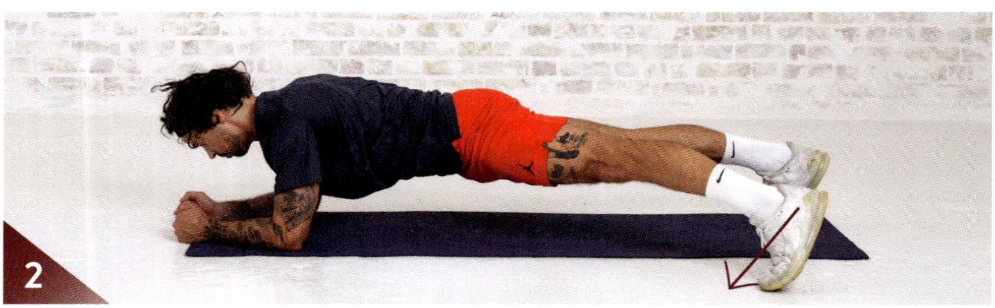
2

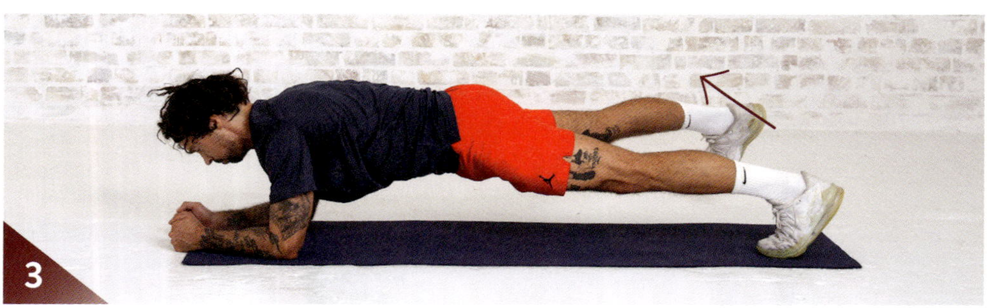
3

V4 Unterarmstütz mit gesprungenem Seitschritt

1. Stützen Sie sich auf Unterarme und Zehenballen, dabei befinden sich die Ellbogen unter den Schultergelenken. Achten Sie darauf, dass der untere Rücken nicht einsackt, drücken Sie sich aus der Hüfte hoch und halten Sie den Körper in einer geraden Linie.
2. Springen Sie jetzt mit beiden Füßen gleichzeitig nach außen in eine Grätsche. Der restliche Körper sollte sich so wenig wie möglich mit bewegen. Versuchen Sie insbesondere Becken und Hüfte weiter parallel zum Boden zu halten – das bedeutet mehr Arbeit für Ihre stabilisierende Rumpfmuskulatur. Kehren Sie anschließend in die Ausgangsposition zurück.

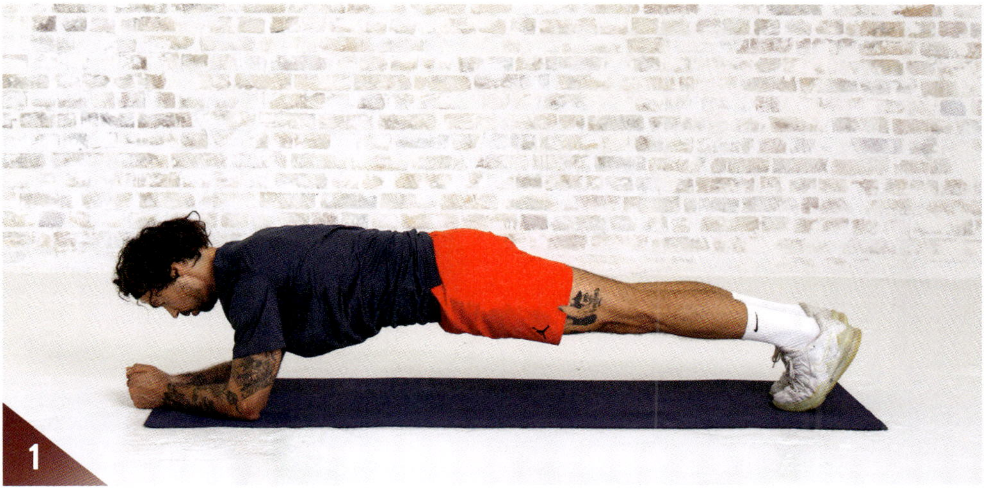

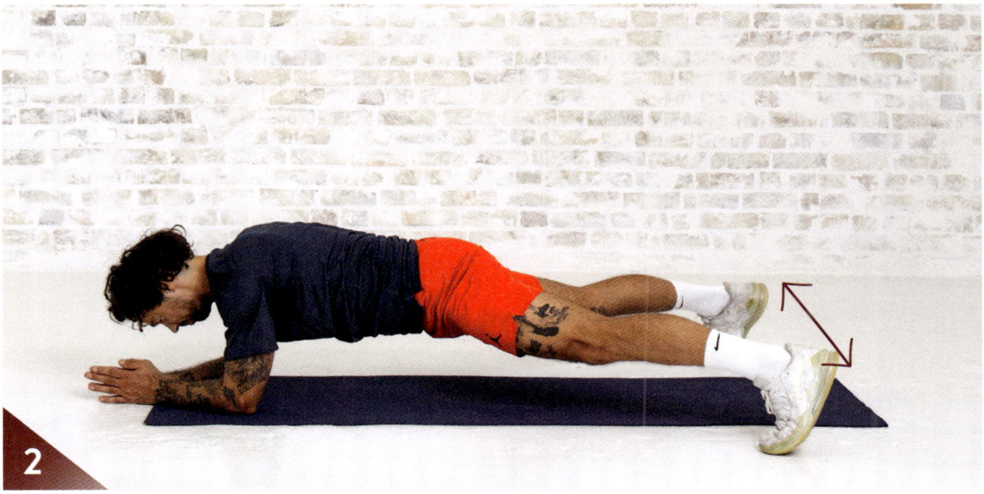

Gestreckter Crunch

1. Legen Sie sich auf den Rücken, strecken Sie Arme und Beine senkrecht zur Decke und ziehen Sie die Zehen Richtung Körper an. Schieben Sie die Fußsohlen bewusst zur Decke. Der Kopf ist etwas vom Boden abgehoben.
2. Heben Sie den Oberkörper langsam an. Schieben Sie die Finger so weit wie möglich nach oben und versuchen Sie, die Zehen zu berühren. Die Bewegung kommt dabei aus der Bauchmuskulatur, nicht aus den Schultern. Führen Sie sie nicht ruckartig, sondern in einem gleichmäßigen Tempo aus.

Hinweis: Geschmeidige Bewegungen senken die Verletzungsgefahr und die Muskelfasern entwickeln die größte Kraftsteigerung.

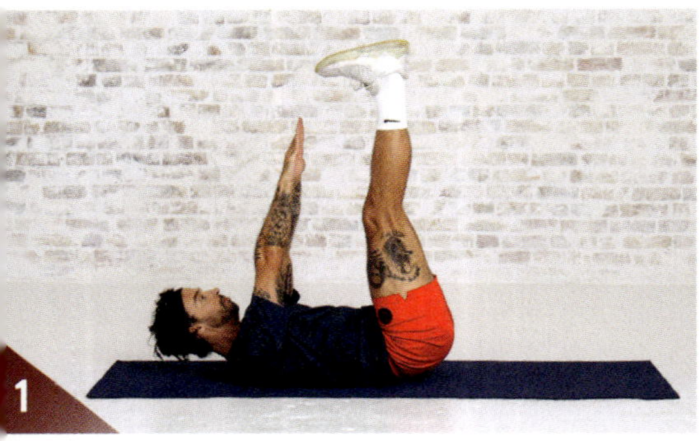

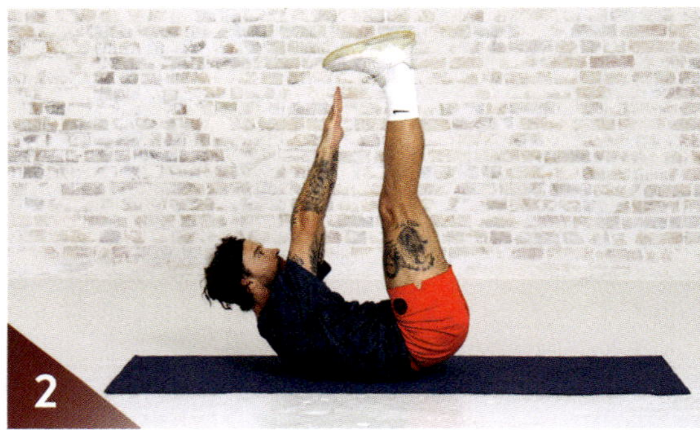

V1 Gezogene Crunches

1. Drehen Sie ein Handtuch zu einer Rolle. Legen Sie sich auf den Rücken und strecken Sie die Beine nach oben aus. Ziehen Sie die Zehen zu den Schienbeinen. Spannen Sie die Bauchmuskulatur an und heben Sie den Kopf und den Schultergürtel an. Legen Sie das Handtuch um die Kniegelenke und halten Sie mit beiden Händen die Handtuchenden fest. Die Oberarme sind vom Boden gelöst. Halten Sie das Handtuch unter Spannung, ziehen Sie es dazu mit den Händen zu sich her und drücken Sie mit den Oberschenkeln dagegen.
2. Ziehen Sie sich mithilfe des Handtuchs mit den Händen nach oben Richtung Beine. Die Beine bleiben stabil. Senken Sie sich langsam wieder ab.

Hinweise:

- Wenn Sie die Intensität steigern wollen, legen Sie das Handtuch nur um einen Oberschenkel, strecken Sie das andere Bein nach vorn aus und halten Sie es über dem Boden.
- Für weniger Intensität setzen Sie die Füße auf.

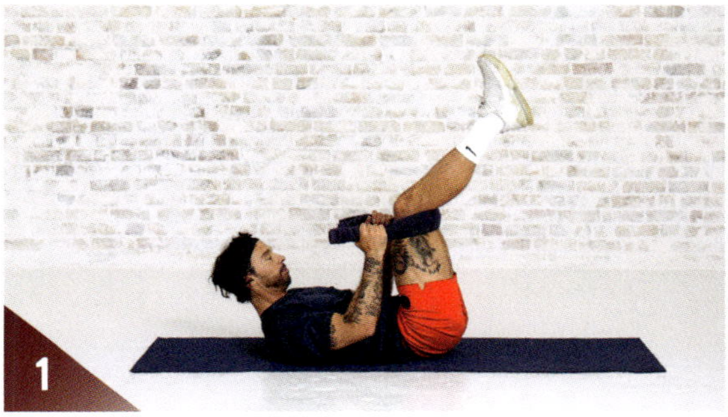

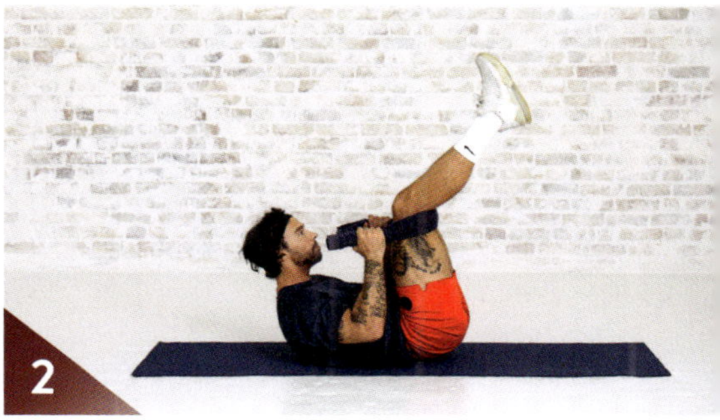

V2 Center Crunch

1. Legen Sie sich auf den Rücken, winkeln Sie die Beine an, legen Sie die Fußsohlen aneinander an und öffnen Sie die Knie zu beiden Seiten. Lösen Sie den Schultergürtel leicht vom Boden und strecken Sie die Arme Richtung Füße, legen Sie die Handflächen aneinander.
2. Spannen Sie die Bauchmuskulatur konzentriert an, um den Schultergürtel ganz vom Boden zu lösen, und schieben Sie die Arme weiter zwischen den Beinen hindurch. Halten Sie die Spannung kurz und senken Sie den Oberkörper wieder so weit ab, bis das untere Ende der Schulterblätter die Matte berührt, um sich anschließend wieder so weit wie möglich aufzurichten.

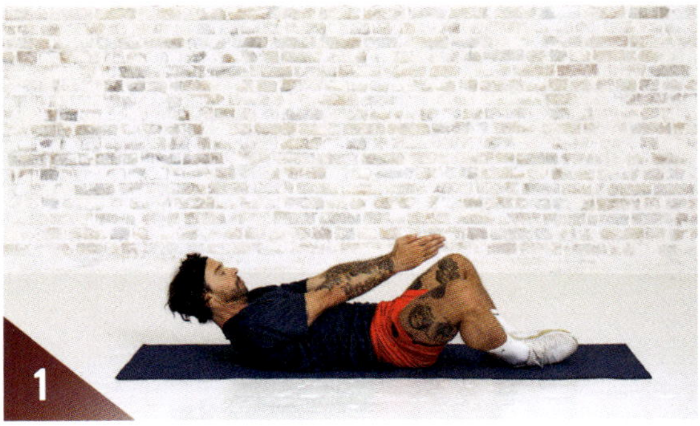

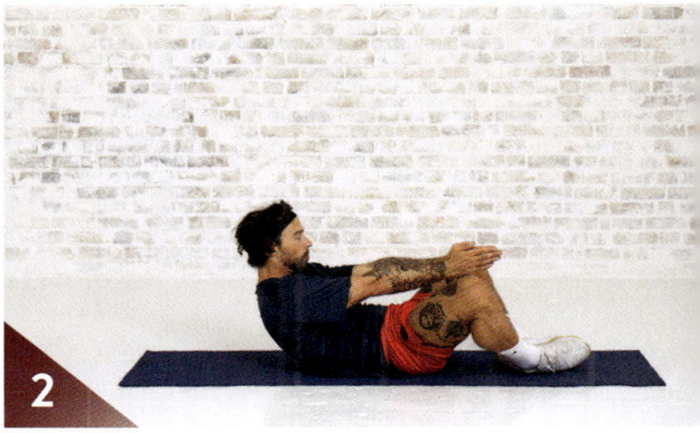

Seitlicher Ausfallschritt

1. Stellen Sie sich mit leicht gebeugten Knien in den hüft- bis schulterbreiten Stand. Stützen Sie die Hände auf die Hüften.
2. Steigen Sie mit einem Bein einen großen Ausfallschritt zur Seite und halten Sie die Hände weiterhin stabil an den Hüften. Beugen Sie das Knie, bis der Oberschenkel fast parallel zum Boden ist. Der Oberkörper neigt sich zum Ausgleich der Balance mit geradem Rücken leicht nach vorn. Richten Sie sich wieder nach oben auf und führen Sie die Übung zur anderen Seite aus. Fahren Sie zu beiden Seiten abwechselnd fort.

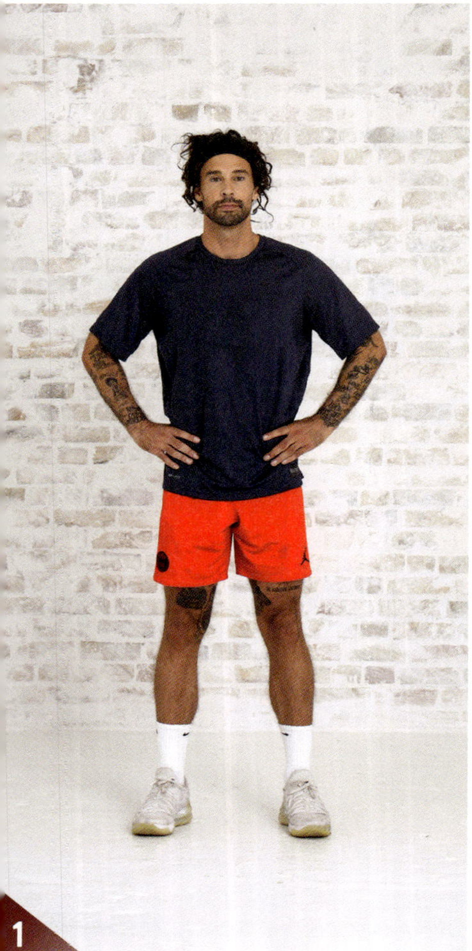

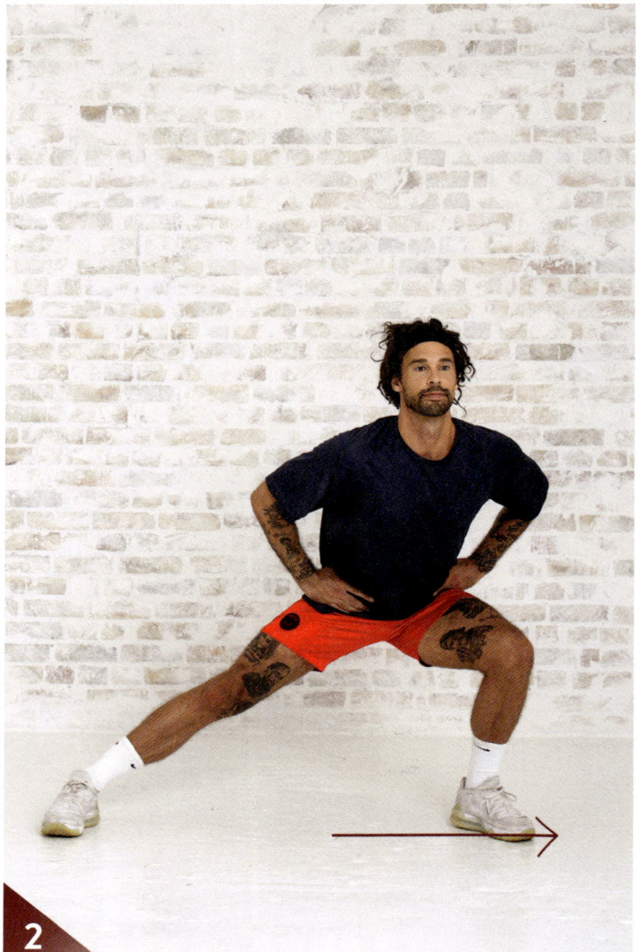

V1 Seitlicher Ausfallschritt mit gestreckten Armen

1. Stellen Sie sich mit leicht gebeugten Knien in den hüft- bis schulterbreiten Stand. Strecken Sie beide Arme über den Kopf.
2. Steigen Sie mit dem rechten Bein einen großen Schritt nach rechts zur Seite und senken Sie dabei das Gesäß nach hinten ab, als würden Sie sich auf einen niedrigen Hocker setzen. Spannen Sie den Bauch dabei fest an und halten Sie den unteren Rücken gerade. Lassen Sie die Arme über dem Kopf ausgestreckt.
3. Kommen Sie zurück in den Stand und ziehen Sie das rechte Bein wieder an.
4. Führen Sie die gleiche Bewegung nun zur linken Seite aus. Fahren Sie im Wechsel nach rechts und links fort.

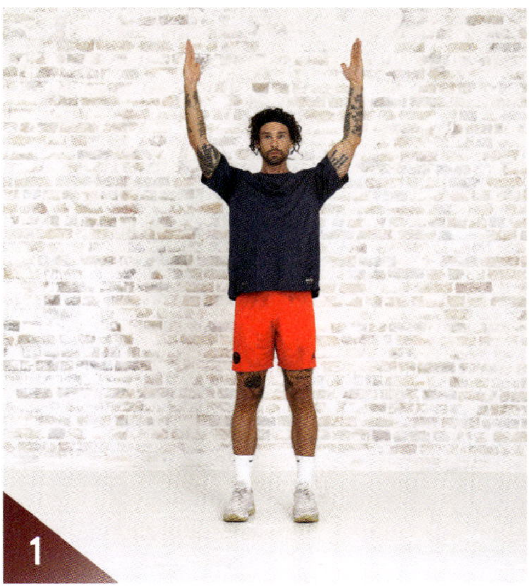

1

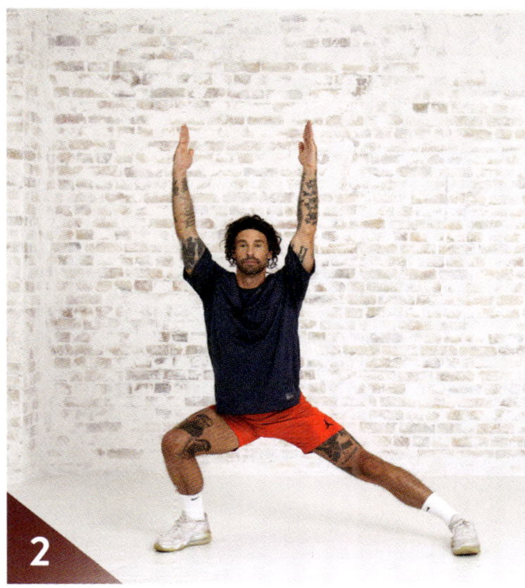

2

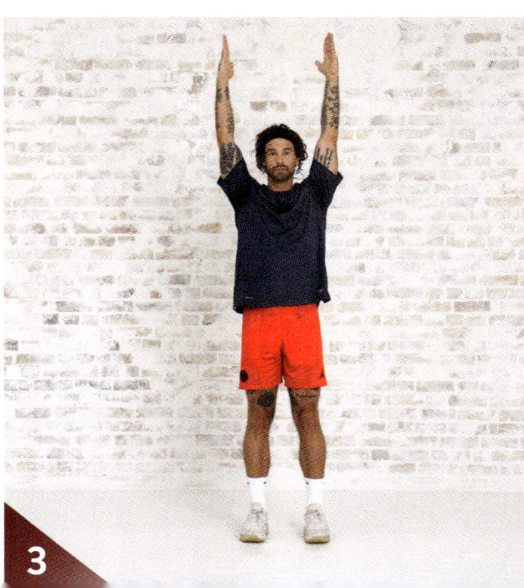

3

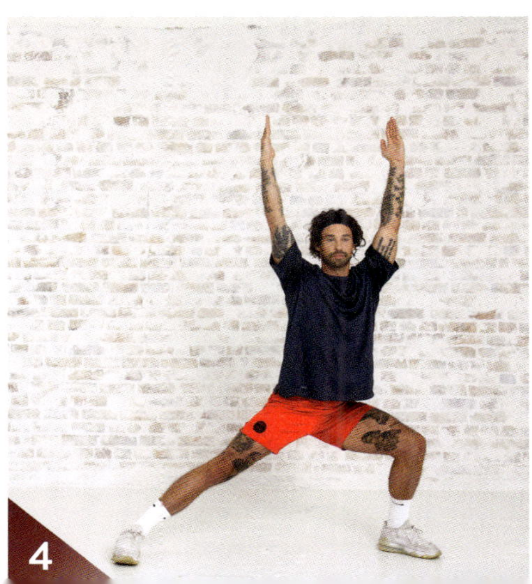

4

V2 Ausfallschritt über Kreuz

1. Stellen Sie sich mit leicht gebeugten Knien in den hüft- bis schulterbreiten Stand. Strecken Sie beide Arme vor dem Körper etwa auf Brusthöhe nach vorn.
2. Beugen Sie das linke Knie in einem weiten Ausfallschritt zur linken Seite. Halten Sie die Arme weiterhin vorn ausgestreckt.
3. Verlagern Sie das Gewicht ganz auf den linken Fuß und kreuzen Sie den rechten Fuß dahinter. Setzen Sie hinten nur die Zehen auf. Beugen Sie dabei beide Beine. Der Unterschenkel des hinten gekreuzten Beins sollte sich parallel zum Boden befinden. Setzen Sie das hintere Bein möglichst weit vom Körper entfernt auf. Steigen Sie wieder zurück in die Ausgangsposition und wiederholen Sie die Übung zur anderen Seite.

Hinweis: Diese Übung aktiviert alle aufs Hüftgelenk wirkenden Muskelgruppen in allen möglichen Bewegungsrichtungen.

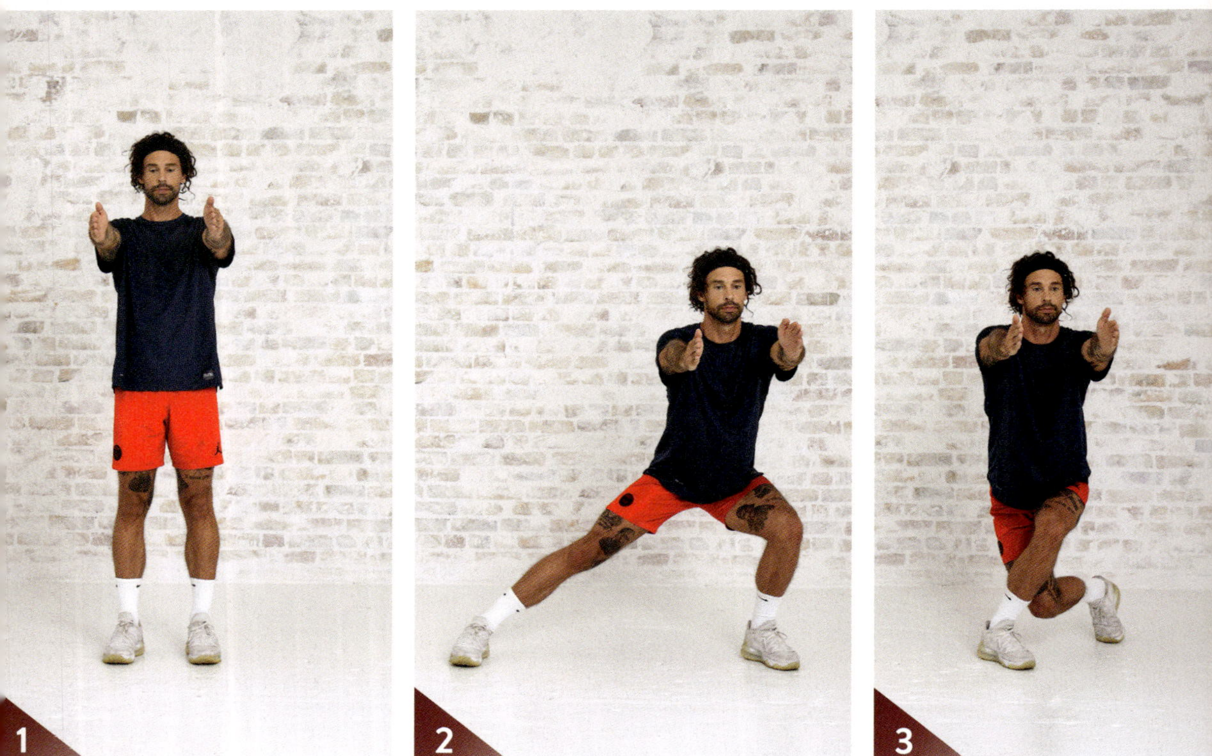

Selbstcheck Phase 1 – ziehen Sie Bilanz

Überlegen Sie: Was habe ich in den vergangenen Tagen und Wochen für mich und meine Gesundheit getan? Ziel ist es, dass Sie sich und die Reaktionen Ihres Körpers besser kennenlernen.

Trainingsdauer und Aktivität

Bewegung im Alltag ist die Grundlage für ein langes, vitales Leben. Zählen Sie zusammen, wie viele Minuten Sie sich abseits Ihrer Gewohnheiten zusätzlich bewegt haben:

Mein wöchentliches Aktivitätslevel beträgt _______ Minuten.

Beispiel: Mal angenommen, Sie haben pro Tag zehn Minuten zusätzlich fürs Treppensteigen aufgewendet, einen täglichen Spaziergang gemacht oder Sie sind eine U-Bahn-Station früher ausgestiegen, dann können Sie sich jetzt 70 Minuten auf Ihrem Fitnesskonto gutschreiben, was ungefähr 60 Stunden pro Jahr ausmacht.

Intensität

Ermitteln Sie die durchschnittliche Anstrengung bei Ihren Workouts.

1	2	3	4	5

Beurteilen Sie auf einer Skala von 1 bis 5.

Meine Trainingsintensität beträgt: _______

Ruhepuls

Lernen Sie Ihr Leistungslevel kennen. Regelmäßig gemessen, dokumentiert die Ruheherzfrequenz Ihren aktuellen Stress- beziehungsweise Gesundheitszustand. Je fitter Sie sind, desto niedriger wird Ihr Ruhepuls sein. Einmal wöchentlich mit zwei Fingerspitzen an der Halsschlagader 30 Sekunden lang messen und mit 2 multiplizieren, um den Wert für eine Minute zu erhalten. Ideal: Messen Sie den Puls im Bett, vor dem Aufstehen.

Mein Ruhepuls beträgt _______ Schläge pro Minute.

Selbstcheck

Nehmen Sie sich kurz Zeit, die folgenden Fragen zu beantworten. Je öfter Sie ein »Ja« ankreuzen, desto näher sind Sie Ihren Zielen gekommen.

- Ihre Vorratsschränke sind von Chips, Schokolade und Co ebenso befreit wie das Kühlfach von der Fertigpizza. ☐ Ja ☐ Nein
- Sie greifen immer öfter zu frischen Lebensmitteln. Fünfmal am Tag verwöhnen Sie sich mit frischem Obst und Gemüse. ☐ Ja ☐ Nein
- Das kurze Workout hat einen festen Platz in Ihrem Tagesablauf. ☐ Ja ☐ Nein
- Sie trinken in kleinen Mengen über den Tag verteilt zwischen zweieinhalb und drei Liter Wasser oder andere ungesüßte Getränke. ☐ Ja ☐ Nein
- Obst und Gemüse bestimmen Ihren Speiseplan. ☐ Ja ☐ Nein
- Sie haben mindestens eine persönliche Essfalle entschärft. ☐ Ja ☐ Nein
- Sie haben etwas Neues ausprobiert und alte Gewohnheiten überwunden. ☐ Ja ☐ Nein
- Der Gedanke an Ihren neuen, trainierten Körper ist als Zielvorgabe fest verankert. ☐ Ja ☐ Nein
- Sie sind früher aufgestanden oder haben sich andere Freiräume geschaffen, die Sie aktiv nutzen. ☐ Ja ☐ Nein

Ihre persönliche Bilanz: Wie weit bin ich schon?

Ganz gleich, wie oft Sie zustimmen konnten, für alle, die durchhalten, gilt am Ende der Woche: Feiern Sie! Belohnen Sie sich!

1 bis 3 Ja-Antworten: Immerhin, ein Anfang ist gemacht. Aber mal ehrlich, da sind noch jede Menge Reserven. Steigern Sie sich langsam und bleiben Sie vor allen Dingen am Ball.

3 bis 6 Ja-Antworten: Sie sind auf dem richtigen Weg! Machen Sie weiter so. Vor allem, weil für mehr Lebenswert gar nicht viel Aufwand nötig ist.

6 bis 9 Ja-Antworten: Gratulation! Sie werden an Ihrem Körper und an den kommenden Wochen viel Freude haben.

Es geht weiter voran!

Die vierte Woche ist vorüber. Sie werden vielleicht noch keine Ergebnisse im Spiegel sehen können, doch spüren Sie, fühlen Sie und erleben Sie, wie gut Ihnen das neue Leben tut. Ihre Muskeln fühlen sich schon ein wenig kräftiger an und in Ihrem Körper spüren Sie eine angenehme Spannung. Sie haben damit das Fundament für Ihren Wunschbody bereits gelegt. Sie haben sich täglich bewegt, Zucker, Weißmehl und die falschen Fette ebenso gemieden wie Fertigprodukte. Vielleicht schlafen Sie besser, sind weniger nervös und haben keine Heißhungerattacken. Ihre Laune ist besser, Sie fühlen sich vitaler, haben mehr Power und sind nicht mehr so leicht genervt. Eigentlich ist schon das Lohn genug. Sie können dem Wohlfühlfaktor natürlich auch nachhelfen: Beginnen Sie mit der zweiten Trainingsphase! Nachdem sich die Bewegungsabläufe eingeschliffen haben, sorgen jetzt verschärfte Übungsvarianten für mehr Abwechslung, weitere Herausforderungen und neue Erfolge. Testen Sie die neuen Übungen ruhig erst einmal schrittweise. Sollten bei der einen oder anderen Variante Probleme auftreten, so ist das kein Grund für einen Motivationsknick: Schöpfen Sie einfach aus dem Workout-Fundus der vergangenen Wochen und greifen Sie auf eine der vorherigen Übungen für die jeweilige Muskelgruppe zurück.

PHASE 2

Intensives Workout, sichtbare Resultate

Nachdem das Fundament gelegt ist, zielen die Übungen der zweiten Stufe auf das Zentrum Ihres Körpers. Wenn Sie bereit sind, hart zu trainieren, werden Sie hier grandiose Ergebnisse erzielen. Das Motto lautet: Mehr Übungen, mehr Kraft, mehr Leistung, nur die Dauer bleibt gleich. Dabei lernen Sie die komplexen Bewegungsabläufe sicher, das heißt ohne Kontrollverlust, zu beherrschen. Qualität ist hier das oberste Gebot. Erst wenn alle Übungen technisch optimal ablaufen, können Sie das Training steigern und zur nächsten Stufe übergehen. Sie sind noch nicht bereit? Das ist völlig in Ordnung. Bleiben Sie einfach so lange bei der ersten HIIT-Einheit, bis Sie sich fit für die nächsten Herausforderungen fühlen. Oder führen Sie die Übungen zunächst etwas langsamer aus. Falls einzelne Bewegungsabläufe einmal zu schwer werden, greifen Sie einfach auf eine der vorherigen Übungen zurück, bis Sie genug Power haben, um auch die neue Übung zu meistern.

So geht's rund – Phase 2 im Überblick

Achtung, in dieser Phase wird die Belastungsintensität gewechselt, das Verhältnis von Belastungs- und Pausenzeit ändert sich.

Ihr Workout-Plan

Einsteiger – Level 1	Trainierte – Level 2	Sportler – Level 3
30 Sekunden Belastung – 20 Sekunden Pause	30 Sekunden Belastung – 20 Sekunden Pause	30 Sekunden Belastung – 10 Sekunden Pause
1 bis 2 Runden	2 Runden	2 bis 3 Runden, je nach Tagesform
2 Einheiten pro Woche	2 bis 3 Einheiten pro Woche	3 Einheiten pro Woche

Das ist wichtig:

- Für jedes Level gilt: 90 Sekunden Pause zwischen den einzelnen Runden.
- Bleiben Sie auf der Stufe, bis Sie die Übungen nur noch als mittelschwer empfinden, und wechseln Sie dann aufs nächste Level – frühestens aber nach vier Wochen.

Fit wie noch nie

Die durch die komplexen Übungen gewonnene Kraft kann gewinnbringend eingesetzt werden, da sie gleichzeitig die Koordination unterschiedlicher Muskelgruppen fördert. Ihre Bewegungsintelligenz wird geschult und, besonders schön: Schwachstellen und Fehlhaltungen werden reduziert. Das Ziel lautet nämlich: nicht nur schnell Muskeln aufbauen, sondern auch Koordination, Schnellkraft, Geschmeidigkeit, Ausdauer, Reaktionsvermögen und Flexibilität verbessern.

<table>
<tr><th colspan="4">Phase 2</th></tr>
<tr><th>Übung</th><th>Übungsname</th><th>Seite</th><th>Dauer</th></tr>
<tr><td colspan="4">Warm-up</td></tr>
<tr><td>1</td><td>Burpee</td><td>250</td><td rowspan="8">Von jeder Übung so viele Wiederholungen wie möglich, dazwischen 10 bis 20 Sekunden Pause</td></tr>
<tr><td>2</td><td>Seitstütz mit abgelegten Knien</td><td>252</td></tr>
<tr><td>3</td><td>Walking Push-up</td><td>256</td></tr>
<tr><td>4</td><td>Sumo-Kniebeuge</td><td>258</td></tr>
<tr><td>5</td><td>Vierfüßler-Crunch</td><td>261</td></tr>
<tr><td>6</td><td>Beckenheben</td><td>264</td></tr>
<tr><td>7</td><td>Bear Walk</td><td>267</td></tr>
<tr><td>8</td><td>Bicycle-Crunch</td><td>268</td></tr>
<tr><td colspan="4">Cool-down</td></tr>
</table>

Burpee

1. Stellen Sie sich aufrecht mit etwa hüftbreit geöffneten Füßen hin.
2. Beugen Sie die Knie so weit, bis Sie sich mit beiden Händen am Boden aufstützen können. Der Bauch sollte nun die Oberschenkel berühren.
3. Springen Sie nun ohne Pause mit beiden Beinen nach hinten, sodass Sie in der Liegestützposition landen. Schauen Sie auf den Boden. Achten Sie dabei darauf, die Bauchspannung zu halten.
4. Springen Sie mit beiden Beinen nah zur Brust zurück in eine breite Hocke.
5. Springen Sie explosiv nach oben. Die Füße heben bei diesem Strecksprung komplett vom Boden ab. Schwingen Sie die Arme ganz nach oben über den Kopf.

Hinweise:

- Setzen Sie sofort nach der Landung zur nächsten Runde an. Halten Sie den Rücken gerade und spannen Sie die Gesäßmuskulatur an, insbesondere wenn Sie in den Stütz vor und zurück springen.
- Führen Sie so viele Wiederholungen wie möglich in einem zügigen Tempo aus.

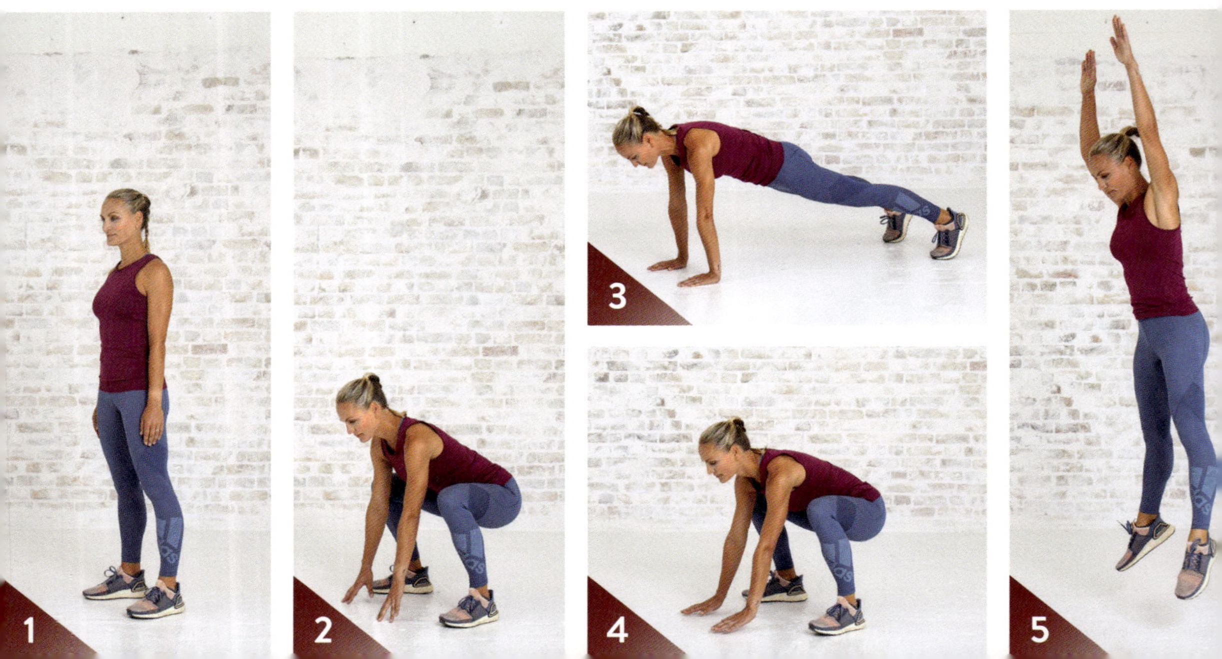

V1 Burpee mit Liegestütz

1. Stellen Sie sich aufrecht mit etwa hüftbreit geöffneten Füßen hin.
2. Beugen Sie die Knie so weit, bis Sie sich mit beiden Händen am Boden aufstützen können.
3. Springen Sie mit beiden Beinen gleichzeitig nach hinten und landen Sie in der Liegestützposition. Halten Sie die Ganzkörperspannung.
4. Beugen Sie die Ellbogen und senken Sie den Oberkörper langsam ab, bis Sie mit der Brust fast den Boden berühren. Drücken Sie sich anschließend mit maximaler Geschwindigkeit wieder nach oben, ohne die Arme ganz durchzustrecken, und ziehen Sie so schnell wie möglich die Beine wieder an, um in die Hocke zurückzukehren.
5. Drücken Sie sich mit den Füßen vom Boden ab, um sofort in den Strecksprung zu kommen. Schwingen Sie dazu beide Arme gestreckt nach oben.

Hinweise:

- Wenn Sie die Übung etwas entschärfen möchten, setzen Sie die Beine Schritt für Schritt nach hinten und vorn, ohne zu springen.
- Ziehen Sie die Übungssequenz in einer flüssigen Bewegungsfolge durch, so schnell es in einer perfekten Form geht. Ihre Kraftausdauer wird trainiert und das gesamte Herz-Kreislauf-System auf Hochtouren gebracht. Beginnen Sie daher langsam bis moderat.

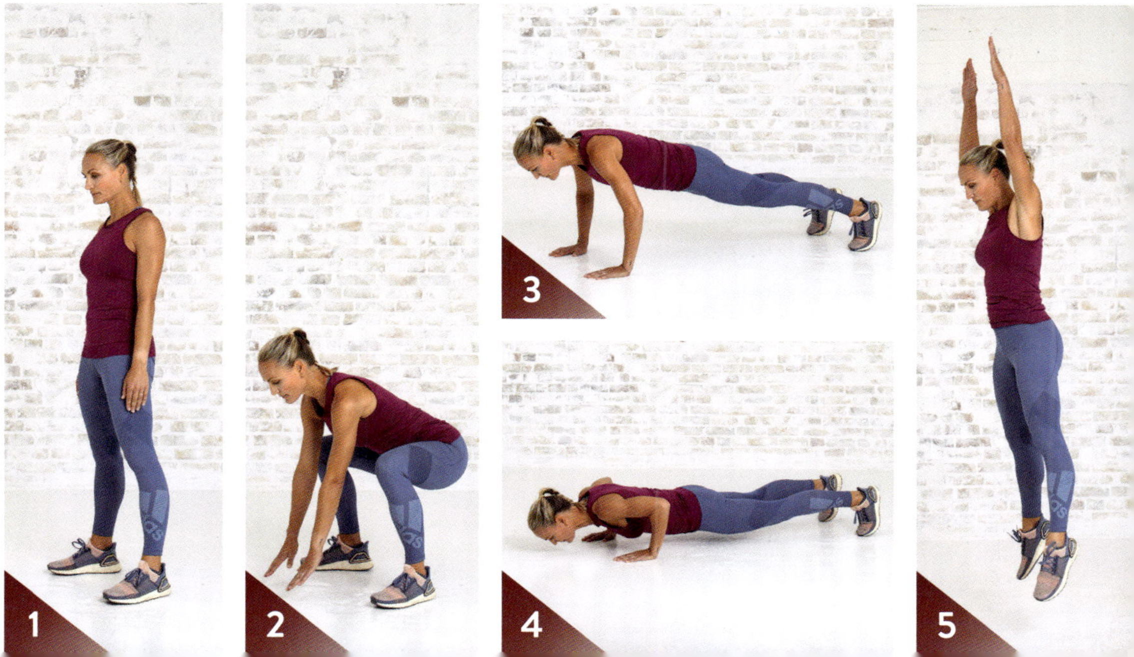

V2 High Level Burpee

Wählen Sie eine verschärfte Liegestützvariante, etwa indem Sie ein Bein anheben.

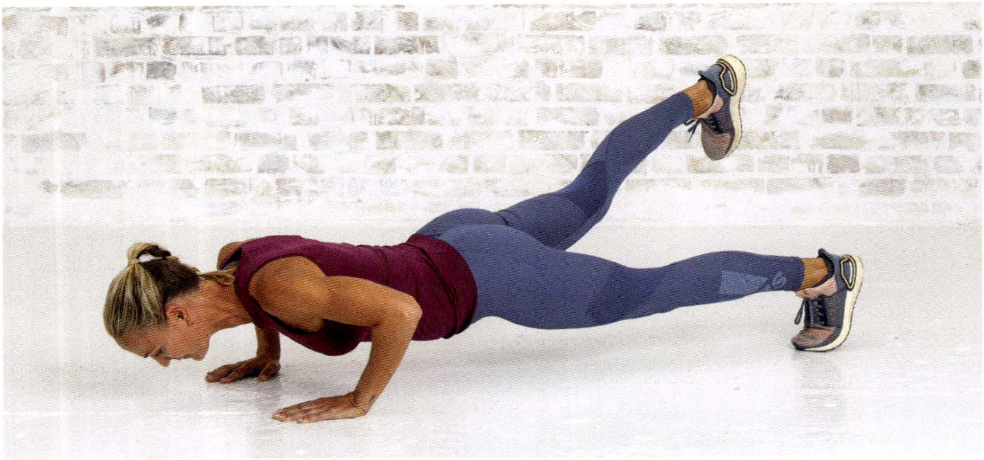

V3 High Level Burpee mit einbeinigem Sprung

Extrem hart: Führen Sie den Strecksprung nur auf einem Bein aus.

Hinweis: Mit diesen hochintensiven Varianten steigern Sie Ihre Kraftausdauer noch einmal um ein Level mehr.

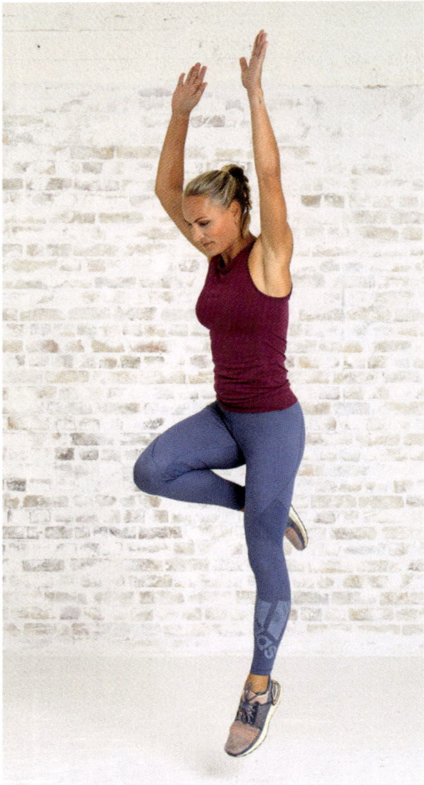

Seitstütz mit abgelegten Knien

1. Setzen Sie sich auf die rechte Seite, stützen Sie den rechten Unterarm ab. Die Fingerspitzen zeigen nach vorn, der Ellbogen befindet sich unterhalb des Schultergelenks. Stützen Sie den linken Arm locker in der Hüfte auf. Winkeln Sie die Beine um 90 Grad an, sodass die Unterschenkel in der Startposition nach hinten zeigen und die Position stabilisieren. Heben Sie das Becken an, bis Oberkörper und Oberschenkel eine Linie bilden.
2. Heben Sie das Becken nun so weit wie möglich in Richtung Decke. Der Bauch ist währenddessen eingezogen und die Gesäßmuskulatur angespannt. Kehren Sie langsam und kontrolliert zurück in die Ausgangsposition.

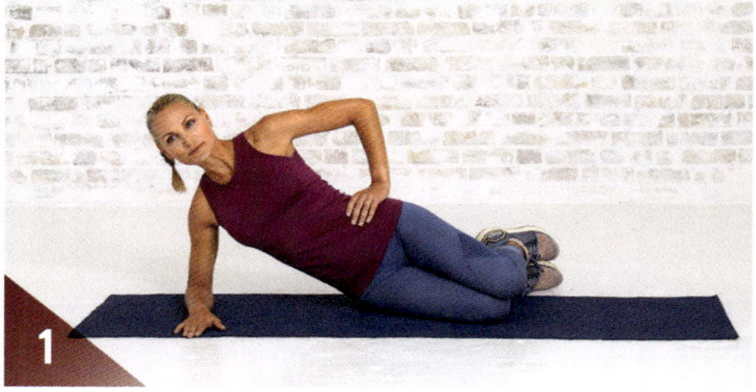

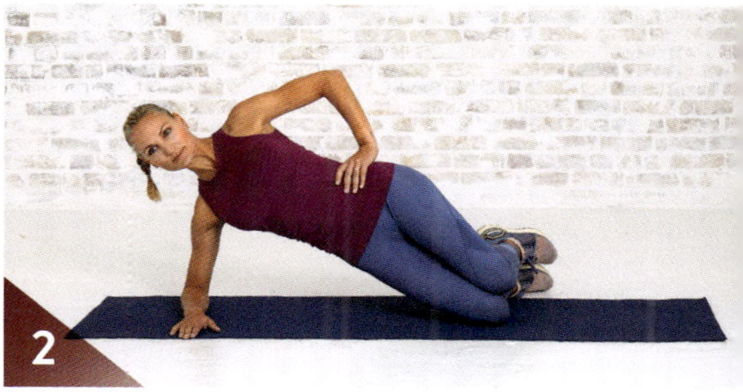

Hinweis: Ziehen Sie die Schultern während der gesamten Übung bewusst von den Ohren weg zu den Hüften.

V1 Dynamischer Seitstütz

1. Strecken Sie in der Seitlage beide Beine, die Füße liegen aufeinander. Drücken Sie sich nach oben in den Seitstütz. Der Ellbogen ist direkt unter dem Schultergelenk platziert, der Kopf ist gerade. Strecken Sie den freien Arm senkrecht nach oben oder stützen Sie die Hand auf die Hüfte. Spannen Sie den Rumpf fest an, sodass der Körper eine Linie bildet.
2. Senken Sie das Becken langsam bis kurz vor Bodenkontakt langsam ab. Nicht ablegen! Heben Sie es mit dem Ausatmen wieder so weit wie möglich an.

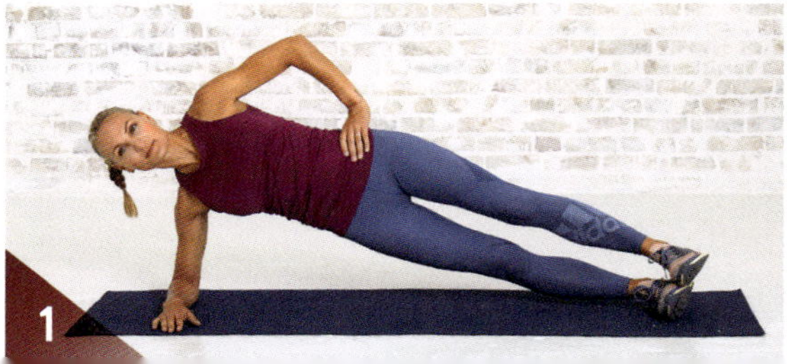

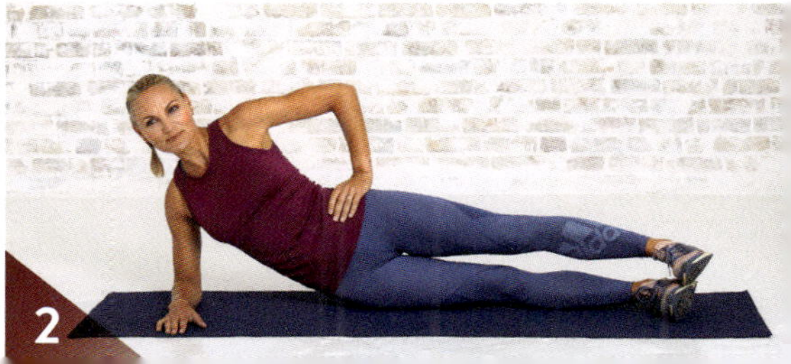

V2 Profi-Seitstütz

1. Legen Sie sich auf die rechte Seite und stützen Sie sich auf den rechten Unterarm. Heben Sie das Becken vom Boden, bis Beine und Rumpf eine Linie bilden. Heben Sie nun das obere Bein und den oberen Arm an und strecken Sie beide aus: den Arm nach oben, das Bein etwas höher als parallel zum Boden.
2. Beugen Sie den linken Ellbogen und das linke Knie mit Muskelspannung und ziehen Sie beide zueinander. Stellen Sie sich vor, dass Arm und Bein gegen einen unsichtbaren Widerstand angehen müssten – als hingen sie an starken Thera-Bändern. Spannen Sie in der Endposition die Bauchmuskulatur noch einmal extra an, indem Sie den Bauchnabel nach innen ziehen. Wechseln Sie, wenn Sie alle Wiederholungen auf dieser Seite ausgeführt haben, zur anderen Seite.

Hinweis: Um die Intensität etwas zu senken, winkeln Sie das untere Bein zum Aufstützen an.

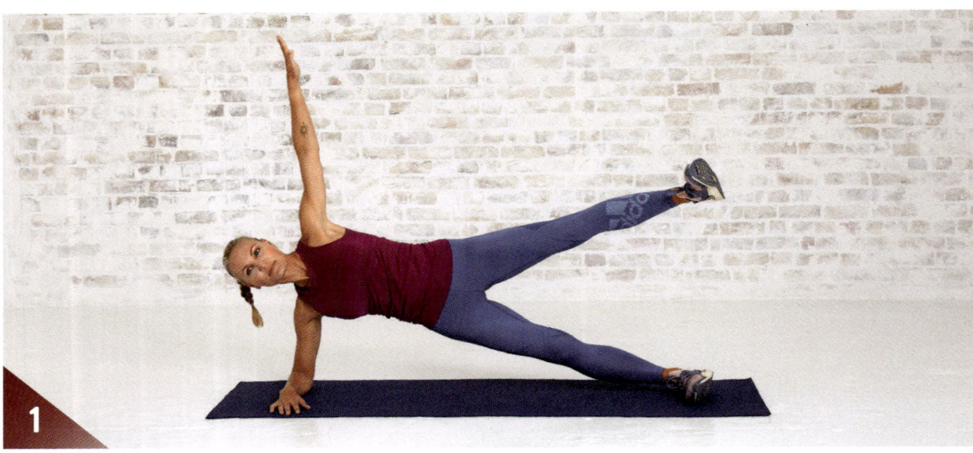

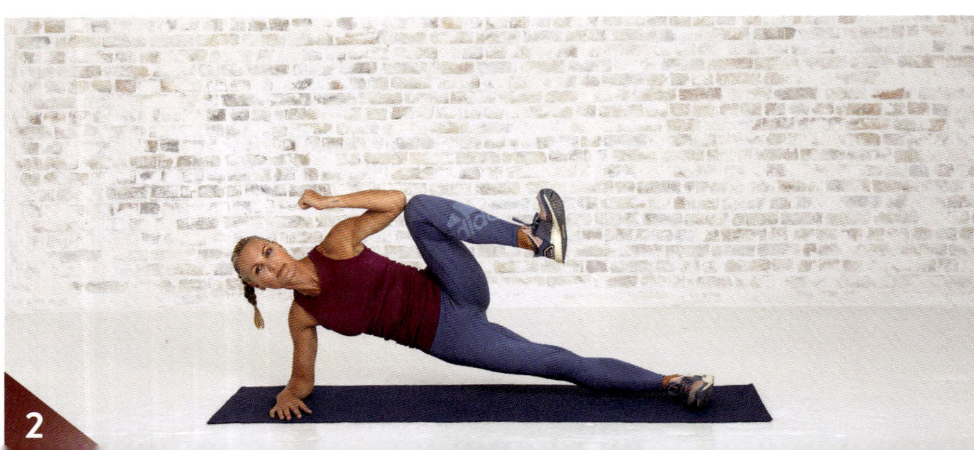

V3 Hoher Seitstütz

Auch dieser Trainingsklassiker lässt sich auf unzählige Spielarten weiter variieren. Hier zwei weitere Ideen:

1. Stützen Sie sich senkrecht unter der Schulter mit gestrecktem Arm auf. Diese Abwandlung ist deutlich anstrengender als der Unterarmstütz!
2. Heben Sie aus der Grundstellung das obere Bein gestreckt an. Halten Sie es oben oder senken und heben Sie es im Wechsel.

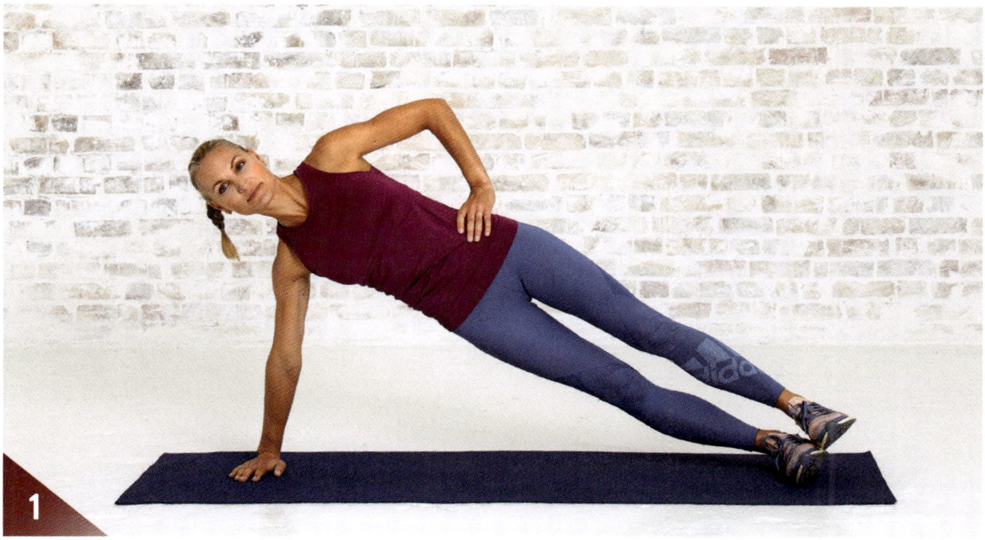

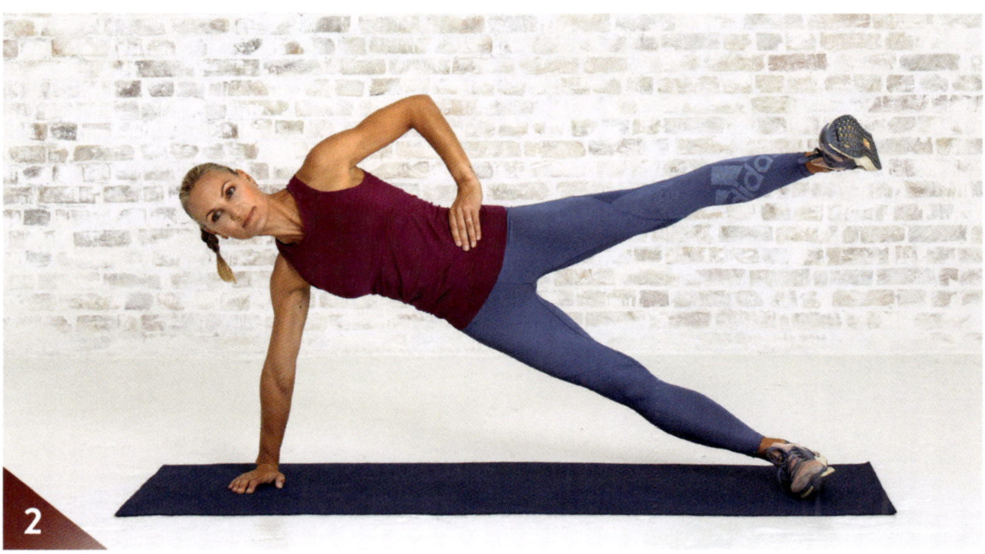

Walking Push-up

1. Legen Sie sich auf den Bauch, die Unterarme eng am Körper auf Brusthöhe, die Beine hüftbreit geöffnet. Stellen Sie die Fußspitzen auf, die Knie sind am Boden abgelegt. Drücken Sie sich in den Unterarmstütz hoch.
2. Stützen Sie die linke Hand auf und strecken Sie den Arm. Der Rücken bleibt gerade, der Kopf ist in einer Linie mit der Wirbelsäule.
3. Stützen Sie sich auch mit der rechten Hand auf, um in die Position eines klassischen Liegestützes zu kommen.
4. Mit dem linken Arm wieder in den Unterarmstütz absenken, dann mit dem rechten.
5. Von dort wieder mit beiden Armen nach oben in die Liegestützposition drücken.

Hinweis: Führen Sie die Übung in kontrollierten, fließenden Bewegungen aus. Wenn Sie den ersten Durchgang mit dem rechten Arm begonnen haben, fangen Sie beim nächsten Durchgang mit dem linken Arm an.

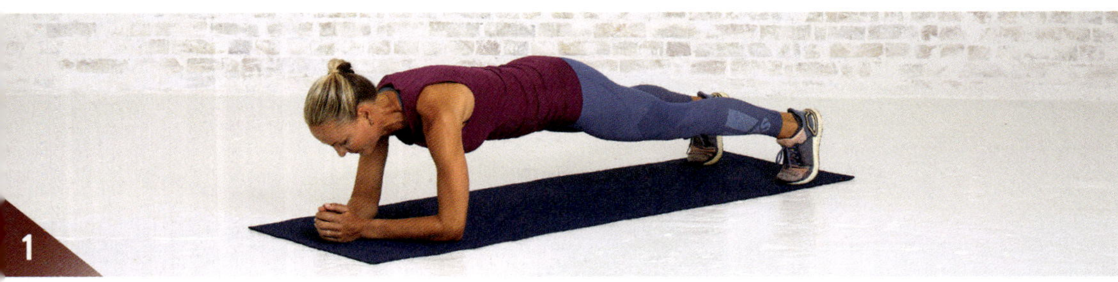

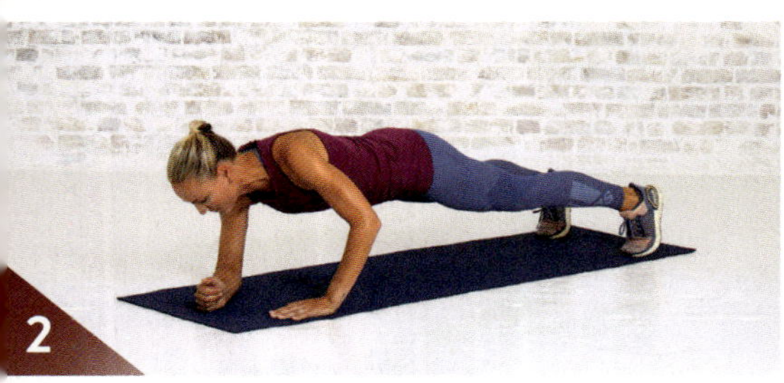

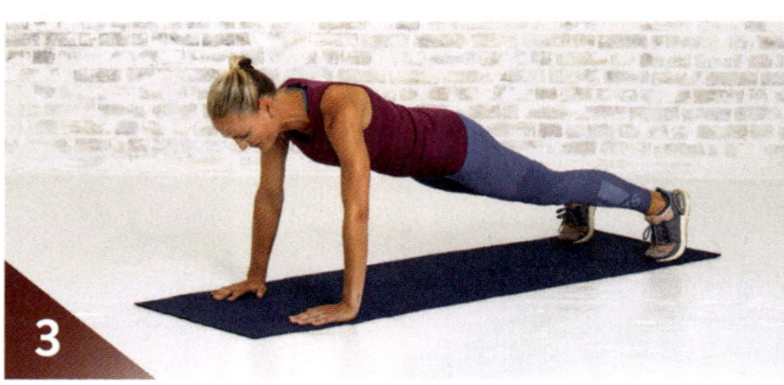

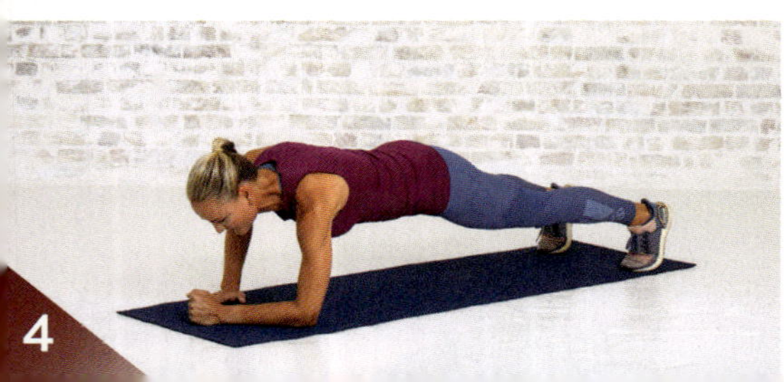

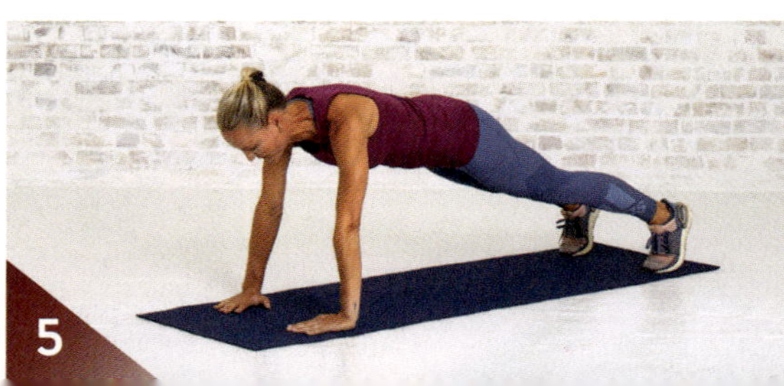

Ⓥ Hoher Stütz mit Shoulder Tap

1. Beginnen Sie in der Liegestützposition. Dafür die Hände senkrecht unter den Schultergelenken aufsetzen, die Fingerspitzen leicht nach innen drehen und die Ellbogen nicht ganz durchdrücken. Den Kopf in Verlängerung der Wirbelsäule halten und den Blick zum Boden richten. Die Füße hüftbreit aufstellen und die Beine strecken, sodass Beine, Gesäß, Rücken und Kopf eine Gerade bilden.
2. Berühren Sie jetzt dynamisch mit der rechten Hand die linke Schulter.
3. Anschließend geht die linke Hand zur rechten Schulter. Achten Sie während des Armhebens darauf, mit dem Körper gerade zu bleiben und nicht zur Seite aufzukippen.

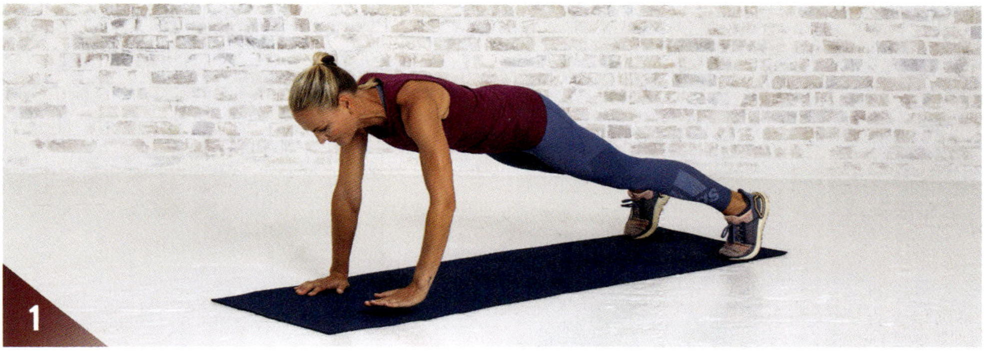

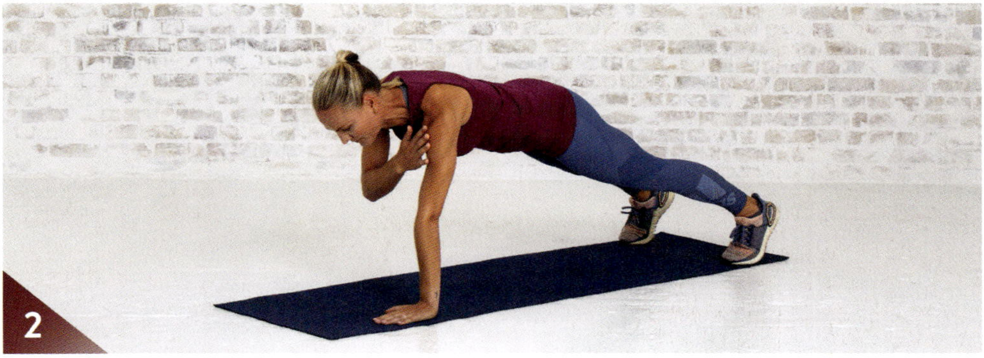

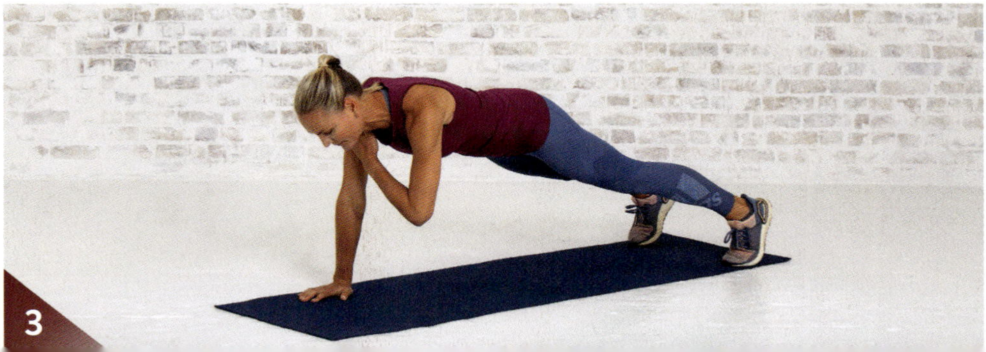

Sumo-Kniebeuge

1. Stellen Sie sich mit etwa doppelt schulterbreit geöffneten Füßen hin, die Fußspitzen zeigen nach außen. Das gesamte Körpergewicht ruht auf den Fersen, sodass diese fest in den Boden drücken. Test: Versuchen Sie für einen Moment die Zehen vom Boden zu lösen. Legen Sie die Hände vor dem Oberkörper zusammen.
2. Halten Sie den Rücken gerade und senken Sie das Gesäß so weit ab, bis sich Ihr Hüftgelenk tiefer als das Kniegelenk befindet. Der Oberkörper neigt sich dabei leicht nach vorn. Die Wirbelsäule bleibt gerade, richten Sie den Blick geradeaus. Drücken Sie sich dann aus den Fersen heraus zurück in die Startposition, indem Sie die Beine beinahe ganz durchstrecken. Schließen Sie die nächste Wiederholung direkt an.

Hinweis: Sie fordern mit dieser fundamentalen Übung die Oberschenkel-, Waden-, Schienbein- und die Gesäßmuskulatur. Durch die weite Beinstellung kommen außerdem die Oberschenkelaußen- und -innenseiten mit ins Spiel.

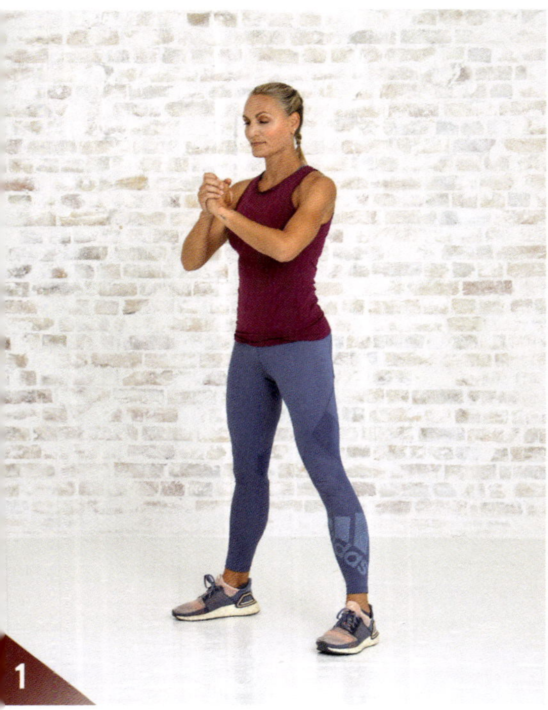
1

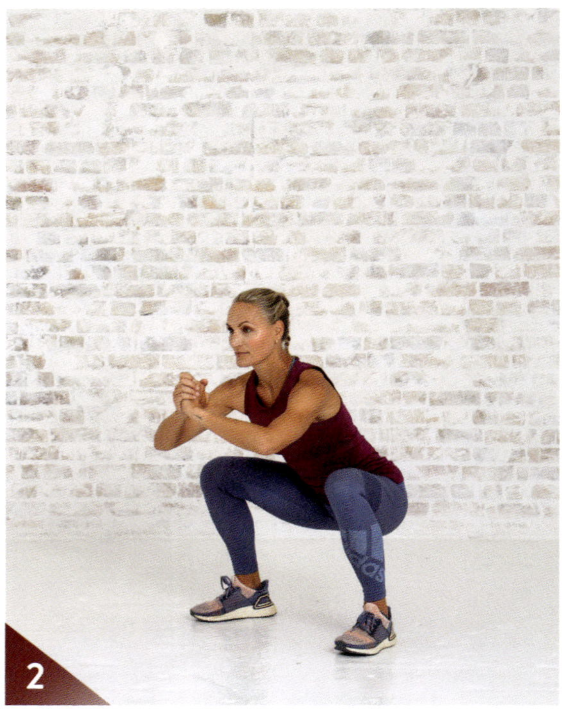
2

V1 Sumo-Kniebeuge auf Zehenspitzen

1. Stellen Sie sich mit etwa doppelt schulterbreit geöffneten Füßen hin, die Fußspitzen zeigen nach außen. Legen Sie die Hände vor dem Oberkörper zusammen und heben Sie die Fersen an.
2. Halten Sie den Rücken gerade und senken Sie das Gesäß so weit ab, bis sich Ihr Hüftgelenk tiefer als das Kniegelenk befindet. Der Oberkörper neigt sich dabei leicht nach vorn. Die Wirbelsäule bleibt gerade, richten Sie den Blick geradeaus. Drücken Sie sich dann aus den Zehenballen heraus zurück in die Startposition, indem Sie die Beine beinahe ganz durchstrecken. Die Fersen bleiben angehoben. Schließen Sie die nächste Wiederholung direkt an.

Hinweise:

- Wenn Sie die Kniebeuge auf Zehenspitzen ausführen, trainiert das zusätzlich intensiv die Waden und die Balance. Heben Sie die Fersen so hoch wie möglich.
- Oder Sie lassen beim Beugen der Knie die Fußsohlen auf dem Boden, heben dann in der tiefsten Position die Fersen an und drücken sich auf Zehenspitzen zurück in den Stand.

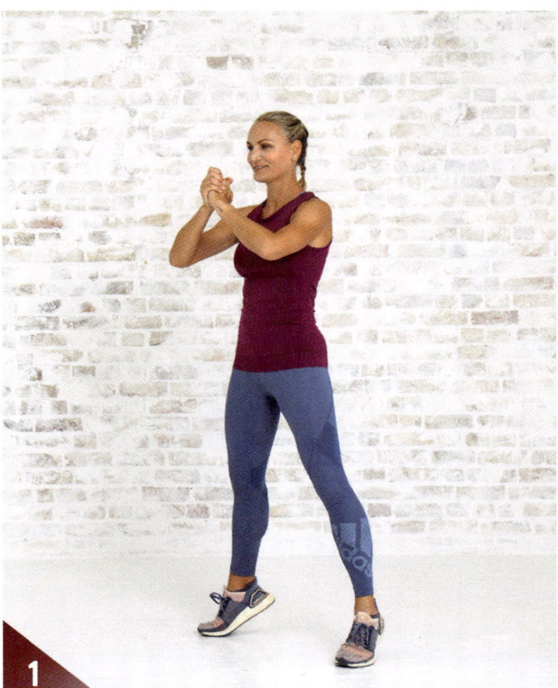

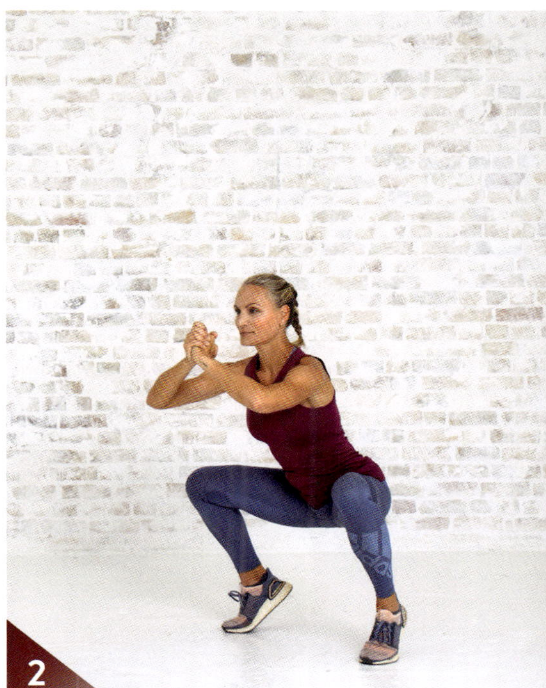

V2 Sumo-Kniebeuge mit Oberkörper-Aktivierung

1. Greifen Sie ein Duschhandtuch an seinen Enden und strecken Sie die Arme nach oben aus. Das Handtuch sollte sich in der Verlängerung des Hinterkopfes befinden.
2. Kommen Sie in die Kniebeuge, wobei Sie während der gesamten Übung die Arme gestreckt und das Handtuch unter Spannung halten. Kippen Sie nicht nach vorn. Der Oberkörper bleibt aufrecht.

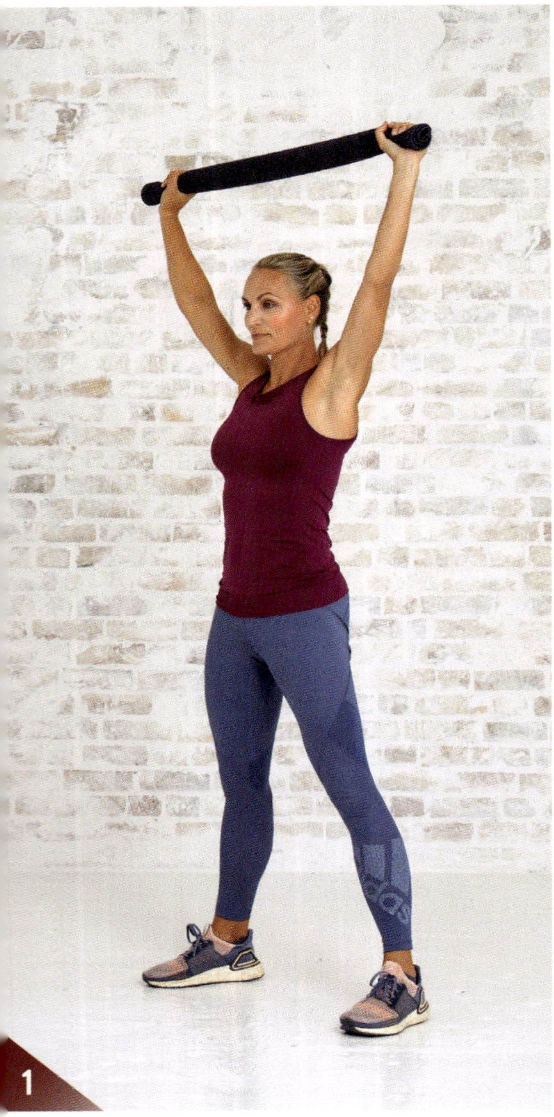

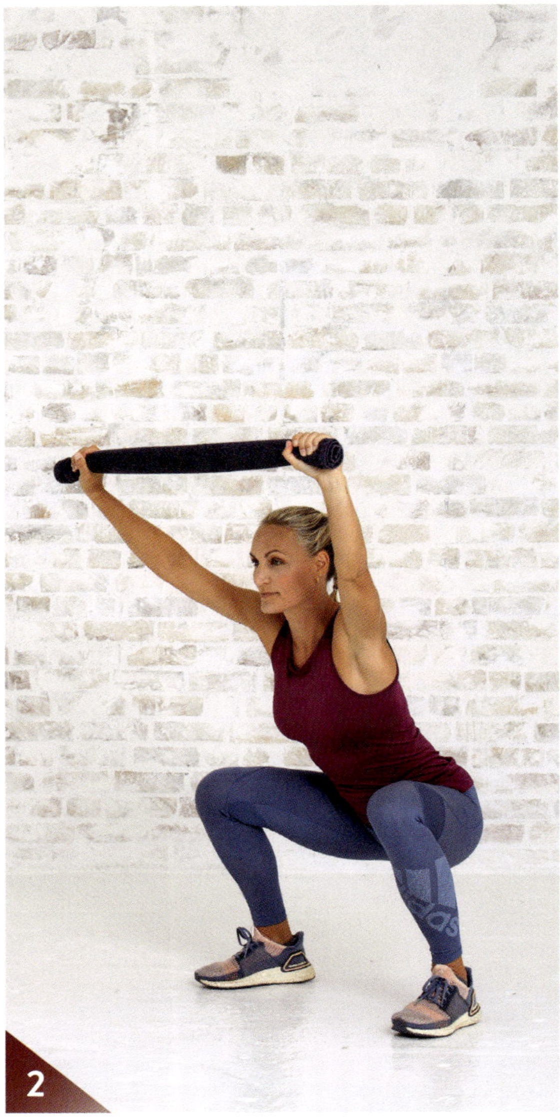

Vierfüßler-Crunch

1. Knien Sie sich in den Vierfüßlerstand, richten Sie den Blick nach unten und halten Sie den Kopf in Verlängerung der Wirbelsäule. Spannen Sie die Rumpfmuskeln aktiv an.
2. Strecken Sie das linke Bein auf Hüfthöhe nach hinten aus und den gegenüberliegenden, rechten Arm nach vorn auf Schulterhöhe. Der gesamte Körper bildet eine gerade Linie, stabilisieren Sie diese Position, indem Sie Bauchspannung aufbauen.
3. Ziehen Sie den rechten Ellbogen und das linke Knie diagonal unter dem Körper zusammen, bis sich Ellbogen und Knie berühren.

Hinweis: Führen Sie die Übung nach Abschluss des Satzes mit dem rechten Bein und dem linken Arm aus.

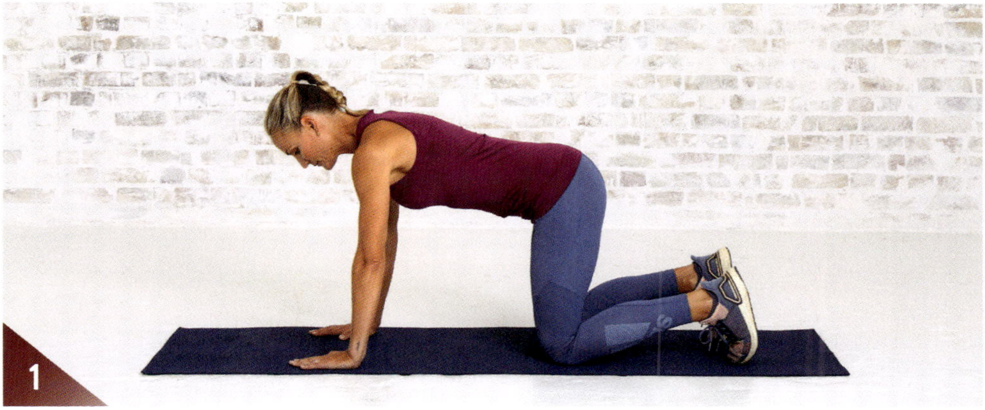

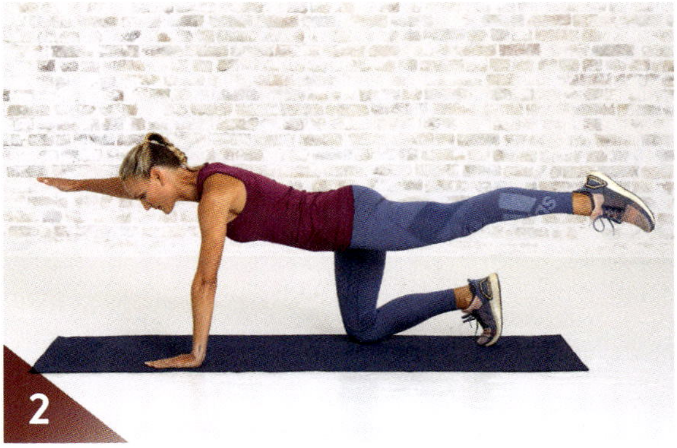

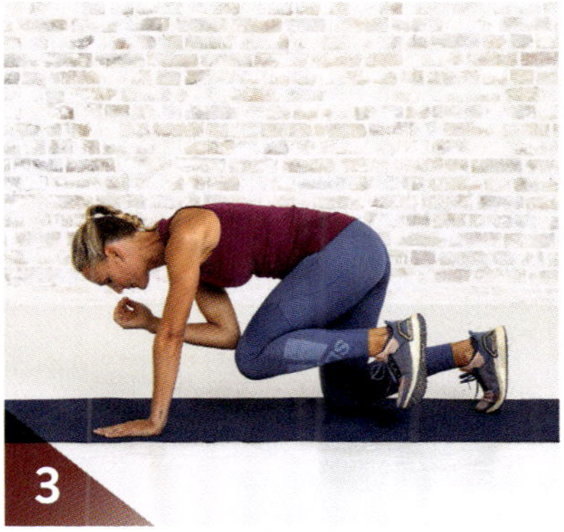

V1 Vierfüßlerstand mit alternierendem Arm- und Beinheben

1. Knien Sie sich in den Vierfüßlerstand. Die Hände sind unter den Schultern, die Knie unter den Hüften platziert. Richten Sie den Blick zum Boden. Auf diese Weise bleibt der Nacken entspannt. Stellen Sie die Fußspitzen auf und heben Sie die Knie wenige Zentimeter vom Boden ab. Spannen Sie die Rumpfmuskulatur an und halten Sie die Position. Atmen Sie ruhig weiter. Der Rücken bleibt gerade, der Kopf in der Verlängerung der Wirbelsäule.
2. Strecken Sie jetzt den rechten Arm gerade nach vorn in Verlängerung des Oberkörpers. Halten Sie die Spannung für 2 bis 3 Atemzüge. Setzen Sie die Hand dann wieder ab und strecken Sie das linke Bein parallel zum Boden nach hinten aus. Halten Sie auch diese Position für einige Sekunden, kehren Sie dann zurück in die Startposition. Führen Sie anschließend den gleichen Bewegungsablauf mit dem linken Arm und dem rechten Bein und linken Arm aus.

Hinweis: Halten Sie die Rumpfmuskulatur angespannt, damit das Becken stabil bleibt. Achten Sie darauf, dass sich nur der jeweilige Arm und das Bein bewegen. Wenn es sich noch etwas wackelig anfühlt, führen Sie die Übung mit abgesetzten Knien aus.

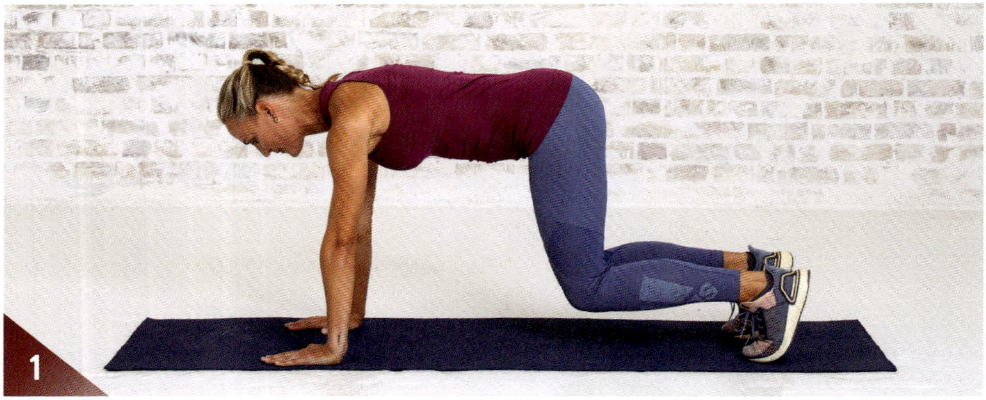

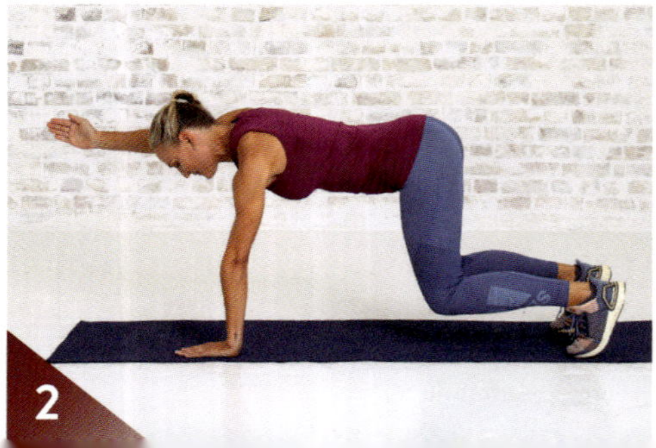

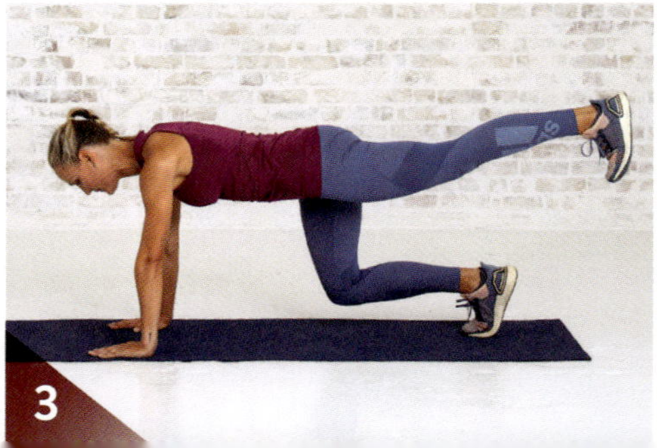

V2 Vierfüßler-Crunch intensiv

1. Knien Sie sich in den Vierfüßlerstand, verlagern Sie das Gewicht gleichmäßig auf beide Hände und die Knie. Richten Sie den Blick nach unten, der Kopf ist in Verlängerung der Wirbelsäule. Spannen Sie aktiv die Rumpfmuskeln an. Heben Sie beide Knie etwas vom Boden ab.
2. Strecken Sie gleichzeitig das linke Bein auf Hüfthöhe nach hinten aus und den rechten Arm auf Schulterhöhe nach vorn. Stabilisieren Sie dabei den gesamten Körper, der sich durchgehend in einer geraden Linie befindet.
3. Ziehen Sie den rechten Ellbogen und das linke Knie diagonal unter dem Körper zusammen, bis sich Ellbogen und Knie beinahe berühren. Strecken Sie Arm und Bein wieder aus und kommen Sie zur Ausgangsposition zurück. Wiederholen Sie den Bewegungsablauf auf der jeweils anderen Seite.

Hinweis: Hier wird durch ein ausgewogenes Zusammenspiel nahezu aller Muskeln der gesamte Körper gefordert. Besonders die untere Rücken-, die Gesäß- und die tief liegende Muskulatur, die die Wirbelsäule stützt, spannen sich an und arbeiten.

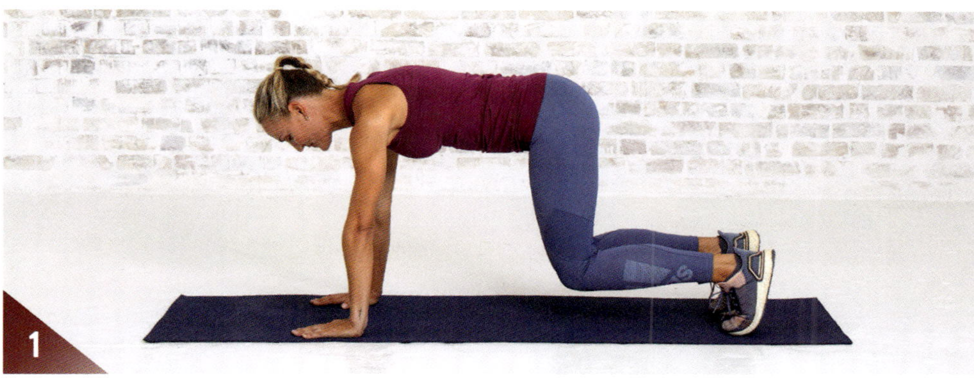
1

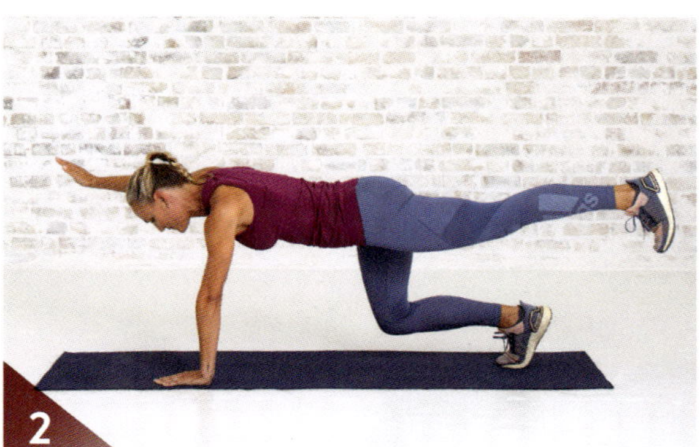
2

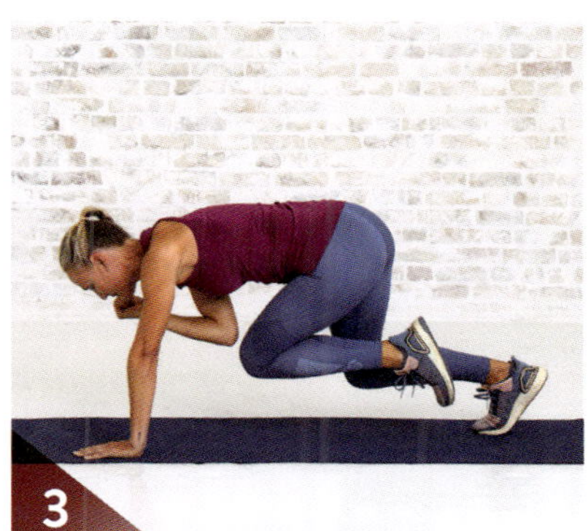
3

Beckenheben

1. Legen Sie sich auf den Rücken, strecken Sie die Arme neben dem Körper aus und stellen Sie die Füße auf. Zur Intensitätssteigerung klemmen Sie sich ein Handtuch zwischen die Knie, das Sie während der Übung fest zusammendrücken.
2. Lösen Sie das Gesäß vom Boden und heben Sie das Becken so weit an, dass Oberkörper und Oberschenkel eine Linie bilden. Senken Sie das Becken wieder ab, es bleibt aber in der Luft.

Hinweis: Zum Kennenlernen der Übung können Sie auch ohne Beindruck nach innen, also ohne Handtuch, arbeiten. Umgekehrt werden Ihre Muskeln intensiver gefordert, je schwerer der Gegenstand zwischen den Knien ist.

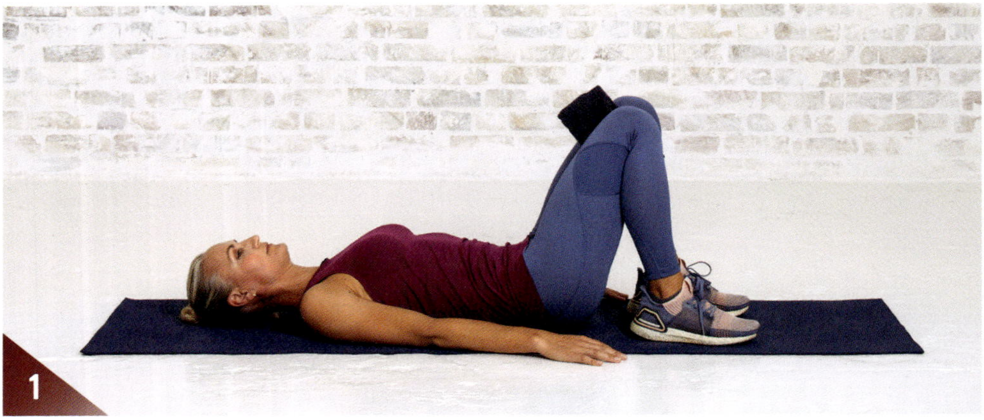

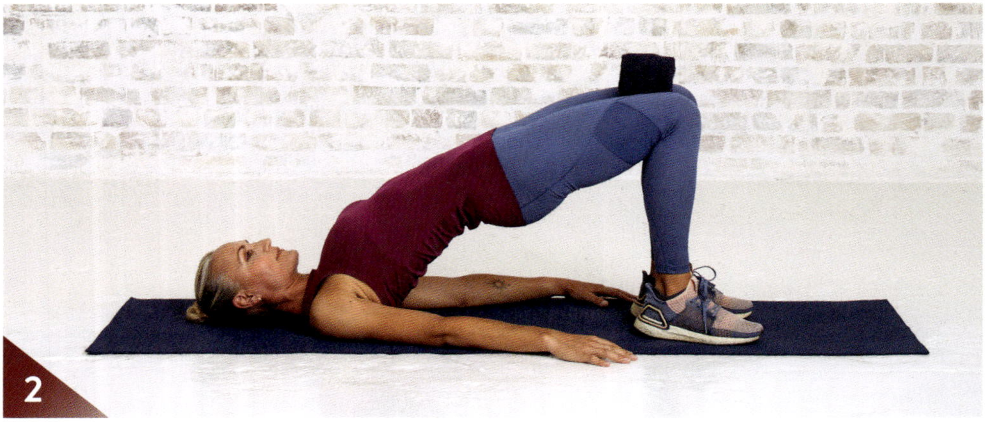

V1 Einbeiniges Beckenheben

1. Legen Sie sich auf den Rücken und stellen Sie die Füße auf. Platzieren Sie die Arme seitlich nah am Körper auf der Matte, der Hinterkopf liegt entspannt ab. Richten Sie den Blick nach oben. Heben Sie den linken Fuß an und halten Sie das linke Bein im Knie und in der Hüfte um etwa 90 Grad angewinkelt.
2. Schieben Sie mit der Kraft aus der Gesäßmuskulatur das Becken nach oben Richtung Decke. Spüren Sie die Spannung und halten Sie die Position kurz, bevor Sie die Hüften wieder absenken. Legen Sie das Gesäß nicht ganz ab. Halten Sie das abgehobene Bein während der ganzen Übung rechtwinklig gebeugt. Wechseln Sie erst nach allen Wiederholungen die Seite.

Hinweise:

- Spannen Sie den Po am höchsten Punkt extrafest an und halten Sie die Spannung in der Körperrückseite.
- Die Übung wird etwas leichter, wenn Sie das angehobene Bein auf dem Oberschenkel absetzen, das Knie zeigt dann nach außen.
- Zur Steigerung stellen Sie den unteren Fuß auf ein Kissen oder ein Handtuch. Diese Instabilität fordert Ihre Rumpfmuskulatur zusätzlich.

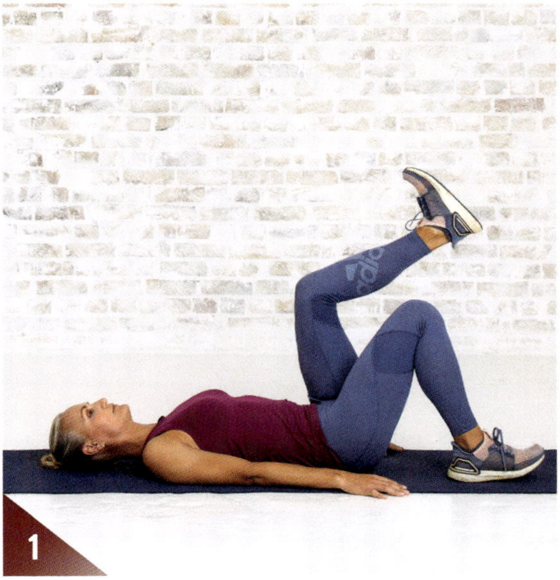

1

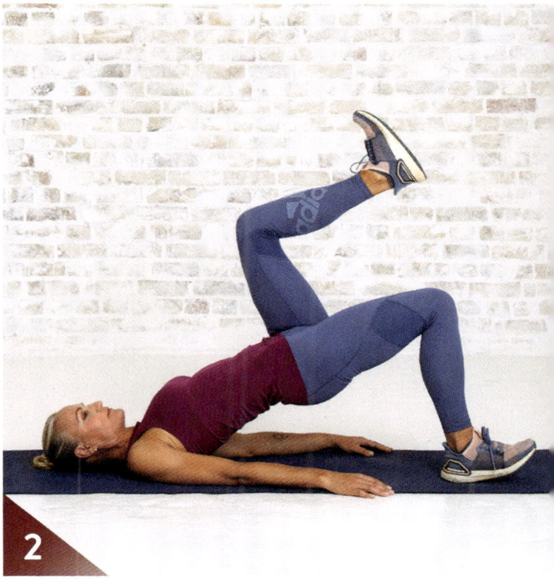

2

V2 Beckenheben ohne Arme

1. Legen Sie sich auf den Rücken, strecken Sie die Arme neben dem Körper aus und stellen Sie die Füße auf, sodass die Beine im Knie 90 Grad gebeugt sind. Die Füße und Kniegelenke sind hüftbreit voneinander entfernt. Strecken Sie beide Arme Richtung Decke und legen Sie die Handflächen aneinander. Heben Sie das linke Bein rechtwinklig an. Nur die Fersen aufsetzen und die Zehen Richtung Schienbein ziehen. Die Arme Richtung Decke strecken und die Handflächen aufeinanderlegen. Nun das linke, angewinkelte Bein vom Boden lösen.
2. Heben Sie die Zehen des Standbeins, sodass nur noch die Ferse auf dem Boden steht. Heben Sie das Gesäß und das Becken so weit wie möglich nach oben, ohne die Hüften zu kippen. Spannen Sie dafür die Gesäßmuskulatur fest an. Halten Sie diese Position kurz und senken Sie dann das Becken wieder ab, ohne es komplett abzulegen. Setzen Sie ohne Pause zur nächsten Wiederholung an.

Hinweis: Atmen Sie mit dem Beckenheben aus und beim Senken des Beckens ein.

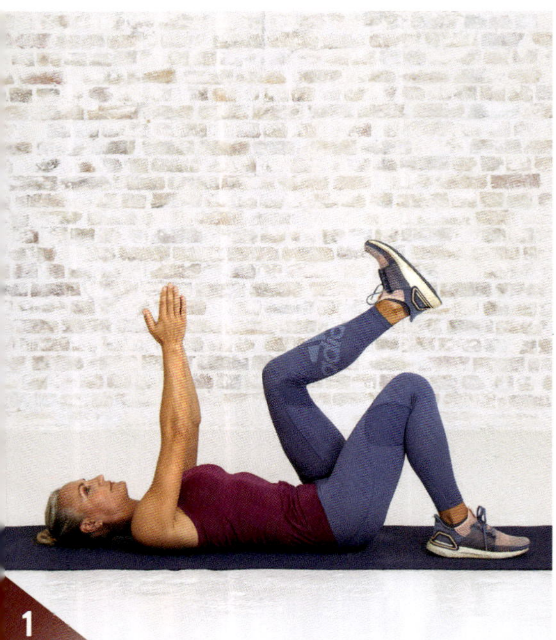

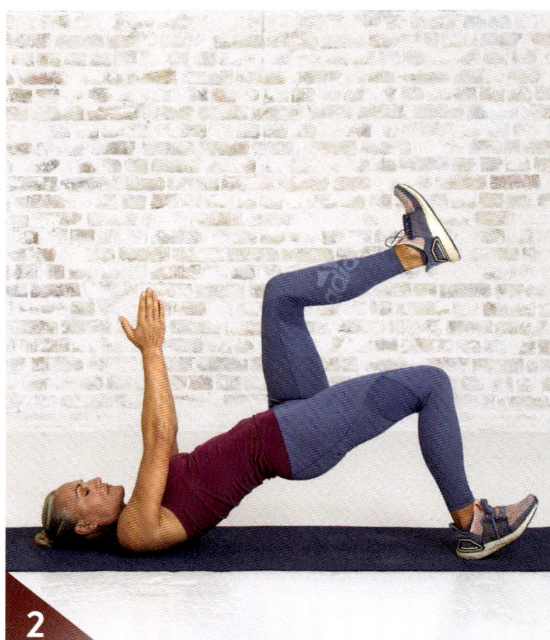

Bear Walk

1. Kommen Sie in die Liegestützposition. Platzieren Sie die Hände senkrecht unter den Schultern, stellen Sie die Füße hüftbreit auf, richten Sie den Körper in einer geraden Linie aus. Halten Sie den Rumpf unter Spannung.
2. Steigen Sie nun mit dem linken Fuß einen großen Schritt nach vorn und platzieren Sie ihn außen neben Ihrer Hand.
3. Springen Sie mit diesem Fuß zurück in die Ausgangsposition und platzieren Sie gleichzeitig den rechten Fuß vorn außen neben Ihrer rechten Hand.

Hinweis: Versuchen Sie, mit dem Fuß jeweils auf Handhöhe zu kommen. Der hintere Fuß bleibt möglichst mittig in einer Linie zwischen beiden Händen.

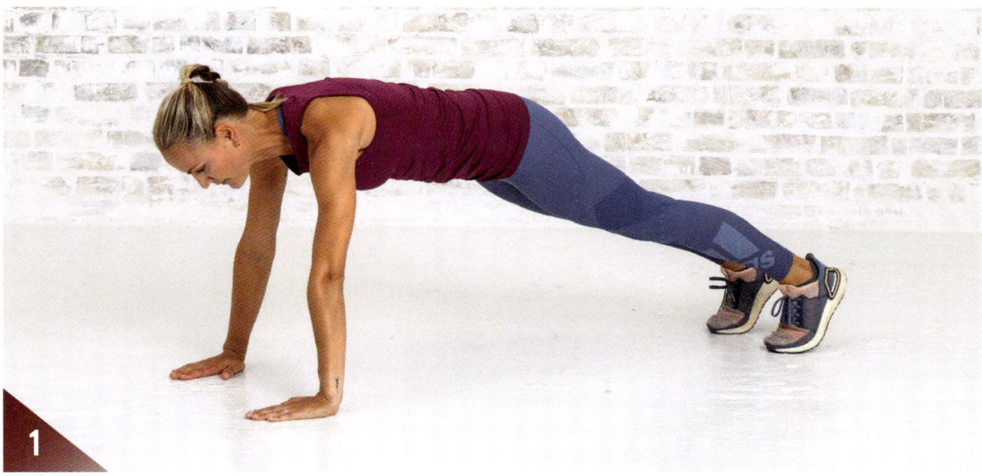
1

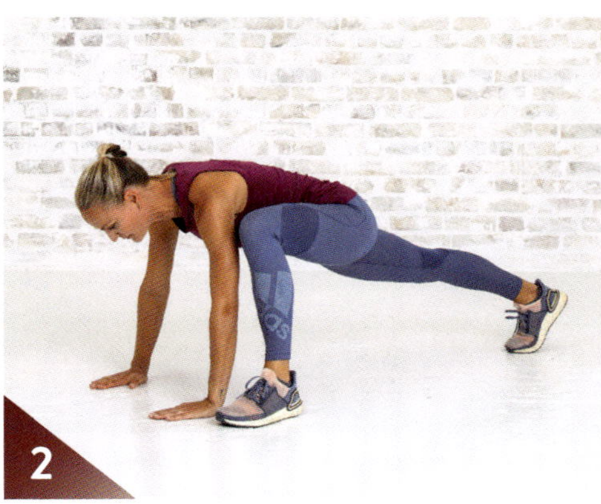
2

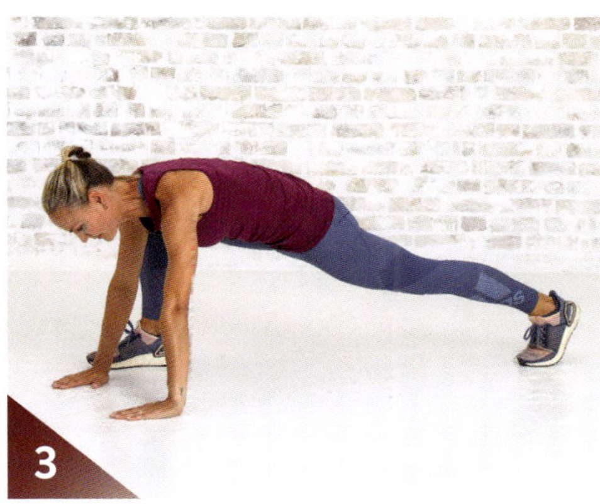
3

Bicycle Crunch – wechselseitiges Beinstrecken

1. Legen Sie sich auf den Rücken und strecken Sie die Arme neben dem Oberkörper gerade aus, jedoch ohne sie abzulegen; die Handflächen zeigen dabei zum Boden. Heben Sie beide Beine an und winkeln Sie sie in der Luft um 90 Grad an, sodass sich die Unterschenkel in der Waagerechten befinden, die Knie etwa über der Hüfte.
2. Strecken Sie dann das linke Bein nach vorn aus, sodass es möglichst parallel zum Boden in der Luft schwebt.
3. Wechseln Sie dynamisch die Beinposition, sodass nun das linke Bein gebeugt und das rechte Bein nach vorn gestreckt ist.

Hinweis: Die Bauchmuskeln sind während der Ausführung permanent so angespannt, dass der untere Rücken den Kontakt zum Boden behält.

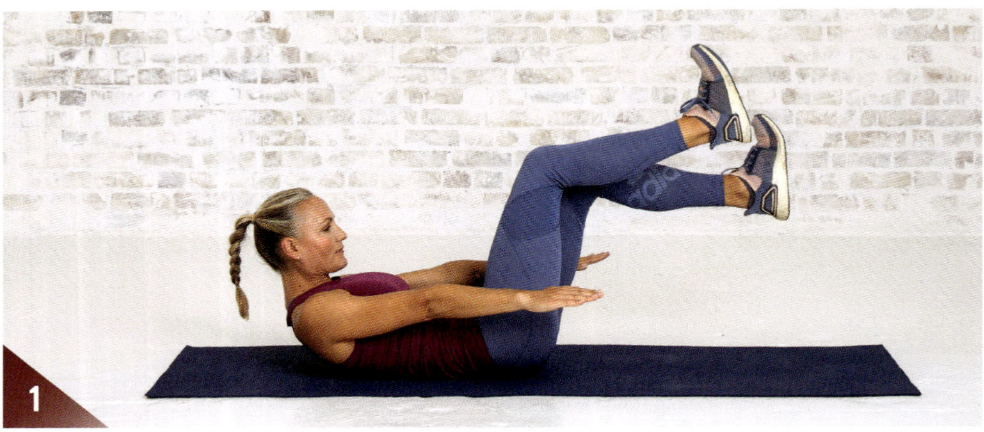
1

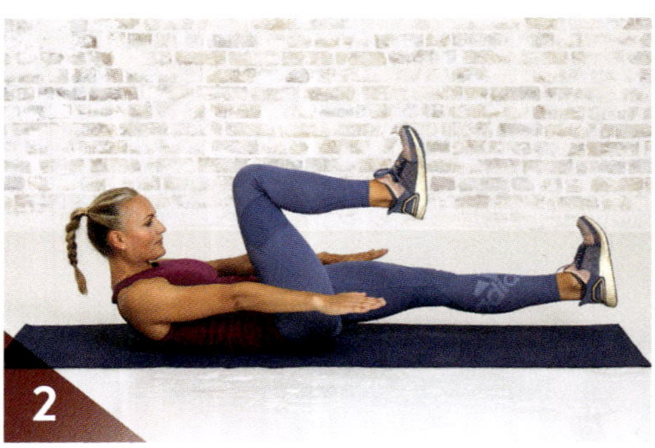
2

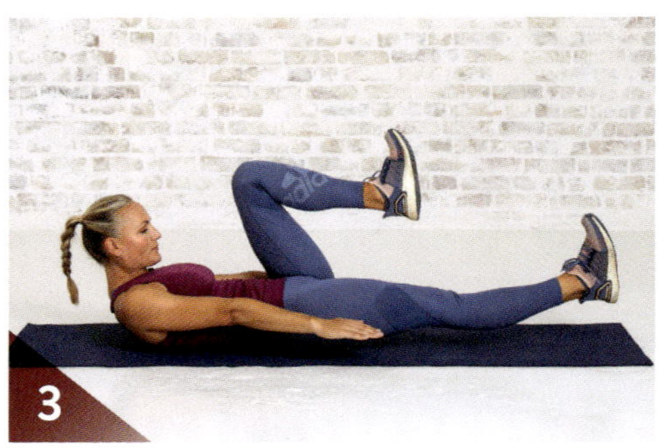
3

V1 Bicycle Crunch – mit gestreckten Armen und Beinen

1. Legen Sie sich auf den Rücken. Strecken Sie ein Bein nach vorn aus und heben Sie das andere Bein angewinkelt nach oben. Heben Sie auf der Seite des gestreckten Beins den Arm nach vorn. Strecken Sie den gegenüberliegenden Arm nach hinten über den Kopf. Arme und Beine sind vom Boden angehoben. Heben Sie den Kopf an und ziehen Sie das Kinn in Richtung Brustbein.

2. Wechseln Sie in einer fließenden Bewegung gleichzeitig die Arm- und Beinstellung. Berühren Sie mit der nach vorn gestreckten Hand jeweils den Fuß des gegenüberliegenden Beins. Drücken Sie den unteren Rücken fest in die Matte und halten Sie die Spannung in der Bauchmuskulatur. Ziehen Sie die Knie jeweils möglichst weit zur Brust.

Hinweise:

- Um die Intensität zu reduzieren, legen Sie jeweils das untere Bein auf dem Boden ab. Leichter wird es außerdem, wenn Sie mit der Hand das Knie berühren und so wechselseitig fortfahren.
- Zur Intensitätssteigerung erhöhen Sie das Tempo. Achten Sie aber auch dann auf eine saubere Ausführung.

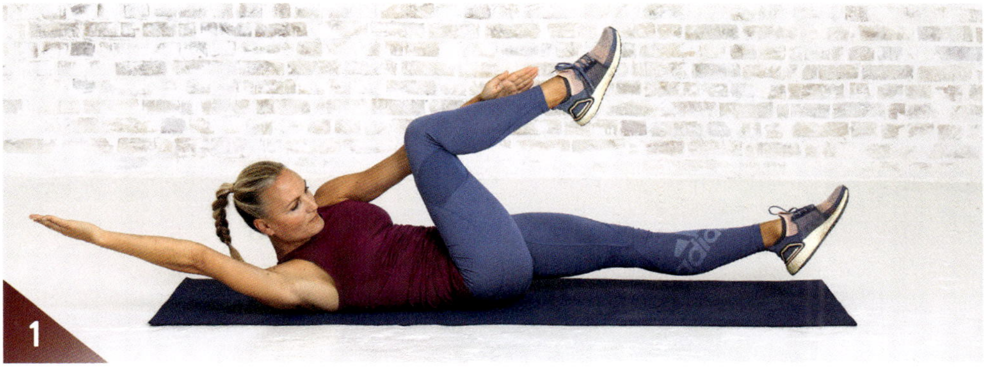
1

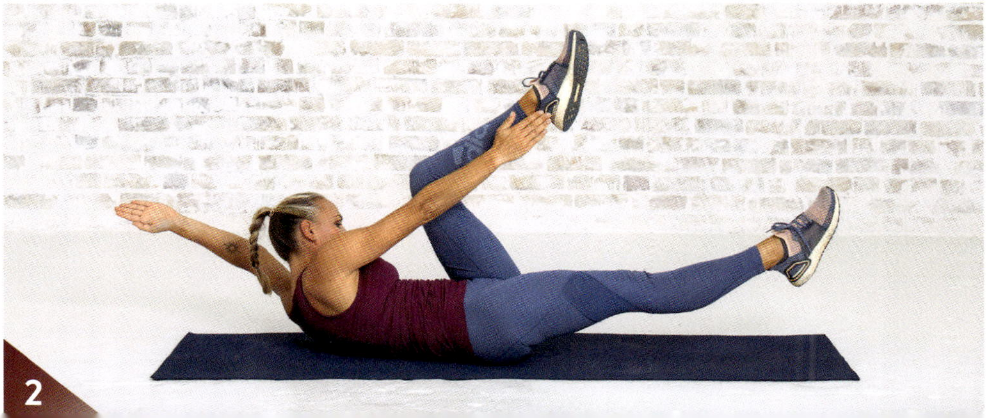
2

V2 Diagonaler Bicycle Crunch

1. Legen Sie sich auf den Rücken und legen Sie die Hände seitlich am Kopf an. Die Ellbogen zeigen zu den Seiten nach außen. Spannen Sie die Bauchmuskulatur an und heben Sie den Schultergürtel leicht vom Boden ab. Heben Sie die Beine ein paar Zentimeter vom Boden ab und strecken Sie sie aus. Ziehen Sie das rechte Knie zum Oberkörper und gleichzeitig die linke Schulter zum rechten Knie. Dabei löst sich das linke Schulterblatt vom Boden.
2. Wechseln Sie die Seite, sodass sich Knie und Ellbogen diagonal immer vor dem Körper zusammenziehen. Fahren Sie ohne Pause in einer fließenden, dynamischen Bewegung von einer zur anderen Körperseite fort.

Hinweise:

- Ziehen Sie Knie und Ellbogen mithilfe der Bauchmuskulatur zusammen, nicht mit Schwung. Achten Sie darauf, das Bein immer wieder ganz zu strecken, bevor Sie es wieder anziehen.
- Halten Sie den Bereich der Lendenwirbelsäule so ruhig wie möglich.
- Sollte die Seitdrehung noch etwas zu intensiv sein, führen Sie die Übung mit gestreckten Armen aus (Seite 268). Dabei berührt die Hand den Fuß des angezogenen Beins.

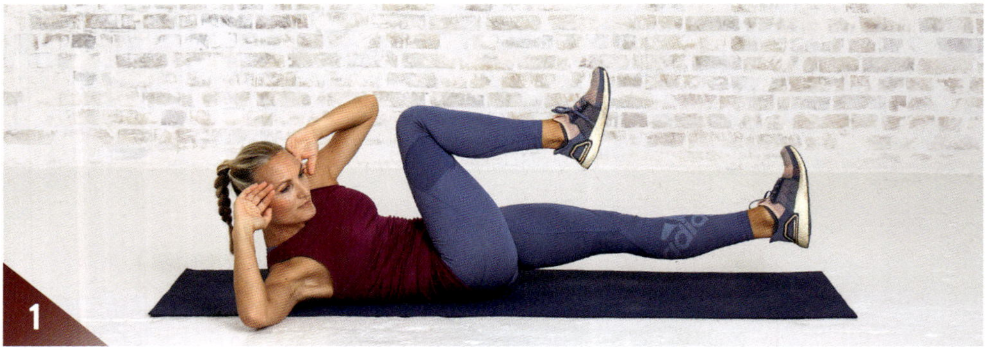

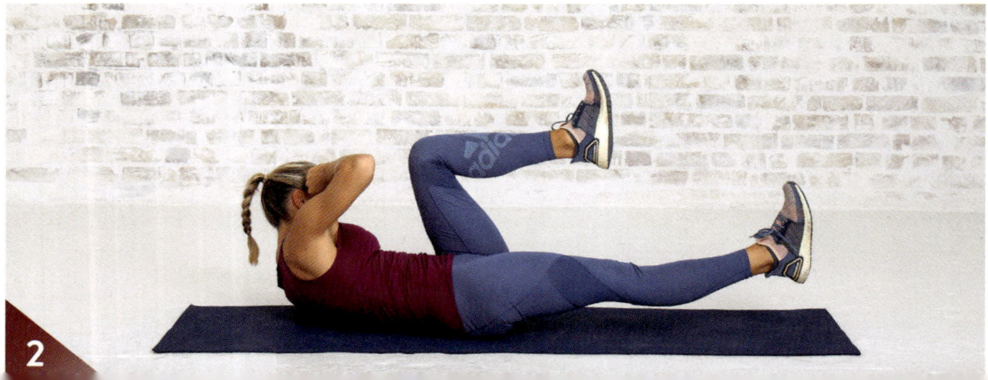

Selbstcheck Phase 2 – ziehen Sie Bilanz

Na, wie viele der kleinen, aber entscheidenden Schritte für diese Woche haben Sie getan? Setzen Sie möglichst viele Hinweise um und Sie werden abnehmen, ohne dass Sie mit harten Einschnitten ins tägliche Leben rechnen müssen.

Trainingsdauer und Aktivität

Zählen Sie zusammen, wie viele Minuten Sie sich abseits Ihrer Gewohnheiten zusätzlich bewegt haben.

Mein wöchentliches Aktivitätslevel beträgt ______ Minuten.

Intensität

Die Übungen sollten jetzt schon vertrauter sein. Sie fühlen sich kräftiger und sind motiviert zum Weitermachen. Ermitteln Sie die durchschnittliche Anstrengung.

1	2	3	4	5

Meine Trainingsintensität beträgt: ______

Ruhepuls

Lassen Sie sich durch Ihren Puls coachen: Ein über Wochen abnehmender Ruhepuls ist ein Zeichen für ansteigende Form. Ein plötzlich um acht bis zehn Schläge erhöhter Wert kann im Gegensatz dazu auf Stress oder etwa einen Infekt hinweisen.

Mein Ruhepuls beträgt ______ Schläge pro Minute.

Selbstcheck

Nehmen Sie sich kurz Zeit, die folgenden Fragen zu beantworten. Je öfter Sie ein »Ja« ankreuzen, desto näher sind Sie Ihren Zielen.

- Sie sind dabei, Ihre Essgewohnheiten zu hinterfragen und Ihre wahren Bedürfnisse zu erkennen. ☐ Ja ☐ Nein
- Sie haben Ihre Fitnessziele schriftlich formuliert und sichtbar zu Hause oder im Büro angebracht. ☐ Ja ☐ Nein
- Sie haben sich Zeiten der Ruhe und Entspannung gegönnt. ☐ Ja ☐ Nein

- Sie haben Ihren persönlichen Essrhythmus gefunden – Heißhungerattacken werden seltener und der Teufelskreis des Snackens ist durchbrochen. ☐ Ja ☐ Nein
- Sie planen jede Woche Zeit für sich ein, etwa jeden Tag eine Stunde oder am Wochenende einen ganzen Tag. ☐ Ja ☐ Nein
- Hin und wieder achten Sie bewusst auf Ihre Atmung. ☐ Ja ☐ Nein
- Sie greifen immer öfter zur Wasserflasche. Damit haben Sie auch das Trink-Training aufgenommen! ☐ Ja ☐ Nein
- Überall fit – so lautet Ihr Motto, und Sie sind auch im Alltag aktiver. ☐ Ja ☐ Nein
- Sie meinen es ernst mit der Kalorienrestriktion und haben einmal das Abendessen ausfallen lassen, um Intervallfasten auszuprobieren. ☐ Ja ☐ Nein

Ihre persönliche Bilanz: Wie weit bin ich schon?

1 bis 3 Ja-Antworten: Setzen Sie unbedingt neue Prioritäten. Geben Sie den neuen Verhaltensweisen in Ihrem Leben den Vorrang. Sie haben Priorität Nummer eins. Lassen Sie lieber etwas anderes als Ihr neues Vorhaben beiseite. Ihr neues Verhalten bedarf jetzt Ihrer Hauptaufmerksamkeit. Folgen Sie nicht länger Ihren eingefahrenen Verhaltensweisen. Nehmen Sie sich einen Tipp nach dem anderen vor und setzen Sie ihn um!

3 bis 5 Ja-Antworten: Herzlichen Glückwunsch! Sie beginnen, Verantwortung für Ihren neuen Lebensstil zu tragen. Überlegen Sie bei jeder Mahlzeit, ob sich etwas Obst und Gemüse einbauen ließe. Das Ändern weiterer eingefahrener Gewohnheiten wird bei Ihnen noch mehr Energie freisetzen und jede Menge positiver Überraschungen für Sie bereithalten.

5 bis 9 Ja-Antworten: Sie haben bereits erfolgreich Ihre Grenze erweitert! Sie werden in Zukunft Ihre Fitness genauso wie Ihr Wohlbefinden noch weiter steigern können. Sich im eigenen Körper wohlzufühlen ist pure Lebenslust. Verwöhnen Sie ihn weiter!

Es geht weiter voran!

Beginnen Sie jetzt, mehr auf Ihre innere Stimme zu hören, denn auch die werden Sie jetzt wieder deutlicher wahrnehmen. Fragen Sie sich daher auch abseits der Checkergebnisse: »Habe ich all das geschafft, was ich mir zu Beginn des Programms vorgenommen habe, oder bin ich zwischendurch doch schwach geworden?« Wenn ja, lassen Sie den Kopf nicht hängen. Ein Rückfall in alte Verhaltensmuster ist kein Beinbruch. Häufig sind mehrere Versuche nötig, um ans Ziel zu kommen. Werten Sie die Fehlversuche nicht als Scheitern, sondern als Erfahrung, aus der Sie lernen können. Warum wurde ich schwach? Was muss ich das nächste Mal besser machen? Was ist Ihnen in den vergangenen Tagen am schwersten gefallen? Die Ernährungsumstellung, die Aktivität, die Entspannung oder das Workout? Vielleicht fallen Ihnen noch weitere Punkte ein?

Aufgabe:
Bitte analysieren Sie ehrlich, was Ihnen das regelmäßige Training und die eine oder andere Umstellung im Alltag gebracht haben. Legen Sie eine Plus-Minus-Liste an, in der Sie Ihr aktuelles Lebensgefühl mit dem von vor drei Wochen vergleichen, und ziehen Sie Bilanz. Notieren Sie Positives und Negatives auf einen Zettel. Sie werden sehen: Die positiven Effekte überwiegen bei Weitem.

Beispiele:

- Sie fühlen sich einfach besser.
- Sie haben mehr Energie.
- Sie fühlen sich attraktiver und anziehender.
- Sie fühlen sich entspannter und gelassener.

Nehmen Sie die Übersicht als Ansporn, um in den nächsten Tagen und Wochen gezielt an Ihren Schwachpunkten zu arbeiten. Behalten Sie dabei immer Ihre ursprünglichen Ziele im Auge. Machen Sie sich täglich klar, wie Sie bisher Ihr Leben positiv verändert haben und was Sie noch erreichen wollen. So bauen Sie eine enge emotionale Bindung zu Ihren Zielen auf, was Ihnen zusätzlich Energie schenkt.

Bereiten Sie sich nun auf das Finale vor: Gehen Sie die Phasen der Veränderung durch. Machen Sie sich noch mal bewusst, was Sie ändern müssen. Stärken Sie den Glauben an Ihre Fähigkeit zur Veränderung. Erinnern Sie sich an Ihre persönliche Verpflichtung gegenüber Ihrem Vorhaben. Üben Sie sich noch einmal in Disziplin und halten Sie an Ihren Zielen fest.

SO HÄLT DAS LONGEVITY-TRAINING NOCH LÄNGER

Sie haben eine Menge erreicht. Ihre Prioritäten haben sich deutlich verändert. Ihr Organismus hat sich umgestellt und an die regelmäßige Bewegung gewöhnt. Sie haben eine neue Homöostase erlangt, ein neues körperliches Gleichgewicht zwischen den Kräften, die Sie altern lassen, und den Kräften, die die Alterung verlangsamen. Wie geht's weiter? Lassen Sie jetzt bloß nicht nach. Nutzen Sie die positive Energie Ihrer Trainingserfolge in Ihrem Alltag. Nehmen Sie Ihr neues Bewegungsgefühl in Ihren neuen Lebensabschnitt mit! Setzen Sie Ihr Training fort. Trainieren Sie kontinuierlich und konsequent weiter. Passen Sie sich immer wieder neu an, um die Biologie des Alterns auch weiterhin auf Ihrer Seite zu haben. Gehen Sie dabei Ihren eigenen Weg, behalten Sie bei, was Ihnen guttut, und vor allem: Bleiben Sie konsequent!

Bereit für weitere Erfolge? So können Sie ein Leben lang stark bleiben

Zu Beginn des Trainings werden Sie mit schnellen Erfolgen belohnt, da bereits geringe Trainingsreize ausreichen, um Ihre Muskeln zu stärken. Anschließend nehmen die Steigerungsraten aber stetig ab. Durch das regelmäßige Training hat sich Ihr Körper den gewachsenen Ansprüchen angepasst. Um eine kontinuierliche Leistungssteigerung zu gewährleisten, folgen Sie deshalb dem Prinzip der allmählichen Belastungssteigerung, indem Sie Ihre Leistungsgrenze regelmäßig alle sechs bis acht Wochen anheben. Je besser Sie werden, desto härter müssen Sie jedoch für Ihre Fortschritte trainieren. Grundsätzlich gilt:

- Erhöhen Sie die Trainingshäufigkeit. Trainieren Sie zum Beispiel besser drei- statt zweimal pro Woche. Auch andere Aktivitäten zählen, wie ein leichtes Ausdauerprogramm.
- Dehnen Sie den Trainingsumfang aus. Integrieren Sie eine zusätzliche Übung.
- Erweitern Sie die Belastungsdauer. Führen Sie die Belastungseinheiten länger aus.
- Steigern Sie die Belastungsdichte. Verkürzen Sie die Pausen zwischen den Serien!

- Variieren Sie die Bewegungsgeschwindigkeit während eines Intervalls. Trainieren Sie variabler. Führen Sie die einzelnen Übungen mal langsamer und mal schneller aus. Ein Beispiel: Zählen Sie mit! Bei einer Druckübung wie dem Liegestütz bewegen Sie sich auf »eins« schnell nach oben und auf »eins, zwei, drei« langsam nach unten – und umgekehrt.

Achten Sie auf folgende Signale und erkennen Sie, wann der richtige Zeitpunkt gekommen ist, das Training zu variieren:

- Sie haben nicht das Gefühl, beim Training Ihre Grenzen zu erreichen.
- Das Training ermüdet Sie nicht mehr.
- Sie hatten schon seit Monaten nicht mehr die Spur eines Muskelkaters.

Kleine Schritte – große Wirkung

Auch durch die Übungsauswahl und Ausführung kann die Intensität stufenweise erhöht werden. Mit diesen Extra-Herausforderungen können Sie sich weiter steigern:

- vom Einfachen zum Komplexen
- vom Leichten zum Schweren
- von großen zu kleinen Unterstützungsflächen
- von einem stabilen zu einem instabilen Untergrund
- von einem niedrigen zu einem hohen Widerstand
- von langsamen zu schnellen Bewegungen
- von einfachen zu schwierigen Ausgangspositionen

Eine Belastungssteigerung in kleinen Schritten hilft auch, Überlastungserscheinungen des Bewegungsapparates vorzubeugen. Sie erlauben auf diese Weise Ihrem Bindegewebe und Ihren Sehnen, sich den gestiegenen Trainingsanforderungen anzupassen! Um Ihren Körper nicht unnötig zu strapazieren, sollten Sie beim Aufbau von neuer Muskelmasse besser nicht zu schnell vorgehen, da diese passiven Strukturen wesentlich langsamer an entsprechender Festigkeit gewinnen. Trainieren Sie nach dem Motto »Optimal statt maximal!« und ersparen Sie sich so unfreiwillige Trainingspausen.

Goldene Regeln

1. **Vor jeder Belastungssteigerung gilt: Optimieren Sie Ihre Übungsausführung. Wer sich mit einer schlechten Form verausgabt, riskiert Verletzungen.**
2. **Gehen Sie es im Zweifelsfall lieber langsam an. Egal, ob Sie die Trainingshäufigkeit oder das Tempo erhöhen oder die Intensität durch eine schwere Übungsvariation steigern, denken Sie immer daran, dass kleine Steigerungen zu den besten Ergebnissen führen.**

Starke Varianten für mehr Abwechslung

Nutzen Sie Ihr momentanes Umfeld, um das Workout zu variieren. Gestalten Sie die Übungen einfacher oder schwerer, indem Sie zum Beispiel:

- Stühle oder eine Treppenstufe benutzen, um den Körperschwerpunkt beziehungsweise die Arm- und Beinposition zu verändern.
- Klimmzüge an einer soliden Türzarge machen.
- mit einem Handtuch oder Kissen die Zugbewegungen variieren oder es als instabilen Untergrund nutzen, um das Balancegefühl zu fördern (für solche Zitterpartien sind auch Kissen oder Bälle bestens geeignet).
- Selbstverständlich können Sie die Intensität auch perfekt über die Arm- und Beinposition (weiter oder enger) individuell dosieren.

Zudem kann es nicht schaden, wenn Sie selbst kreativ werden und die Übungen in Ihrem Workout hin und wieder variieren.

Heben Sie Ihre neu gewonnene Fitness aufs nächste Level

Wenn Sie nun für den Rest Ihres Lebens weiterhin ein Training auf dem jetzt erreichten Niveau absolvieren würden, blieben Sie immer in sehr guter Form. Das ist hervorragend. Wer möchte, kann sich aber auch noch weiter steigern. Diese Stufe ist daher einerseits der Feinschliff für Ihre Muskeln. Hier geht es ans Eingemachte. Das Bedürfnis, seinen Körper zu spüren und die Muskeln im wahrsten Sinne des Wortes spielen zu lassen, geht in dieser dritten Phase des Trainings in Erfüllung. Der Fokus liegt hier darauf, verschiedene Bewegungen gleichzeitig auszuführen, zum Beispiel einen Ausfallschritt kombiniert mit einer zusätzlichen Beugung zur Seite oder Sprünge in einem hohen Tempo. Durch diese Erweiterungen entstehen smarte Übungen, die dem natürlichen Bewegungsfluss folgen und in ihrer Intensität individuell dosiert werden können. Besonders wirkungsvoll ist die Kombination von geschmeidigen Abschnitten mit dynamischen oder explosiven.

Auf die Schnelle – auspowern für noch mehr Fitness

Obendrein wird nebenbei Ihre Balance geschult. Denn sobald die Ausgangsposition instabil wird, muss der Körper automatisch darauf reagieren und sich entsprechend anpassen. Beim Ausbalancieren sind nämlich permanent kleine Bewegungskorrekturen notwendig. Das Nervensystem steuert diese Bewegungen, es wird also hochgradig gefordert. Und dies verbessert die sogenannte sensomotorische Leistungsfähigkeit, das Zusammenspiel von Wahrnehmung und Bewegung. Damit holen Sie alles aus jeder aktivierten Muskelfaser heraus. Das Training wird so intensiver und fordert neben den großen Muskelgruppen auch die kleinen stabilisierenden Kraftpäckchen, die den Körper im Gleichgewicht halten. Sie bringen dabei bis zu 15 Prozent mehr Leistung als bei einem konventionellen Krafttraining. Durch die Stimulation der tiefen Rückenmuskulatur bekommt das Workout zugleich einen präventiven Charakter.

Die Intensität steigt auf jeden Fall. Die Devise lautet weiterhin: kurz, aber hart. Ab hier sind der Intensität nach oben keine Grenzen mehr gesetzt. Das geht nicht ohne Schweißvergießen. Wichtig ist: Geben Sie bei jeder Übung während des Zirkels die letzten zehn Sekunden noch einmal alles! Achten Sie darauf, immer alle Übungen schnell und gleichzeitig sauber auszuführen. Spannen Sie die trainierten Muskeln zusätzlich an, konzentrieren Sie sich auf die Bewegungsausführung. Bei den Cardio-Übungen heißt es noch einmal volle Power.

PHASE 3

Auf dem Peak – Ihr fittestes Ich

Die Belastung und Intensität des Trainings führen Sie schnell an Ihre Grenzen. Daher ist dieses Training nichts für Einsteiger, sondern als Krönung des 8-Wochen-Programms gedacht. Schließlich haben Sie die zwei vorangegangenen Aufbauphasen auch gründlich darauf vorbereitet. Planen Sie zunächst einen Tag in der Woche für dieses intensive Workout ein.

Sollten bei der einen oder anderen Übung Probleme auftreten, ist das noch lange kein Grund für einen Motivationsknick. Schöpfen Sie einfach aus dem Workout-Fundus der vorangegangenen Wochen und greifen Sie auf eine der vorherigen Übungen zurück.

So geht's rund – Phase 3 im Überblick

Plyometrisches Training ist ein intensives Kraft- und Sprungtraining, bei dem auf Geschwindigkeit und Reaktion trainiert wird. Es arbeitet mit kraftvollen, explosiven Bewegungen, die mit möglichst wenig Bodenkontakt auskommen sollten. Dadurch werden Koordination, Schnelligkeit und Kraft verbessert. Zudem schulen Sie Explosivität, Stabilität, Mobilität und pushen Ihre Fettverbrennung, was Sie letztlich rundum fitter und jünger macht.

Ihr Workout-Plan

Einsteiger – Level 1	Trainierte – Level 2	Sportler – Level 3
20 Sekunden Belastung – 40 Sekunden Pause	20 bis 30 Sekunden Belastung – 30 Sekunden Pause	30 Sekunden Belastung – 30 Sekunden Pause
1 bis 2 Runden	2 Runden	2 bis 3 Runden, je nach Tagesform
1 Einheit pro Woche	1 bis 2 Einheiten pro Woche	2 bis 3 Einheiten pro Woche

Das ist wichtig:

- Für jedes Level gilt: Machen Sie 90 Sekunden Pause zwischen den einzelnen Runden.
- Es kommt bei den Sprüngen darauf an, dass Sie die Sprünge so schnell wie möglich ausführen. Passen Sie die Belastungszeit, wenn nötig, daher so an, dass Sie das Intervall mit voller Power durchziehen können.
- Die hohe Intensität ist hier entscheidend. Sie sollten die Belastung hierbei als »sehr schwer« einstufen (Skala auf Seite 172)

Phase 3			
Übung	**Übungsname**	**Seite**	**Dauer**
Warm-up			
1	Burpee	250	Von jeder Übung so viele Wiederholungen wie möglich, dazwischen 10 bis 20 Sekunden Pause
2	Seitstütz mit abgelegten Knien	252	
3	Walking Push-up	256	
4	Sumo-Kniebeuge	258	
5	Vierfüßler-Crunch	261	
6	Beckenheben	264	
7	Bear Walk	267	
8	Bicycle-Crunch	268	
Cool-down			

Kniebeuge mit Kick

1. Stellen Sie sich mit etwa doppelt hüft- bis schulterbreit geöffneten Füßen auf. Drücken Sie die Fersen fest in den Boden, drehen Sie sie am besten ein paar Grad nach außen. Spannen Sie die Rumpfmuskulatur an, schieben Sie das Gesäß nach hinten und halten Sie dabei den Rücken gerade. Halten Sie die Arme auf Brusthöhe.
2. Beugen Sie die Knie mit dem Einatmen in eine breite Kniebeuge. Schieben Sie das Gesäß so weit nach hinten, bis es unter Kniehöhe ist. Die Wirbelsäule bleibt gerade, der Blick geht geradeaus, die Kniegelenke bleiben hinter den Fußspitzen.
3. Schieben Sie die Hüfte mit dem Ausatmen kraftvoll nach vorn und strecken Sie die Beine. Verlagern Sie dabei das Gewicht auf ein Bein und kicken Sie das zweite explosiv nach vorn oben. Stellen Sie den Fuß wieder zurück in die Ausgangsposition und kommen Sie ohne Pause wieder nach unten in die Kniebeuge. Starten Sie sofort die nächste Wiederholung mit dem anderen Bein. Absolvieren Sie die Bewegung so dynamisch wie möglich und fahren Sie im Wechsel fort.

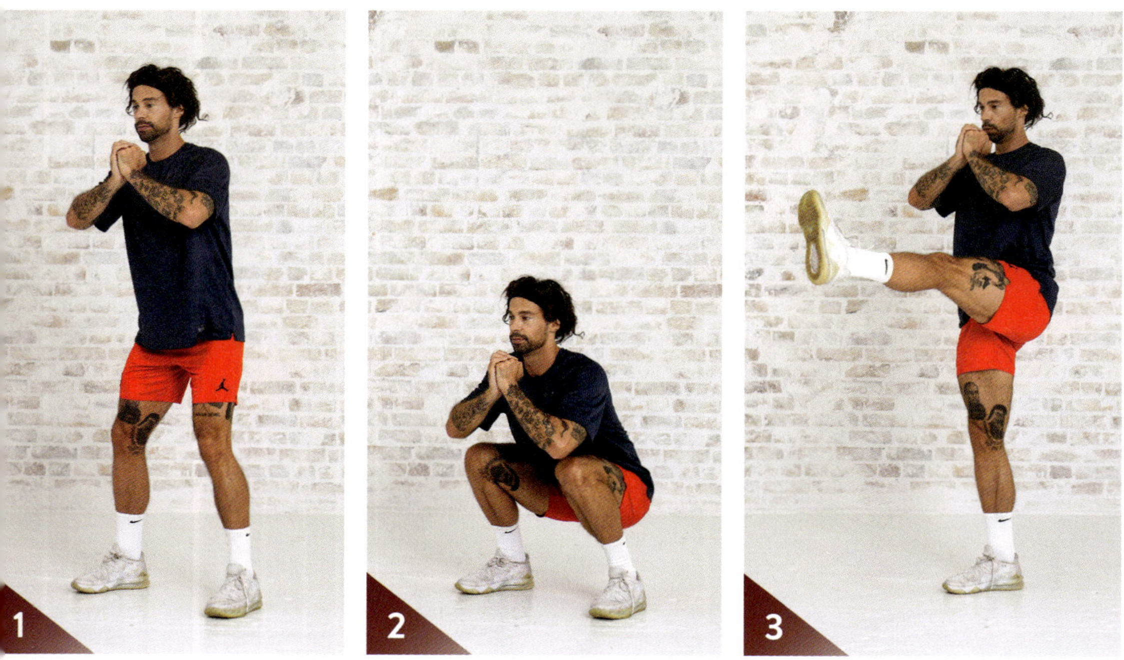

Liegestütz mit Rumpfdrehung

1. Kommen Sie in die Liegestützposition. Strecken Sie die Arme, jedoch ohne die Ellbogen durchzudrücken.
2. Senken Sie den Oberkörper bis knapp über den Boden ab.
3. Drücken Sie sich wieder nach oben in die Startposition und strecken Sie den linken Arm nach oben Richtung Decke. Der gesamte Oberkörper dreht sich mit auf. Folgen Sie dem Arm mit dem Blick und halten Sie das Becken stets gerade, sodass Sie in der Hüfte nicht absacken. Halten Sie die Position zwei bis drei Atemzüge und kommen Sie zurück in die Ausgangsposition. Wiederholen Sie die Übung auf die andere Seite.

Hinweise:

- Die Übung ist ideal für die Schultern und Arme, aber auch für den Gleichgewichtsinn und die Stabilität von Rumpf und Beinen.
- Wer noch unsicher ist, der legt beide Kniegelenke auf dem Boden auf und verzichtet auf den Liegestütz.
- Wenn Sie die Intensität steigern möchten, führen Sie die Übung in hohem Tempo und technisch korrekt aus oder intensivieren Sie die Ganzkörperspannung.

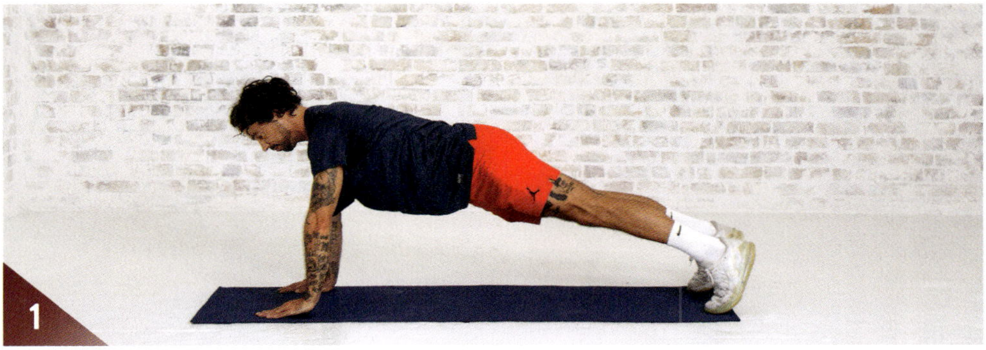

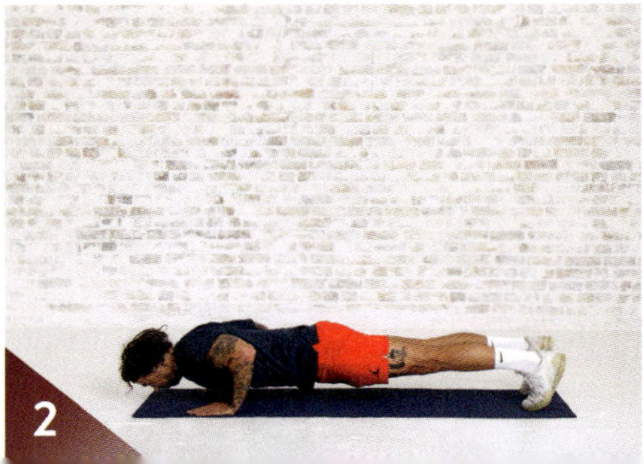

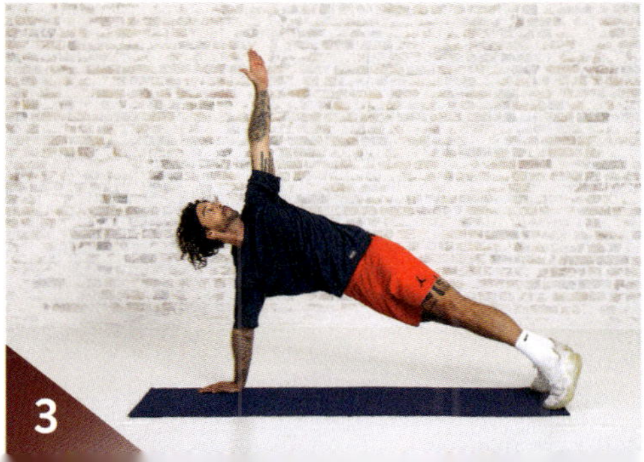

Ausfallschritt-Wechselsprünge

1. Steigen Sie mit dem linken Bein in einen tiefen Ausfallschritt nach vorn. Das linke Knie zeigt nach vorn, ragt aber nicht über die Zehenspitzen hinaus. Beide Knie sind im 90-Grad-Winkel gebeugt, der Oberkörper ist aufrecht, der Rumpf fest angespannt. Lassen Sie den linken Arm lang hängen, die Fingerspitzen zeigen Richtung Boden, und beugen Sie den rechten Ellbogen, heben Sie den Oberarm etwa auf Schulterhöhe an.
2. Drücken Sie sich aus dieser Ausgangsposition explosiv nach oben und springen Sie so weit wie möglich in die Luft.
3. Wechseln Sie während der Flugphase die Arm- und Beinposition und landen Sie in der umgekehrten Ausfallschrittposition. Nehmen Sie die Arme aktiv mit – nutzen Sie sie für die Sprungbewegung. Setzen Sie dann gleich zum nächsten Sprung an. Richten Sie den Blick geradeaus. Springen Sie im schnellen Wechsel weiter. Der Oberkörper bleibt stets aufgerichtet.

Hinweis: Für alle Sprungübungen gilt: Wärmen Sie sich vorher gut auf. Die einwirkenden Kräfte, insbesondere bei der Landung, sind hoch.

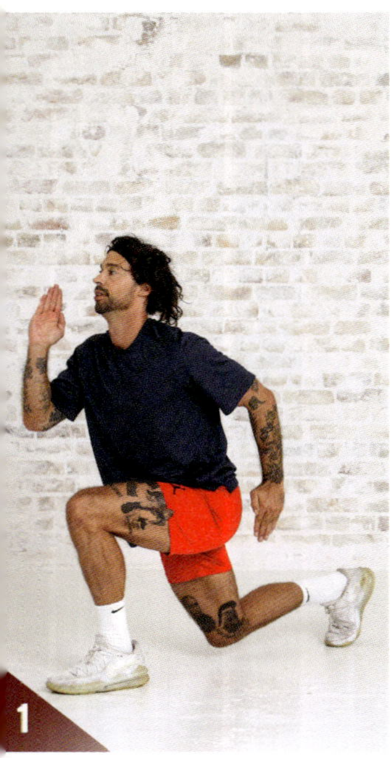

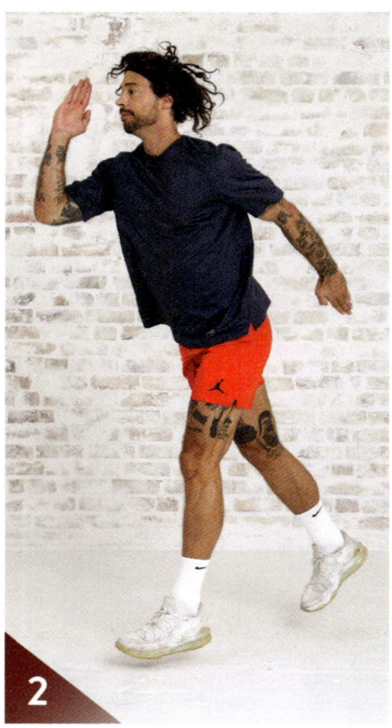

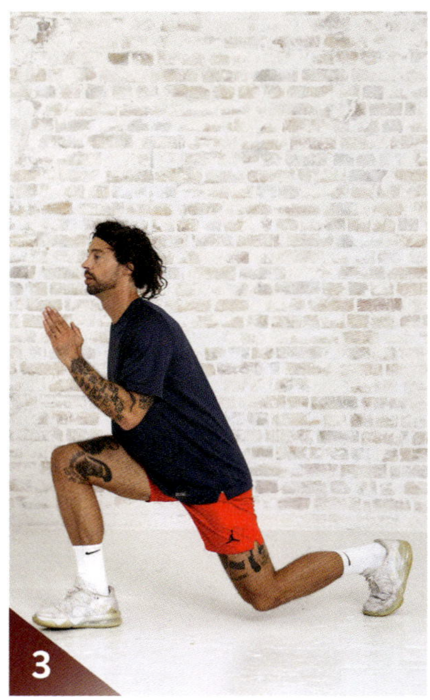

Breakdancer

1. Kommen Sie in eine Liegestützposition. Die Handgelenke befinden sich unter den Schultergelenken. Die Füße stehen etwas breiter als hüftweit auseinander.
2. Drehen Sie sich dynamisch zur linken Seite, heben Sie den linken Arm nach oben Richtung Decke und lösen Sie dabei das rechte Bein. Führen Sie es diagonal unter dem Körper hindurch zur linken Seite. Kommen Sie auf dem gleichen Weg zurück in die Ausgangsposition und führen Sie die Übung zur anderen Seite aus.

Hinweis: Alternativ können Sie in der Endposition auch die freie Hand zum freien Fuß führen. Dazu müssen Sie das Bein etwas höher strecken – diese Bewegung fordert Ihre Balance etwas mehr.

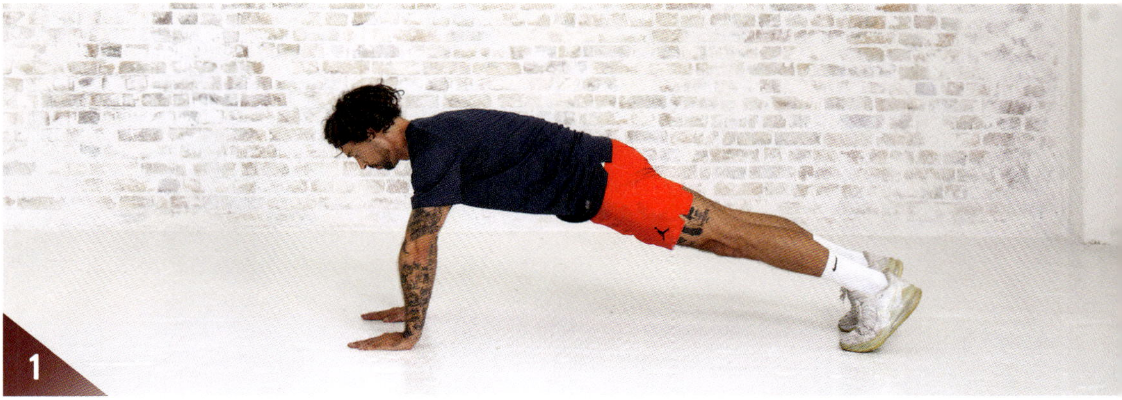

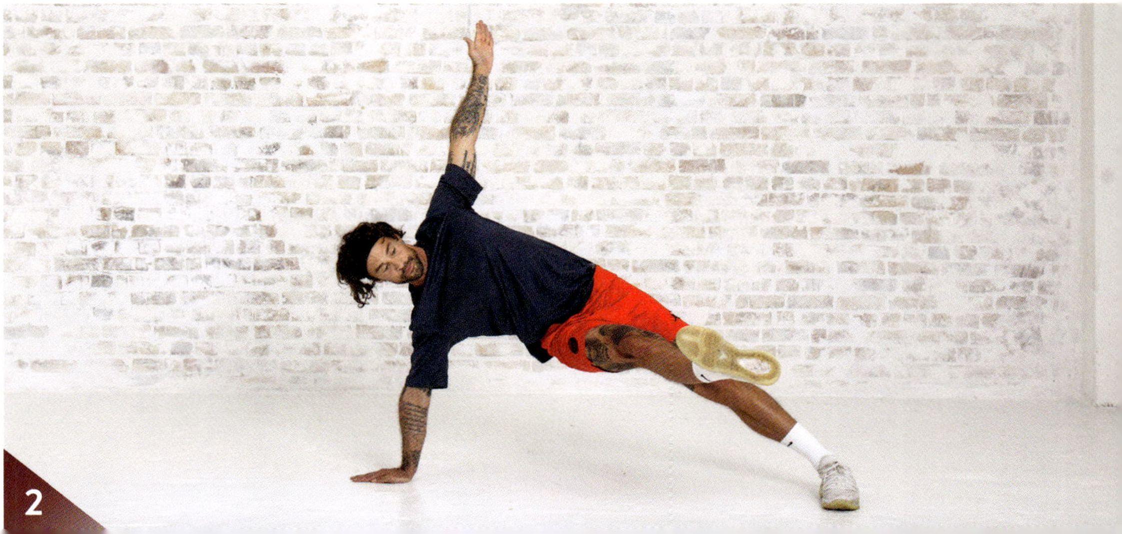

Sprünge aus der Kniebeuge

1. Stellen Sie sich etwa schulterbreit auf, legen Sie die Hände vor dem Brustbein zusammen.
2. Beugen Sie die Knie und senken Sie das Gesäß in die Position einer tiefen Kniebeuge ab. Achten Sie darauf, die Knie nicht über die Zehen hinauszuschieben. Pressen Sie die Hände vor der Brust zusammen.
3. Drücken Sie sich kraftvoll mit beiden Füßen vom Boden ab und springen Sie explosiv so hoch wie möglich. Landen Sie sanft und geräuschlos, um die wirkenden Kräfte möglichst abzufedern, indem Sie die Beine sofort wieder beugen und in die Ausgangsposition zurückkehren. Zügig geht es ohne Pause weiter.

Hinweis: Halten Sie den Rumpf aufrecht und die ganze Zeit unter Spannung.

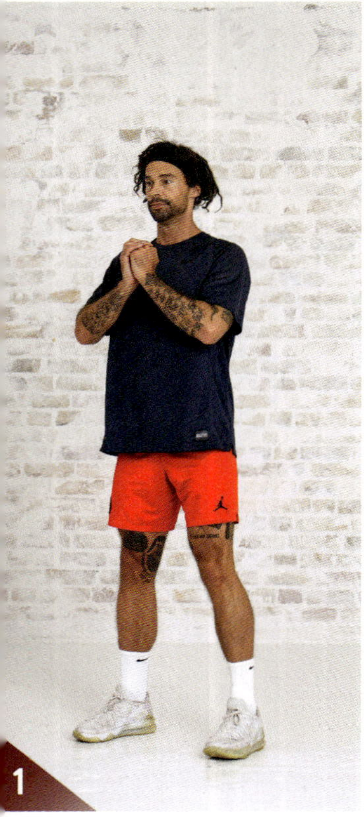

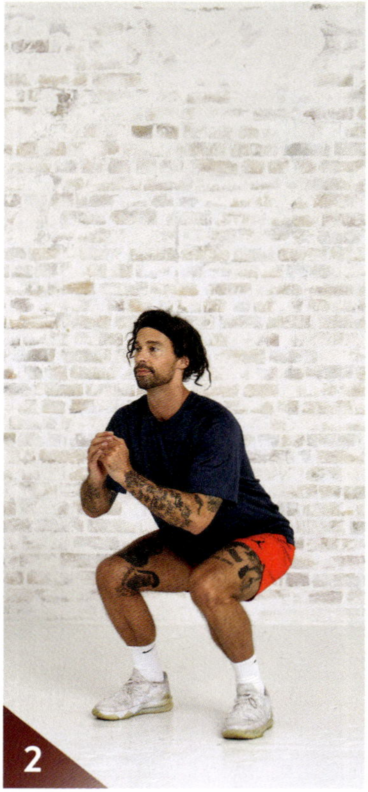

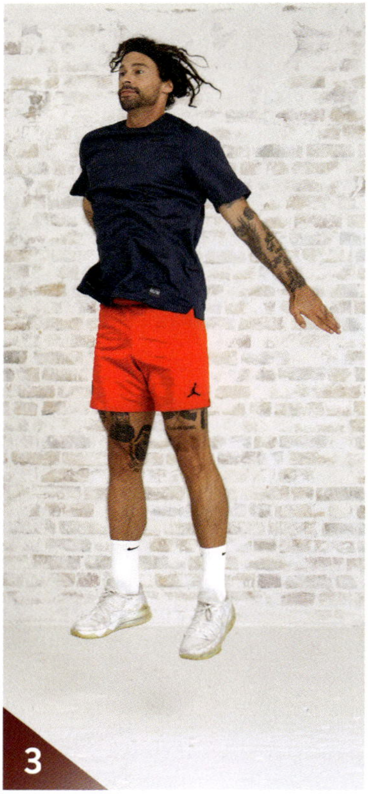

V Sprünge aus der tiefen Kniebeuge

1. Starten Sie den Strecksprung aus der Kniebeuge. Beugen Sie sich im schulterbreiten Stand nach unten, drücken Sie die Knie nach außen und schieben Sie das Gesäß nach hinten unten. Die Füße zeigen dabei leicht nach außen. Senken Sie die rechte Hand zum Boden und platzieren Sie die linke Hand an der Hüfte. Der Oberkörper neigt sich dabei leicht nach vorn, die Oberschenkel sind ungefähr parallel zum Boden. Spannen Sie die Rumpfmuskulatur an.
2. Drücken Sie sich so kraftvoll wie möglich mit beiden Füßen vom Boden ab. Richten Sie den Oberkörper auf, indem Sie die Hüfte nach vorn schieben, und springen Sie nach oben. Bringen Sie die Arme dabei vor der Brust zusammen. Atmen Sie aus.
3. Landen Sie weich und federnd mit gebeugten Knien in der Ausgangsposition, nun berührt die andere Hand den Boden.

Hinweise:

- Durch den Armwechsel wird zusätzlich die Koordination geschult.
- Führen Sie so viele saubere Wiederholungen aus wie möglich.

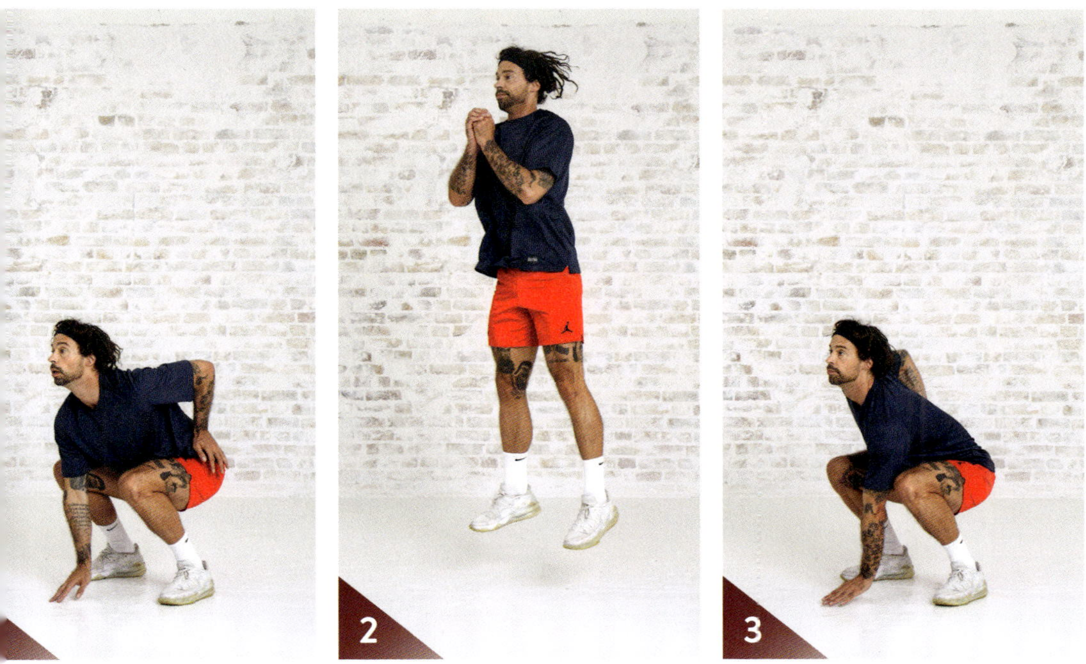

Sternförmiger Crunch

1. Setzen Sie sich auf den Boden, spannen Sie die Bauchmuskulatur, heben Sie beide Beine angewinkelt an und strecken Sie die Arme Richtung Knie. Blicken Sie geradeaus. Halten Sie hier die Balance.
2. Senken Sie den Oberkörper zurück Richtung Boden ab und strecken Sie Beine und Arme möglichst dicht über dem Boden lang aus. Halten Sie die Spannung für 1 bis 2 Atemzüge. Kommen Sie dann wieder zurück in die Startposition. Schließen Sie die nächste Wiederholung ohne Pause an.

Hinweis: Wenn Sie die Intensität erhöhen möchten, vergrößern Sie den Bewegungsumfang.

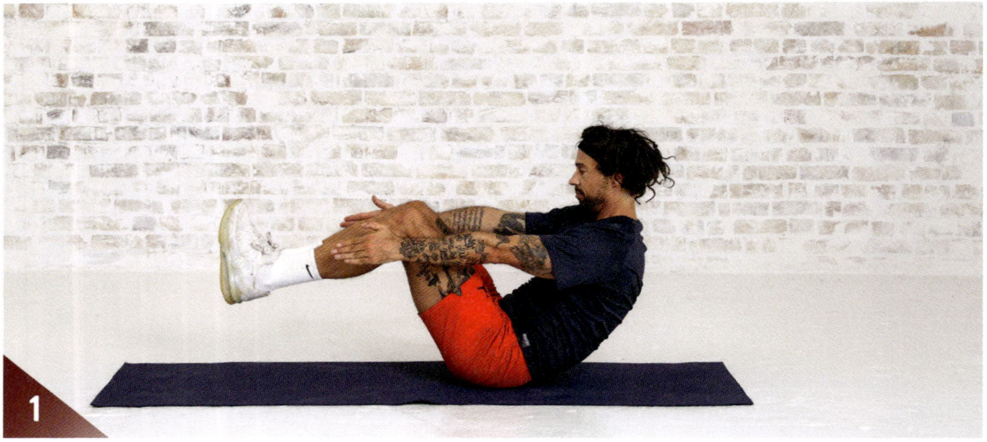

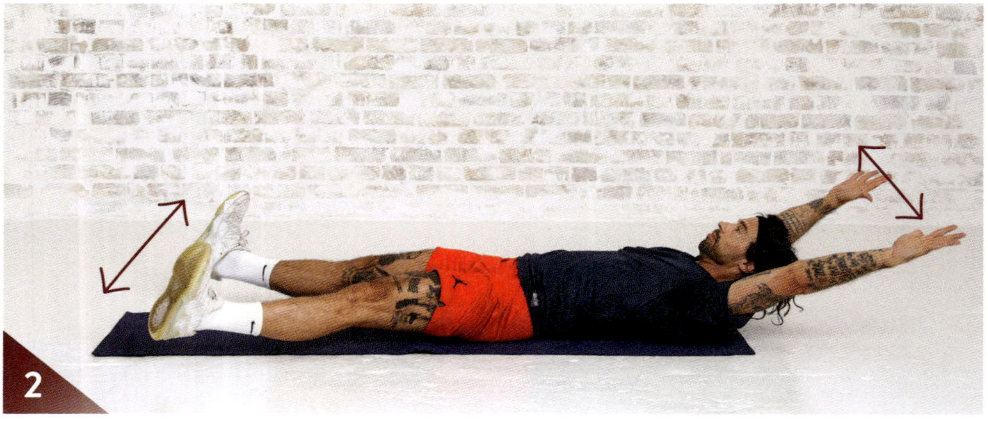

V Diagonaler Crunch

1. Legen Sie sich auf den Rücken. Strecken Sie beide Beine lang und beide Arme über den Kopf aus. Bauen Sie eine hohe Körperspannung auf, aktivieren Sie die Rumpfmuskulatur und drücken Sie die Lendenwirbelsäule auf die Matte, um den unteren Rücken zu sichern. Lösen Sie die gestreckten Arme und Beine vom Boden und halten Sie die Spannung.
2. Führen Sie das linke Bein und den rechten Arm oben zueinander. Im Rumpf rotieren Sie dabei leicht nach links. Kommen Sie zurück in die Ausgangsposition und wiederholen Sie die Bewegung zur anderen Seite.

Hinweis: Halten Sie Arme und Beine die ganze Zeit gestreckt.

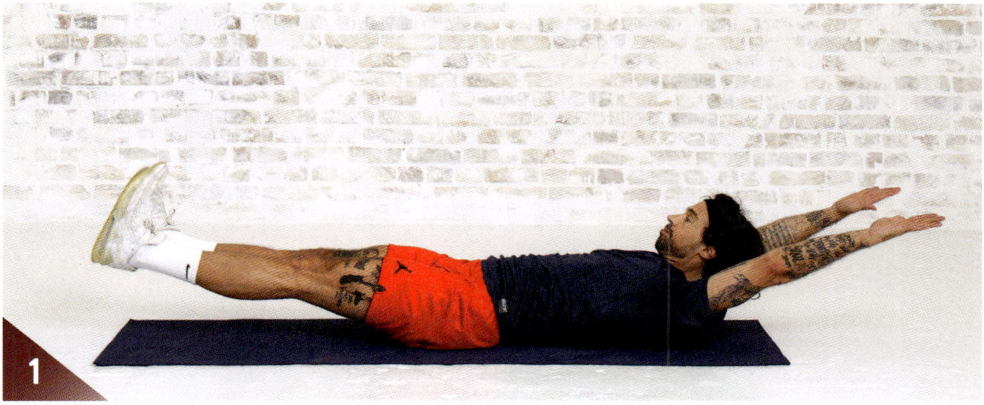

1

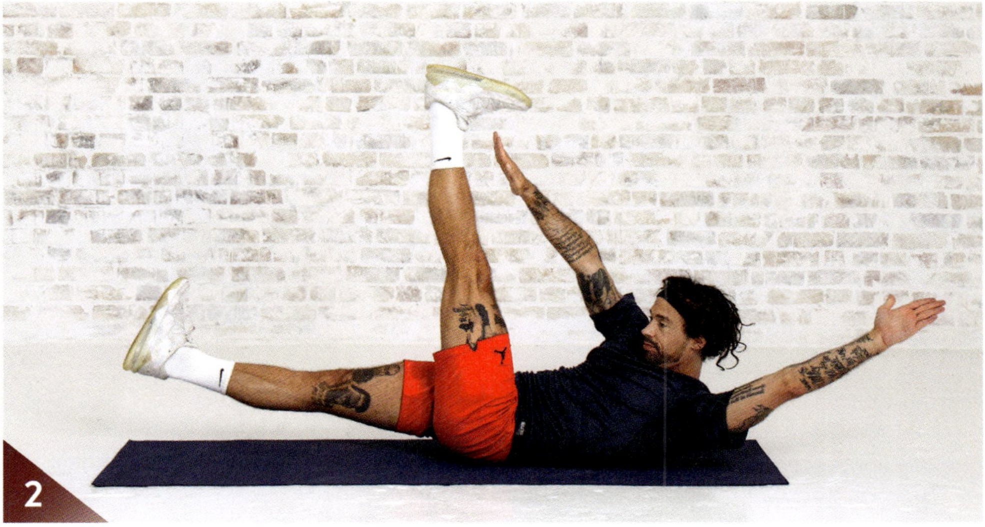

2

Krabbe

1. Setzen Sie sich auf den Boden. Stellen Sie die Füße auf, lehnen Sie den Oberkörper leicht nach hinten und stützen Sie die Hände direkt hinter dem Gesäß auf, sodass die Finger Richtung Ferse zeigen. Beugen Sie die Arme leicht. Heben Sie das Gesäß an und verteilen Sie das Körpergewicht gleichmäßig auf beide Hände. Halten Sie die Hüften oben und spannen Sie die Gesäßmuskulatur fest an.
2. Senken Sie die Hüfte bis knapp über den Boden ab.
3. Drücken Sie sich über die Handflächen nach oben, strecken Sie die Arme und heben Sie die Hüfte wieder an. Heben Sie den rechten Arm und das linke Bein hoch und versuchen Sie, mit der Hand die Zehen zu berühren. Anschließend kehren Sie in die Ausgangsposition zurück und wiederholen die Übung auf der anderen Seite.

Hinweis: Zum Kennenlernen der Übung können Sie das Gesäß nach jeder Wiederholung kurz auf dem Boden absetzen.

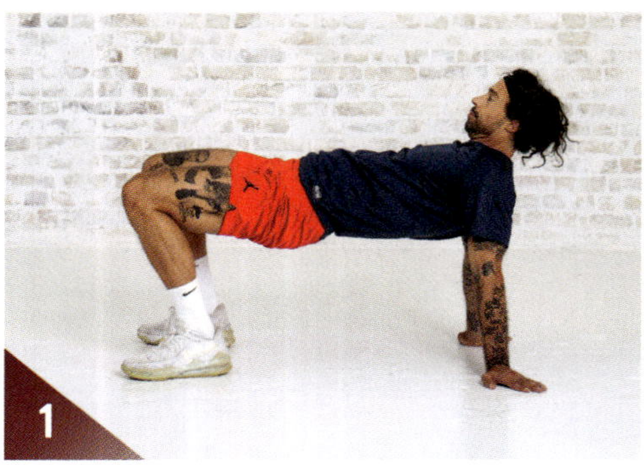

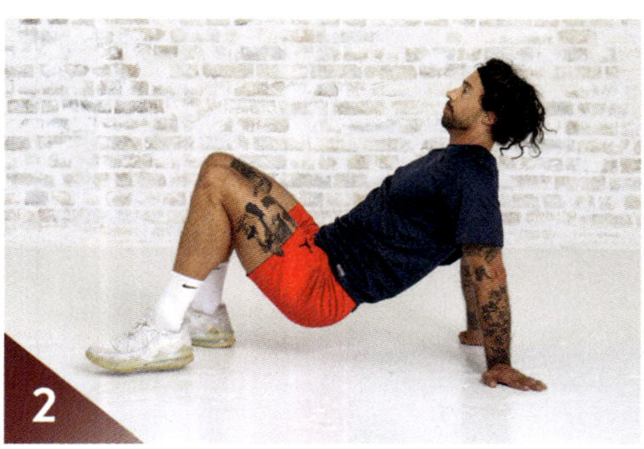

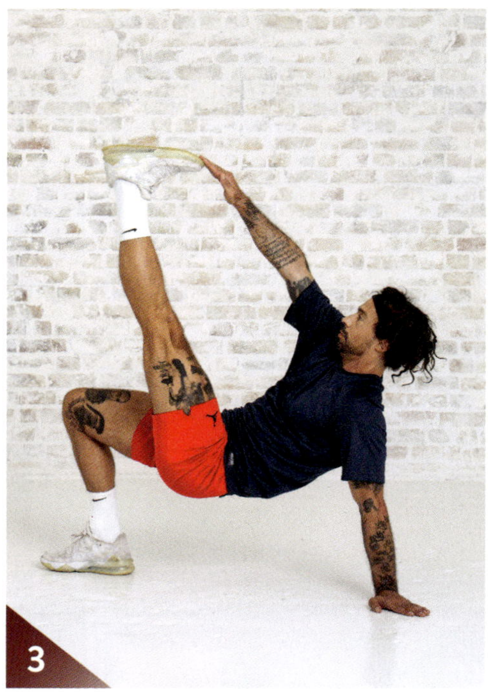

Umkehrstütz

1. Setzen Sie sich auf den Boden und strecken Sie die Beine aus. Lehnen Sie sich nach hinten und stützen Sie sich mit beiden Händen ab. Die Oberarme sollten senkrecht stehen, die Finger zeigen nach außen.
2. Drücken Sie Hände und Fersen fest in den Boden und heben Sie das Gesäß so weit an, bis der Körper eine Linie bildet. Spannen Sie die Gesäßmuskulatur dabei fest an. Halten Sie Ihre Hüfte und den Po stabil in der waagerechten Position, ohne sie einen Millimeter absinken zu lassen. Halten Sie die Position für mindestens 15 bis 20 Sekunden.

Hinweise: Es wird leichter, wenn Sie die Fersen näher am Gesäß aufstellen.

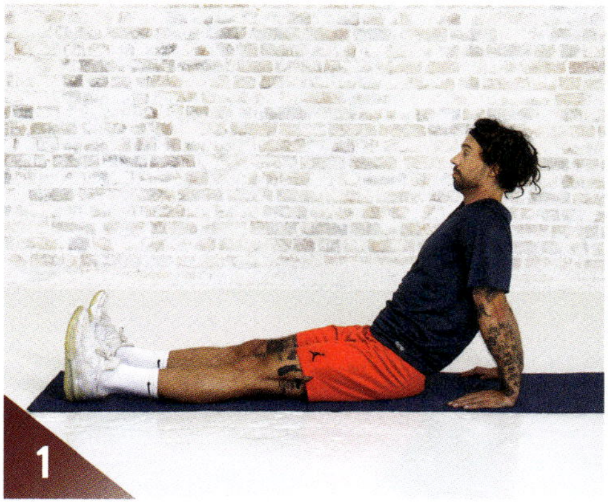

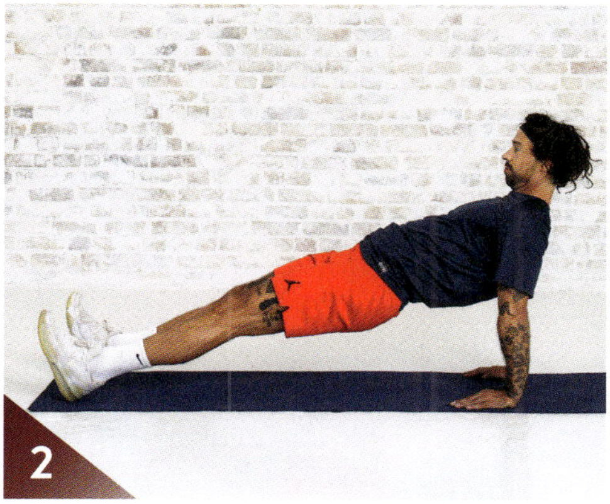

V Umkehrstütz auf den Unterarmen

Alternativ können Sie sich auf den Unterarmen beziehungsweise den Ellenbogen abstützen.

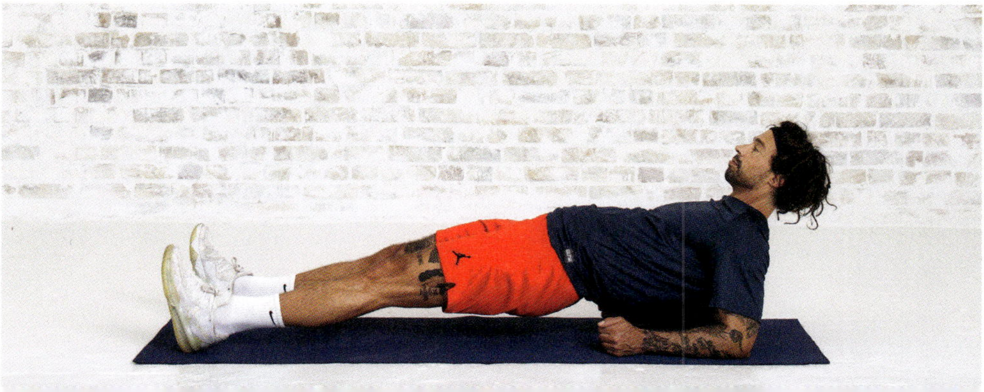

BLEIBEN SIE DAUERHAFT FIT UND JUNG

Erstklassig –Sie haben sich selbst bewiesen, dass Sie Ihr Leben ändern können. Diese Disziplin können Sie auch auf andere Bereiche übertragen. Erinnern Sie sich immer, wenn Sie sich etwas fest vornehmen, an Ihr Durchhaltevermögen in den vergangenen Wochen. Setzen Sie sich neue Ziele. Kurz-, mittel- und langfristige, die Sie nicht aus den Augen verlieren.

Wie wir mit 20, 30 oder auch in den 50-ern leben, bestimmt inwieweit es uns gelingt, alt zu werden und dabei jung zu bleiben. Überprüfen Sie daher, um auf Kurs zu bleiben, regelmäßig Ihren Lebensstil. Nehmen Sie sich in den nächsten Wochen immer wieder ein wenig Zeit, um den Selbstcheck (Seite xx) etwa alle drei Monate zu wiederholen. Notieren Sie die Ergebnisse und vergleichen Sie sie. So können Sie Ihre persönliche Entwicklung über Monate im Auge behalten. Und sollte Ihre neu erlangt Gesundheitsroutine doch einmal ins Wanken geraten sein – kein Problem! Dieses Buch wird Ihnen sicher wieder zur Seite stehen, sodass Sie es selbst in der Hand haben, bis ins Alter gesund und fit zu sein.

Erfolge sichern

Orientieren Sie sich weiterhin an den Vorgaben, aber beginnen Sie jetzt gleichzeitig auch, Ihr persönliches Trainingsprogramm zu finden. Analysieren Sie Ihre Bedürfnisse und passen Sie Ihr Programm so an, dass es im Einklang mit Ihren persönlichen Zielen – ein Programm, das motiviert, realistische Ziele setzt und Ihre persönlichen Lebensgewohnheiten berücksichtigt. Suchen Sie sich die Übungen und Tipps aus, die am besten zu Ihren Bedürfnissen passen. Variieren Sie die ausgewählten Übungen oder tauschen Sie sie gegen solche aus, die Sie noch nicht oder lange nicht mehr gemacht haben, die besser zu Ihnen passen. Vertrauen Sie dabei auf die Weisheit Ihres Körpers: Prüfen Sie die Ratschläge und testen Sie die Tipps in diesem Buch! Wählen Sie aus, was zu Ihnen passt.

Schnell werden Sie Ihre ersten Erfolge genießen können: Die Zufriedenheit und den Stolz über das erfolgreich durchgeführte Programm sind der wirkungsvollste natürliche Leistungsmotor. Freuen Sie sich über das schöne Gefühl der

Spannung in Ihrem Körper nach jeder Trainingseinheit. Wenn Sie sich das eine oder andere Mal überwinden müssen, erweitern Sie Ihre körperlichen Grenzen und fühlen sich fit für andere neue Herausforderungen. Das Training stärkt auf diese Weise auch Ihr Selbstvertrauen, Ihre Geduld und den Willen, durchzuhalten – in allen Lebensbereichen. Verbuchen Sie jeden Tag als ein Etappenziel und damit bereits als einen persönlichen Erfolg!

Ihr Wille entscheidet

Die Frage nach dem wirklichen Erfolg des Programms kann nur einer beantworten: Sie selbst! Nur wer bereit ist, die notwendige Eigeninitiative zu zeigen, wird am Ende mit einem gesunden Lebensstil und vielen gesunden Lebensjahren belohnt. Die Konzentration auf die Übungen und der feste Wille, das Gelesene auch umzusetzen – all das sind unbedingte Voraussetzungen für Ihren Erfolg. Sie denken, das kenn ich doch? Kein Wunder: Zahlreiche Experimente in der Psychologie haben bewiesen, dass sich Prophezeiungen selbst erfüllen können. Inwieweit Ihnen eine langsame, aber dauerhafte Veränderung Ihrer Lebensgewohnheiten gelingt, hängt davon ab, wie sehr Sie Ihre ganze Aufmerksamkeit und Energie darauf richten. Wenn Sie nicht davon überzeugt sind, dass Sie durchhalten werden, dann ist die Wahrscheinlichkeit tatsächlich hoch, dass Sie scheitern. Streichen Sie deshalb negative Gedanken nach dem Schema »Ich bin heute zu schlapp« oder »Das schaff ich nie« aus Ihrem Repertoire. Nutzen Sie lieber Ihre psychische Energie, anstelle sich auszubremsen! Sämtliche körperlichen Abläufe sowie alles, was sich in unserem Kopf abspielt, sind eng miteinander vernetzt. Gedanken steuern die Ausschüttung von Hormonen, die Stoffwechselaktivität, die Funktionen der Organe, Muskeln und Nerven. Setzen auch Sie Ihre mentale Kraft ein, um Ihr tägliches Longevity-Programm erfolgreich zu absolvieren!

QUELLEN

1 Arem H, Moore SC, Patel A, et al. (2015): *Leisure time, physical activity and mortality: a detailed pooled analysis of the dose-response relationship.* JAMA Internal Medicine, 175: S. 959–956

2 Gebel K, Ding D, Chey T, et al. (2015): *Effect of Moderate to Vigorous Physical Activity on All-Cause Mortality in Middle-aged and Older Australians.* JAMA Internal Medicine, 175: S. 970–977

3 Fitzgerald K N, Campbell T, Makarem S, Hodges R, et al. (2021): *Potential reversal of biological age in women following an 8-week methylation-supportive diet and lifestyle program: a case series.* Aging, 15 (6): S. 1833–1839

4 Hollstein, T (2019): *Medizinreport – Sport als Prävention: Fakten und Zahlen für das individuelle Maß an Bewegung.* Deutsches Ärzteblatt, 116: S. 35–36

5 Feldscher K (2018): *Five healthy habits to live by.* https://news.harvard.edu/gazette/story/2018/04/5-healthy-habits-may-increase-life-expectancy-by-decade-or-more/. Zugang Studie: Li Y, et al. (2020): *Healthy lifestyle and life expectanca free of cancer, cardiovascular disease, and type 2 diabetes: prospective cohort study.* BMJ, 368; https://www.bmj.com/content/368/bmj.l6669 (beides zuletzt abgerufen am 05.02.2024)

6 https://www.ahajournals.org/action/downloadSupplement?doi=10.1161%2FCIRCULATIONAHA.121.058162&file=10.1161.circulationaha.121.058162+supplement.pdf (zuletzt abgerufen am 05.02.2024)

7 Bellavia A, Stilling F, Wolk A (2016): *High red meat intake and all-cause cardiovascular and cancer mortality: is the risk modified by fruit and vegetable intake?* The American Journal of Clinical Nutrition, 104 (4): S. 1137–1143

8 Blackburn, Prof. Dr. Elizabeth; Epel, Prof.Dr.Elissa (2017): *Die Entschlüsselung des Alterns: Der Telomer-Effekt.* Mosaik, München

9 Wen CP, Wai JP, Tsai MK, et al. (2011): *Minimum amount of physical activity for reduced mortality and extended life expectancy: a prospective cohort study.* The Lancet, 378: S. 1244–1253

10 Gebel K, Ding D, Chey T, et al. (2015): *Effect of Moderate to Vigorous Physical Activity on All-Cause Mortality in Middle-aged and Older Australians.* JAMA Internal Medicine, 175: S. 970–977

11 Arem H, Moore SC, Patel A, et al. (2015): *Leisure time, physical activity and mortality: a detailed pooled analysis of the dose-response relationship.* JAMA Internal Medicine, 175: S. 959–967

12 Wen CP, Wai JP, Tsai MK, et al. (2011): *Minimum amount of physical activity for reduced mortality and extended life expectancy: a prospective cohort study.* The Lancet, 378: S. 1244–1253

13 Werner CM, Hecksteden A, Morsch A, et al. (2019): *Differential effects of endurance, interval, and resistance training on telomerase activity and telomere length in a randomized, controlled study.* European Heart Journal, 40: S. 34–46

14 Fiuza-Luces C, Santos-Lozano A, Joyner M, et al. (2018): *Exercise benefits in cardiovascular disease: beyond attenuation of traditional risk factors.* Nature Reviews Cardiology, 15: S. 731–743

15 https://bjsm.bmj.com/content/bjsports/43/2/81.full.pdf (zuletzt abgerufen am 05.02.2024

16 Myers J, Prakash M, Froelicher V, et al. (2002): *Exercise capacity and mortality among men referred for exercise testing*. The New England Journal of Medicine, 346: S. 793–801

17 Myers J, Kykha A, George S, et al. (2004): *Fitness versus physical patterns in predicting mortality in men*, The American Journal of Medicine, 117 (12): S. 912–918

18 Leyk, D: Deutsche Sporthochschule Köln/Institut für Physiologie und Anatomie: PACE-Studie – Performance – Age – Competition – Exercise/Leistungsfähigkeit – Alter – Wettkampf – Bewegung; www.bisp-surf.de/Record/PR020101100249 und https://fis-db.dshs-koeln.de/portal/de/clippings/leistungsgrenzen-im-alter(73467188-8930-426e-9167-bda6f50ef169).html (zuletzt abgerufen am 20.01.2024

19 Chan, H (2021): *HIIT (High Intensity Interval Training)*. Harvard, School of Public Health. https://www.hsph.harvard.edu/nutritionsource/high-intensity-interval-training/ (zuletzt abgerufen am 05.02.2024)

20 https://www.health.harvard.edu/heart-health/harnessing-the-power-of-high-intensity-interval-training.

21 Klarlund Pedersen B, Åkerström TCA, Anders R. Nielsen AR, Fischer CP (2007): *Role of myokines in exercise and metabolism*. Journal of Applied Physiology, 103: S. 1093–1098

22 Wu Wang Liu, et al. (2017). *Association of Grip Strength With Risk of All-Cause Mortality, Cardiovascular Diseases, and Cancer in Community-Dwelling Populations: A Meta-analysis of Prospective Cohort Studies*. Journal of American Mecical Directors Association, 18 (6): 551e17–551.e35

23 Momma Kawakami Honda, et al. (2022). *Muscle-strengthening activities are associated with lower risk and mortality in major non-communicable diseases: a systematic review and meta-analysis of cohort studies*. British Journal of Sports Medicine 56 (13): S. 755–763

24 Herold F, Törpel A, Schega L, Müller NG (2019): *Functional and/or structural brain changes in response to resistance exercises and resistance training lead to cognitive improvements – a systematic review*. European Review of Aging and Physical Activity, 10. Juli 2019, 16, 10

25 Ludyga, S, et al. (2020): *Systematic review and meta-analysis investigating moderators of long-term effects of exercise on cognition in healthy individuals*. Nature Human Behaviour, 4 (6): S. 603–612

26 Universität Bochum (2013): *Sport vergrößert Hirnareale*. Deutsches Ärzteblatt; Jahrestagung der Deutschen Gesellschaft für Klinische Neurophysiologie und funktionelle Bildgebung (DGKN),

27 Raichlen DA, et al. (2016): *Differences in Resting State Functional Connectivity between Young Adult Endurance Athletes and Healthy Controls*. Frontiers in Human Neuroscience, 10 (23): S. 610

28 Momma H, Kawakami R, Honda T, Sawada SS (2022): *Muscle-strengthening activities are associated with lower risk and mortality in major non-communicable diseases: a systematic review and meta-analysis of cohort studies*. British Journal of Sports Medicine, 56 (13): S. 755–763

29 Correspondence to Dr. Haruki Momma, Department of Medicine and Science in Sports and Exercise, Tohoku University Graduate School of Medicine, Sendai, Miyagi, Japan; h-momma@med.tohoku.ac.jp

30 Tabara Y, Okada Y, Ohara M, Uetani E, et al. (2015): *Association of postural instability with Asymptomatic cerebrovascular damage and cognitive decline: the Japan Shimanami health promoting program study*. Stroke, 46 (1): S. 16–22

31 Rohrmann, S, et al. (2013): *Meat consumption and mortality – results from the European Prospective Investigation into Cancer and Nutrition*. BMC Medicine, 63

32 Willcox BJ, Willcox DC, Qimei H, Curb JD, Suzuki M (2006): *Siblings of Okinawan centenarians share lifelong mortality advantage*. Journals of Gerontology Series A: Biological Sciences and Medical Sciences, 61 (4): S. 345–354

33 Poulain M, Pes GM, Grasland C, et al. (2004): *Identification of a geographic area characterized by extreme longevity in the Sardinia island: the AKEA study*. Experimental Gerontology, 39 (9): S. 1423–1429

34 Rizzo NS, Sabaté J, Jaceldo-Siegl K, Fraser GE (2011): *Vegetarian dietary patterns Are Associated With a Lower Risk of Metabolic Syndrome: The Adventist Health Study 2*. Diabetes Care, 34 (5): S. 1225–1227

35 Rizzo, NS, Sabaté, J, Jaceldo-Siegl, K, Fraser, GE (2013): *Nutrient profile of vegetarian and nonvegetarian dietary patterns*. Journal of the Academy of Nutrition and Dietetics, 113 (12): S. 1610–1619

36 Song M, Fung TT, Hu FB, Willett WC, Longo VD, Chan AT, Giovannucci EL (2016): *Association of Animal and Plant Protein Intake With All-Cause and Cause-Specific Mortality*. JAMA Internal Medicine, 176 (10): S. 1453–1463

37 Wang X, Ouyang Y, Liu J, Zhu M, Zhao G, Bao W, H FB (2014): *Fruit and vegetable consumption and mortality from all causes, cardiovascular disease, and cancer: systematic review and dose-response meta-analysis of prospective cohort studies*. British Medical Journal, 349: g4490

38 Mullee A, Romaguera D, Pearson-Stuttard J, et al. (2019): *Association Between Soft Drink Consumption and Mortality in 10 European Countries*. Jama Internal Medicine, 179 (11): S. 1479–1490

39 Wolfson JA, Bleich SN (2014): *Is cooking at home associated with better diet quality or weight-loss intention?* Cambridge University Press/Public Health Nutrition; https://www.cambridge.org/core/journals/public-health-nutrition/article/is-cooking-at-home-associated-with-better-diet-quality-or-weightloss-intention/B2C8C168FFA377DD2880A217DB6AF26F (zuletzt abgerufen am 20.01.2024)

40 Oliveira A, Rodríguez-Artalejo F, Lopes C (2010): *Alcohol intake and systemic markers of inflammation – shape of the association according to sex and body mass index*. Alcohol, 45 (2): S. 119–125

41 Mozaffarian D, Micha R, Wallace S (2010): *Effects on Coronary Heart Disease of Increasing Polyunsaturated Fat in Place of Saturated Fat: A Systematic Review and Meta-Analysis of Randomized Controlled Trials*. PLoS Medicine, 7 (3): e1000252

42 Okereke O, Rosner BA, Kang JH, Kim DH, et al. (2012): *Dietary fat types and 4-year cognitive change in community-dwelling older women*. Annals of Neurology, 72 (1): S. 124–134

43 Zhang Y, Zhuang P, H W, Chen JN, Wang WQ, Freedman ND, Abnet CC, Wang JB, Jiao JJ (2018): *Association of fish and long-chain omega-3 fatty acids intakes with total and cause-specific mortality: prospective analysis of 421 309 individuals*. Journal of Internal Medicine, 284 (4): S. 399–417

44 Monteiro CA (2009): *Nutrition and health. The issue is not food, nor nutrients, so much as processing*. Public Health Nutrition, 12 (5): S. 729–731

45 Juul F, et al. (2021): *Ultra Processed Foods and Incident Cardiovascular Disease in the Framingham Offspring Study*. Journal of the American College of Cardiology, 77 (12): S. 1520–1531

46 Sieb A (2021): *TK-Pizza, Limo und Chips – mit jeder Portion Fertigessen steigt das kardiovaskuläre Sterberisiko*. MedScape; https://deutsch.medscape.com/artikelansicht/4909834 (zuletzt abgerufen am 30.01.2024)

47 Srour B, et al. (2019): *Ultra-processed food intake and risk of cardiovascular disease: prospective cohort study (NutriNet-Santé)*. British Medical Journal, 365: l1451

48 Bonaccio M, et al. (2021): *Ultra-processed food consumption is associated with increased risk of all-cause and cardiovascular mortality in Moli-sani study*. American Journal of Clinical Nutrition, 113 (2): S. 446–455

49 Sato Y, Atarashi K, Plichta DR, Arai Y, Sasajima S, Kearney SM, Suda W, Takeshita K, Sasaki T, Okamoto S, Skelly AN, Okamura Y, Vlamakis H, Li Y, Tanoue T, Takei H, Nittono H, Narushima S, Irie J, Itoh H. Moriya K, Sugiura Y, Suematsu M, Moritoki N (2021): *Novel bile acid biosynthetic pathways are enriched in the microbiome of centenarians*. Nature, 599: S. 458–464

50 Cyran JF, Mazmanian SK (2022): *Microbiota-brain axis: Context and causality; Gut bacteria influence the brain and behavior, but causation in humans remains unclear*. Science, 376 (6596): S. 938–939

51 Leite G, Pimentel M, Barlow GM, Sedighi R, Rezaie A, Mathur R (2021): *Age and the aging process significantly alter the small bowel microbiome*. Cell Reports, 36 (13): S. 109765

52 Funk MC, Zhou J, Boutros M (2020): *Ageing, metabolism and the intestine*. EMBO Reports, 21 (7): e50047

53 Song M, Fung TT, Hu FB, Willett WC, Longo VD, Chan AT, Giovannucci EL (2016): *Association of Animal and Plant Protein Intake With All-Cause and Cause-specific Mortality*. JAMA Internal Medicine, 176 (10): S. 1453–1463

54 Geiß KR, Hamm M (2019): *Handbuch Sportler-Ernährung*. Hamburg: Behr's Verlag

55 Holland TM, Agarwal P, Wang Y, Dhana Y, Dhana K, Leurgans SE, Shea K, Booth SL, Rajan KB, Schneider JA, Barnes LL (2023): *Association of Dietary Intake of Flavonols With Changes in Global Cognition and Several Cognitive Abilities*. Neurology, 100 (7): e694–e702

56 Universität Potsdam. TraceAge – DFG-Forschungsgruppe FOR 2558. https://www.uni-potsdam.de/en/traceage (zuletzt abgerufen am 05.02.2024)

57 Killilea DW, Ames BN (2008): *Magnesium deficiency accelerates cellular senescence in cultured human fibroblasts*. PNAS – Proceedings of the National Academy of Sciences, 105 (15): S. 5768–5773

58 Berryman CE, West SG, Fleming JA, Bordi PL, Kris-Etherton PM (2015): *Effects of Daily Almond Consumption on Cardiometabolic Risk and Abdominal Adiposity in Healthy Adults with Elevated LDL-Cholesterol: A Randomized Controlled Trial*. Journal of the American Heart Association, 4 (1): e000993

59 Hollis J, Mattes R (2007): *Effect of chronic consumption of almonds on body weight in healthy humans*. British Journal of Nutrition, 98 (3): S. 651–656

60 Tan S, Mattes R (2013): *Appetitive, dietary and health effects of almonds consumed with meals or as snacks: a randomized, controlled trial*. European Journal of Clinical Nutrition, 67 (11): S. 1205–1214

61 Fraser GE, et al. (2002): *Effect on body weight of a free 76 Kilojoule (320 calorie) daily supplement of almonds for six months*. Journal of the American College of Nutrition, 21 (3): S. 275–283

62 Hongyu W, Flint AJ, Qi Q, et al. (2015): *Association Between Dietary Whole Grain Intake and Risk of Mortality. Two Large Prospective Studies in US Men and Women*. JAMA Internal Medicine, 175 (3): S. 373–384

63 Galiè S, Canudas S, Muralidharan J, García-Gavilán J, Bulló M, Salas-Salvadó J (2020): *Impact of Nutrition on Telomere Health: Systematic Review of Observational Cohort Studies and Randomized Clinical Trials*. Advances in Nutrition, 11 (3): S. 576–601

64 Rahman ST, Waterhouse M, Pham H, Duarte Romero B, Baxer C, McLeod DSA, English DR, Ebeling PR, Hartel G, Armstrong BK, O'Connell RL, van der Pols JC, Venn AJ, Webb PM, Wells JK, Whiteman DC, Pickett HA, Neale RE (2023): *Effects of Vitamin D Supplementation on Telomere Length: An Analysis of Data from the Randomised Controlled D-Health Trial*. The Journal of Nutrition, 27 (8): S. 609–616.e

65 Petrie M, et al. (2017): *Beet Root Juice: An Ergogenic Aid for Exercise and the Aging Brain*. The Journals of Gerontology: Series A: Biological Sciences and Medical Sciences, 72 (9): S. 1284–1289

66 Dueñas M, et al. (2015) *A Survey of Modulation of Gut Microbiota by Dietary Polyphenols*. BioMed Research International: 850902

67 Queipo-Ortuño MI, et al. (2012). *Influence of red wine polyphenols and ethanol on the gut microbiota ecology and biochemical biomarkers*. The American Journal of Clinical Nutrition, 95: S. 1323–1334

68 Kessler K, Gerl MJ, Hornemann S, Damm M, Klose C, Petzke KJ, Kemper M, Weber D, Rudovic N, Grune T, Simons K, Kramer A., Pfeiffer AFH, Pivovarova-Ramich O (2020): *Shotgun Lipidomics Discovered Diurnal Regulation of Lipid Metabolism Linked to Insulin Sensitivity in Nondiabetic Men*. The Journal of Clinical Endocrinology & Metabolism, 105 (5): S. 1501–1514

69 Ruddick-Collins LC, Flanagan A, Johnston JD, Morgan PJ, Johnstone AM (2022): *Circadian rhythms in resting metabolic rate account for apparent daily rhythms in thermic effect of food*. The Journal of Clinical Endocrinology and Metabolism, 107 (2): e708–e715

70 Artiles RF, Staub K, Aldakak L, Eppenberger P, Rühli F, Bender N (2019) *Mindful eating and common diet programs lower body weight similarly: systematic review and meta-analysis*. Obesity Reviews, 20 (11): S. 1619–1627

71 Beckhoff, Jürgen (2011): *Bauchgefühl statt Diät: Wer sein Hungergefühl schult, kann langfristig abnehmen*. https://pressreleasemag.de/2010/02/bauchgefuehl-statt-diaet-wer-sein-hungergefuehl-schult-kann-langfristig-abnehmen/

72 Lück I (2019): *Intuitive Ernährung – Einfach aufs Bauchgefühl hören*. https://landeszentrum-bw.de/,Lde/wissen/Ernaehrungsinformation/Ernaehrungswissen/Intuitive+Ernaehrung (zuletzt abgerufen am 06.02.2024)

73 Eibich P, Buchmann N, Kroh M, Wagner GG, Steinhagen-Thiessen E, Demuth I, Norman K (2016): *Exercise at Different Ages and Appendicular Lean Mass and Strength in Later Life: Results From the Berlin Aging Study II*. The Journals of Gerontology: Series A, 71 (4): S. 515–520

74 Madeo F, Bauer MA, Carmona-Gutierrez D, Kroemer G (2019): *Spermidine: a physiological autophagy inducer acting as an anti-aging vitamin in humans?* Autophagy, 15 (1): S. 165–168

75 Wirth A, Wolf B, Huang C-K, Glage S, Hofer SJ, Bankstahl M, Bär C, Thum T, Kahl KG, Sigrist SJ, Madeo F, Bankstahl JP, Ponimaskin E (2021): *Novel aspects of age-protection by spermidine supplementation are associated with preserved telomere length*. Geroscience, 43 (2): S. 673–690

76 LaRocca TJ, Gioscia-Ryan RA, Hearon CM Jr, Seals DR (2013): *The autophagy enhancer spermidine reverses arterial aging*. Mechanisms of Ageing and Development, 134 (7–8): S. 314–320

77 Madeo F, Eisenberg T, Pietrocola F, Kroemer G (2018): *Spermidine in health and disease.* Science, 359 (6374): eaan2788

78 Longo VD, Anderson RM (2022): *Nutrition, longevity and disease: From molecular mechanisms to interventions.* Cell, 185 (9): S. 1455–1470

79 Torres L, Lee JL, Park S, Di Lorenzo RC, Branam JP, Fraser SA, Salisbury BA (2022): *Retention, Fasting Patterns, and Weight Loss With an Intermittent Fasting App: Large-Scale, 52-Week Observational Study.* JMIR mHealth anc uHealth, 10 (10): e35896

80 Kuo W-C, Bratzke LC, Oakley LD, Kuo F, Wang H, Brown RL (2019): *The association between psychological stress and metabolic syndrome: A systematic review and meta-analysis.* Obesity Reviews, 20 (11): S. 1651–1664

81 Epel ES, Blackburn EH, Lin J, Dhabhar FS, Adler NE, Morrow JD, Cawthon RM (2004): *Accelerated telomere shortening in response to life stress.* PNAS – Proceedings of the National Academy of Sciences, 101 (49): S. 17312–17315

82 Conklin QA, King BG, Zanesco AP, Lin J Saron CD, et al. (2018): *Insight meditation and telomere biology: The effects of intensive retreat and the moderating role of personality.* Brain, Behavior, and Immunity, Bd. 70: S. 233–245

83 Puhlmann LMC, et al. (2019): *Alternde Zellen gehen mit Änderungen in der Hirnstruktur einher. Die Telomere der Chromosomen verändern sich gemeinsam mit der Struktur des Gehirns.* Originalveröffentlichung: Puhlmann LMC, Valk SL, Engert V, Bernhardt BC, Lin J, Epel ES, Vrticka P, Singer T (2019): *Association of Short-term Change in Leukocyte Telomere Length With Cortical Thickness Change and Outcomes of Mental Training Among Healthy Adults.* JAMA Network Open, 2 (9): e199687

84 Hanlon EC, Tasali E, Leproult R, Stuhr KL, Doncheck E, de Wit H, Hillard CJ, Cauter E van (2016): *Sleep Restriction Enhances the Daily Rhythm of Circulating Levels of Endocannabinoid 2-Arachidonoylglycerol.* Randomized Controlled Trial. Sleep, 39 (3): S. 653–664

85 McIntosh J (2015): *Lack of sleep could increase common cold risk.* MedicalNewsTodayhttps://www.medicalnewstoday.com/articles/298785#Less-than-5-hours-sleep,-4.5-times-the-risk-of-catching-a-cold (zuletzt abgerufen am 06.02.2024)

86 McHill AW, Hull JT, Cohen DA, Wang W, Czeisler CA, Klerman EB (2019): *Chronic sleep restriction greatly magnifies performance decrements immediately after awakening.* Randomized Controlled Trial. Sleep, 42 (5): zsz032

87 Robbins R, Grandner MA, Buxton OM, Hale L, Buysse DJ, Knutson KL, Patel SR, Troxel WM, Youngstedt SD, Czeisler CA, Girardin JL: *Sleep myths: an expert-led study to identify false beliefs about sleep that impinge upon population sleep health practices.* Sleep Health, 5 (4): S. 409–417

88 Rieger MA im Interview (2010): *Fünf Tipps für einen gesunden Schlaf.* https://www.medizin.uni-tuebingen.de/de/patienten-und-besucher/expertentipps/gesundheit/gesund-schlafen (zuletzt abgerufen am 06.02.2024)

89 Chan, TH (2018): *Following five healthy lifestyle habits may increase life expectancy by decade or more.* Harvard School of Public Health. https://www.hsph.harvard.edu/news/press-releases/five-healthy-lifestyle-habits/ (zuletzt abgerufen am 06.02.2024)

90 Sakaniwa R, Noguchi M, Imano H, et al. (2022). *Impact of modifiable healthy lifestyle adoption on lifetime gain from middle to older age.* Age and Ageing, 51 (5): afac080

91 Flockhart M, Nilsson LC, Tais S, Ekblom B, Apró W, Larsen FJ (2021): *Excessive exercise training causes mitochondrial functional impairment and decreases glucose tolerance in healthy volunteers.* Cell Metabolism, 33 (5): S. 957–970

SACHREGISTER

ÜBUNGSREGISTER

Die Hauptübungen sind alphabetisch geordnet, die dazugehörigen Varianten in ihrem Schwierigkeitsgrad aufsteigend.

ÜBER DEN AUTOR

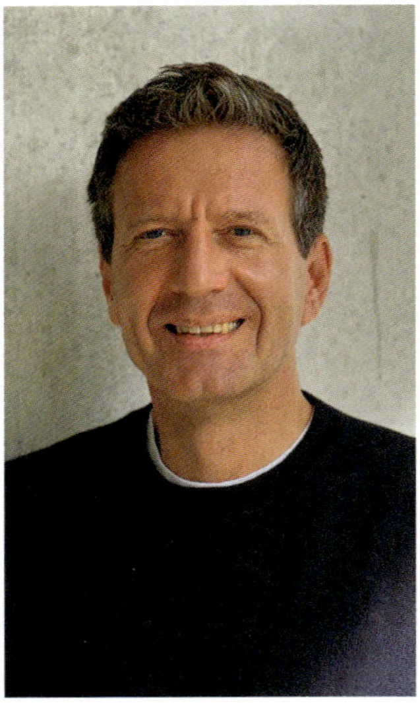

Thorsten Tschirner ist einer der erfolgreichsten Gesundheits- und Fitnessautoren im deutschsprachigen Raum. Er hat Sport und Journalistik studiert, langjährig Erfahrungen im Fitness- und Gesundheitsbereich gesammelt und im Laufe seiner Karriere alle wesentlichen Facetten dieser Themen als Experte betreut. Viele Jahre als Fitness Coach und Personal Trainer tätig, bringt er heute seine Erfahrungen als Autor und Berater im Tourismus- und Gesundheitsbereich ein. Thorsten Tschirner vermittelt klar strukturierte Konzepte zu den Themen Gesundheit, Fitness und Ernährung, die motivieren und erfolgreich im Alltag umsetzbar sind.